临床疾病诊断与药物应用

主　编　桑素波

吉林科学技术出版社

图书在版编目（CIP）数据

临床疾病诊断与药物应用 / 桑素波等主编. –– 长春:
吉林科学技术出版社, 2022.8
ISBN 978–7–5578–9485–6

Ⅰ. ①临… Ⅱ. ①桑… Ⅲ. ①疾病 – 诊疗②临床药学
Ⅳ. ①R4②R97

中国版本图书馆CIP数据核字(2022)第115974号

临床疾病诊断与药物应用

主　　编　桑素波 等
出 版 人　宛　霞
责任编辑　孟　盟
封面设计　潍坊高新区行人广告设计中心
制　　版　山东道克图文快印有限公司
幅面尺寸　185mm×260mm
字　　数　600 千字
印　　张　19.75
印　　数　1-1500 册
版　　次　2022年8月第1版
印　　次　2023年3月第1次印刷

出　　版　吉林科学技术出版社
发　　行　吉林科学技术出版社
地　　址　长春市福祉大路5788号
邮　　编　130118
发行部电话/传真　0431-81629529 81629530 81629531
　　　　　　　　　　　　81629532 81629533 81629534
储运部电话　0431-86059116
编辑部电话　0431-81629518
印　　刷　三河市嵩川印刷有限公司

书　　号　ISBN 978-7-5578-9485-6
定　　价　128.00元

编 委 会

主　编　桑素波

副主编　张全文　李师臣　李法群
　　　　卢佩佩　迟雪洁　孙　宁
　　　　刘鹏飞　柳涤非

目　录

第一章 内科常见疾病中医疗法

第一节 感冒

一、临床表现

初起一般多见鼻塞、流涕、喷嚏、声哑、恶寒，继而发热、咳嗽、咽痒或者背痛、头痛、身体不适等。病程5～7天。

二、治疗方法

1. 刮痧疗法

【操作】取背部两太阳经循行部位，患者取俯卧位或坐位，暴露全背，用刮痧板刮痧。风寒性用30%姜汁（即生姜汁30mL+开水70mL）为介质；风热型以薄荷液（薄荷10g+开水70mL泡制，10分钟后取浸出液）为介质；暑湿以藿香正气水为介质。以中等力度手法刮背部，以出痧为宜。

2. 推拿疗法

【主穴】太阳（双）、神庭、上星、百合、风池（双）、大椎、肩井、列缺、合谷（双）。

【配穴】风寒偏重者加取手太阳络穴支正；风热型偏重者加外关、风府、曲池；暑湿偏重者加中脘、足三里、阴陵泉、支沟，配中脘、足三里以治疗脘痞、呕恶、口中淡腻，配支沟通调三焦气化作用，湿重配阴陵泉，诸穴合用增强祛暑化湿之效；头痛在头两侧者加两侧角孙穴或痛点穴，头痛在眉棱骨及前额头痛者加攒竹、阳白、鱼腰；肩背酸楚痛者加肩外俞、肩中俞、肩髃；鼻塞声重者加迎香；咳嗽者揉肺俞穴。

【操作】患者取适宜的坐位（最好用可调节高度的转椅）正坐，施术者采取操作方便的立位。按照先后顺序按揉太阳、神庭、上星、百会、风池（也可用推拿）、大椎（也可用擦法）、肩井（也可用拿捏法）、肩外俞、肩中俞、肩髃、肺俞、曲池、外关、支沟、列缺、合谷、迎香等穴。对单穴施行推拿术时，以右手拇指按压住施穴部位，右手四指自然弯曲或分开，左手扶住头部或其他部位，固定位置，以利于操作。对双穴施行推拿术时，双手拇指同时按压在施术穴位上，其余四指自然分开或弯曲，顺时针方向按揉，动作要求柔和、均匀、有力、持久，从而达到"深透"，频率为120～160次／分钟。每穴按揉2～6分钟，病情轻者，按揉时间相对较短，病情重者，按揉时间相对较长。大椎穴除采用按揉法外，还要进行直线来回摩擦。在对大椎穴进行按揉或擦法之前或施术的过程中必须涂以适量的润滑油，常用清凉油或白花油，以避免擦伤皮肤，又可通过药物的渗透以加强疗效，频率为150～180次／分钟，患者会感觉到该处发热，烧灼般热辣辣的。按摩完上述穴位，对配穴也是按从上到下的顺序按揉，如暑湿感冒加揉支沟、中脘、足三里、阴陵泉等。如果对于前额及眉棱骨痛者加穴，采用抹法，以双手拇指螺纹面紧贴前额发际下缘皮肤处，左右往返移动，经过阳白穴时稍用力按一下，再往下移至鱼腰，向外侧滑行至太阳穴时，点压一下，往返抹至攒竹穴，如此5～6次，再逐渐移至前额发际下缘，重复上述做法5～6次。操作时用力要轻而不浮，重而不滞。对主穴及所配穴施以推拿术后，以十指指腹或十指指甲，从前发际插入后发际，用力适中，反复做10～20次，使整个头部都被梳理到，以利于疏通经络，醒脑明目。而后术者以空心掌从前发际拍打至腰骶部，如此5～10次，进一步疏通三阳经经气。最后术者两手握住患者上肢远端做抖法为结束手法，要求用力做小幅度的上下颤动，颤动的频率要快，幅度要小，同样达到舒筋通络、调和气血作用。每日推拿1次，3次为一个疗程。

3. 耳穴压豆疗法

【主穴】肺、大肠、咽喉、气管、支气管、肾上腺。

【操作】常规消毒耳郭皮肤后，将粘有王不留行籽的胶布贴在耳穴上，采用双侧耳穴贴压，均保留2天，3次为1疗程，用手指轻轻按压至耳部发热即可。

4. 拔罐疗法

【操作】患者取俯伏卧位，充分暴露背部，将适量的医用凡士林涂于背部，根据患者体型选择大小适中、罐口光滑的玻璃火罐，用闪火法将罐吸在背上，然后沿膀胱经背部第一和第二侧线的循行上下推动火罐，上至大杼，下至大肠俞，火罐吸附的强度和走罐的速度以患者能耐受为度，左右交替进行刺激，致使其循环部位的皮肤潮红、充血为度。然后将火罐停于椎穴，留罐5分钟后起罐。每日治疗1次。

5. 艾灸疗法

【主穴】大椎、陶道、第1胸椎旁开0.5寸1对夹脊穴、足三里。

【操作】取坐位，夹脊穴向脊柱方向针刺不易过深，其他穴位垂直进针，平补平泻，针毕每穴均悬灸4～8壮，从根部点燃艾壮，使温热慢慢扩散。每天1次，5次为1疗程。

6. 穴位贴敷疗法

【药物】白芥子50克，延胡索50克，甘遂、细辛各25克。

【操作】共为细末，过100目筛，将药粉混匀，用生姜汁、甘油，按甘油60mL，生姜汁40mL，药粉120克的比例调成糊状，用4cm×4cm药膏，敷肺俞、膏肓、心俞、大椎。每日1次，每次4～6小时。

7. 三伏灸疗法

【药物】采用生白芥子、细辛各一份，甘遂、延胡索各半份，烘干磨粉，用生姜汁调成稠糊状，做成直径为2.0cm，厚约0.5cm大小饼状，正中放少许麝香备用。

【主穴】大椎、风门（双）、肺俞（双）、定喘（双）、膏肓（双）。

【操作】将新鲜生姜切成5分硬币厚，2cm×2cm大小的姜片备用，取精细艾绒制作成底径1cm大小的圆锥形艾炷数壮，每次敷贴药饼前先于大椎、风门行隔姜灸，每穴灸3壮，灸至皮肤潮红为宜，然后将做好的药饼置于穴位上，用4cm×4cm的风湿膏固定。每次贴药时间视年龄而定，15岁以下者贴4~6小时，15岁以上者贴6~24小时，于每年夏季三伏天上午11时以前为佳，初、中、末伏各贴药1次。在贴药期间如皮肤感觉特别疼痛者可提前取下。按时取下者，如局部水疱较大，应用消毒针筒穿破水疱、排干，局部搽甲紫即可。治疗期间禁食生冷海鲜品。亦可用于感冒预防。

三、预防感冒方法

1. 食醋熏蒸法　每日用食醋在室内熏蒸15~20分钟，能杀死或抑制居室病菌。
2. 饮糖姜茶法　以生姜、红糖各适量，煮水代茶饮用，能有效地防治感冒。
3. 按摩预防法　两手对搓，掌心热后按摩迎香穴（位于鼻翼外缘中点平齐的鼻唇沟内）10余次。

第二节　慢性支气管炎

一、临床表现

慢性支气管炎是指支气管壁的慢性、非特异性炎症。如患者每年咳嗽、咳痰达三个月以上，连续2年或更长，并可排除其他已知原因的慢性咳嗽，可以诊断为慢性支气管炎。其起病缓慢、病情较长，主要症状如下。

1. 慢性咳嗽　随着病情发展可终身不愈。常晨间咳嗽明显，夜间有阵咳或排痰。
2. 咳痰　一般为白色黏液或浆液性泡沫痰，偶尔可带血丝，清晨排痰较多。急性发作期痰量较多，可有脓性痰。
3. 气短或呼吸困难　早期在劳力时出现，后逐渐加重，以致在日常活动或休息时也感到气短。
4. 喘息和胸闷　部分患者特别是重度患者或急性加重时出现喘息。

二、治疗方法

1. 天灸疗法
【药物】白芥子、甘遂、麻黄、延胡索、细辛、半夏等。
【主穴】初伏：大椎、肺俞、天突、心俞。中伏：大杼、身柱、膻中、肾俞。末伏：定喘、风门、璇玑、脾俞。

【操作】以上各药按比例研粉后，装瓶密封备用。使用时用新鲜姜汁调成膏状，穴位常规消毒，取黄豆大小的药膏，用4cm×4cm胶布固定于上述穴位上。每伏天各贴药一次，双侧取穴。若中伏天为20天时，在中伏第2个10天内加贴1次。成年人每次贴敷6~8小时，儿童应根据年龄酌减，贴药后皮肤有痒感、灼痛感，若皮肤出现水疱，应注意保护创面，避免抓破引起感染。3年为1个疗程。

2. 穴位注射

【操作】发作期兼有痰热者用鱼腥草注射液；肺脾气虚者用黄芪注射液。患者取俯卧位或反坐俯伏于椅背上，选用肺俞、定喘、膈俞、脾俞等穴，常规消毒后，用5mL注射器，6.5号针头抽取上液，根据患者体型胖瘦决定进针深度和药量，每穴一般为1~2mL。治疗时间一般以夏至到三伏天为宜，发作期可随时治疗。

3. 穴位敷贴疗法

【药物】黄芪、麻黄、桔梗、鱼腥草、金银花、细辛、白芥子、延胡索等。

【主穴】中府（双侧）、膻中、定喘、肺俞、膏肓（双侧）。

【操作】将药物研磨成细粉，加生姜汁、蜂蜜调成糊状，密封保存。在每年夏天的初、中、末三伏进行治疗，每伏的第1天敷贴1次（每10天敷贴1次）。患者取坐位，穴位消毒（2%常规消毒，再用75%乙醇脱碘），医者右手持消毒好的梅花针以腕力进行叩刺穴位至点状出血。把保肺膏调制成五分硬币大小敷贴于穴位上，用纱布、胶布固定。一般可贴24小时，自行取下。患者局部有灼热、麻痛感，如疼痛难忍，可提前取下。

4. 拔罐疗法

【操作】循经分为三条经络，即督脉（大椎至命门）、足太阳膀胱经左侧支（风门至大肠俞）、足太阳膀胱经右侧支（风门至大肠俞）。选用中号玻璃罐，常规消毒后，循3条经络自上而下叩拔于皮肤上，其中重点取大椎、风门、肺俞、脾俞、肾俞、命门，每次拔9~12个罐，留10分钟左右。

5. 耳穴压豆疗法

【主穴】支气管、肾上腺、前列腺。

【配穴】痰多者加脾，肺部啰音者加肺。

【操作】左右耳交替粘贴，隔日换，15次为1疗程。耳压用王不留行。

6. 艾灸疗法

【配穴】有哮鸣音者加天突，喘息者加膻中、肾俞。

【操作】用75%乙醇穴位消毒后，将药饼贴敷在上述穴位上，施艾灸至局部皮肤发热、红润，用胶布固定，24小时后取下。如贴药饼局部出现水疱，嘱患者预防感染，破溃者可涂以甲紫。以上治疗均在每年夏天7~9月进行，每周1次，连续6次，共治3年。治疗期间不服用抗生素、镇咳及化痰剂。

7. 中药熏蒸

【配穴】先辨痰选方：燥痰为咳势急迫，连声不断，痰少质黏，难以咳出，痰阻气道而喘，治以宣肺润燥，化痰止咳为主，选贝母瓜蒌散加减，酌加百合、皂荚等。热痰为痰黄而脓，或有热腥味，难于咳出，咳出为快，或吐血痰，胸胁胀满，口干喜冷饮。选清金化痰汤加减，伴痰中带血，为痰瘀阻肺，加红花、丹参，活血通络，以抗菌祛痰。选方后将汤药水煎，煎开后患者将蒸汽用力吸入肺部，使痰稠变稀。吸入前应采取运动排痰法，吸入30分钟后应拍后背15分钟，从下到上，从外到内地拍背，变换体位，促进痰液的排出，痰出则咳止，肺部感染则控制。

8. 穴位按摩

【操作】用拇指桡侧缘顶住皮肤，食、中2指前按，3指同时用力捏拿皮肤，双手交替捻动向前或食指屈曲，用食指中节桡侧顶住皮肤，拇指前按，双指同时用力捏拿皮肤，双手交替捻动向前，沿着脊柱两侧从尾椎长强穴到第7颈椎的大椎穴，每提捏6遍为施术1次，每次治疗需连续施术3次，每日治疗1次，15次为1个疗程；再用顺时针方向按揉膻中穴。根据患者不同症状、苔脉辩其阴阳虚实，实证为咳喘痰黏，咳痰不爽，纳呆，苔黄腻，脉滑数，加双侧尺泽、阴谷穴；虚证为喘促气短，气怯声低，动则喘甚，舌淡苔红，脉沉细，加双侧太渊、太白穴；痰多加双侧丰隆穴；脾胃虚弱加双侧足三里穴。每日1次，15次为一个疗程。

第三节　支气管哮喘

一、临床表现

支气管哮喘最重要的症状是发作性的伴有哮鸣音的呼吸性的呼吸困难，或者是发作性的胸闷和咳嗽，严重者被迫采取坐位或呈端坐呼吸，干咳或咳大量白色泡沫痰，甚至出现发绀，有时咳嗽是唯一的症状（咳嗽变异型哮喘）。哮喘症状可在数分钟内发作，经数小时或数天，用支气管舒张药或自行缓解。某些患者在缓解数小时后可再次发作。在夜间及凌晨发作和加重是支气管哮喘的特征之一。

二、治疗方法

1. 艾灸疗法

【操作】施艾灸温和灸法。重点灸治大椎、风门、肺俞、厥阴俞、天突、膻中，每次15分钟。痰多者，加灸脾俞、丰隆，体弱者，加灸肾俞、足三里。以患者自觉有温热感内传为佳。隔3天叩打1次，3次为1疗程，中间休息3~5天；休息期间，嘱患者家属继续灸治上穴，每日早、晚各1次。

2. 耳穴贴压

【主穴】肺、肾上腺、支气管、平喘为1组；以脾、内分泌、神门、止喘为1组；以肾、皮质下、脑干、交感为1组。

【操作】每次取1组穴位，3组穴位交替使用。取大粒白芥子，用75%乙醇浸泡10分钟后贴压双侧耳穴，胶布固定。嘱患者每日3次自行按压所贴耳穴，每日10分钟。每周贴1次，每次5天，休息2天再行下次贴压，6次为1个疗程。共治疗6个疗程。

3. 推拿疗法

【操作】点揉法：取天突、肺俞、大杼等穴，手握空拳，伸直并紧靠食指中节用拇指端点按揉。时间约5分钟；此法具有止咳平喘之效。按摩法：患者取仰卧位，术者坐其患侧，用拇指偏峰着力吸定于胸部正中线，从任脉及肋间隙循序做上下、左右缓慢往返移动，其余4指则在胸廓部做相应的环形按摩（多用于男患者）。也可以取患者背部膀胱经做推摩法，亦可涂少量水杨酸甲酯，减少摩擦力，于大鱼际做按摩，力沉于背，使背部膀胱经透热为度，时间约10分钟。此法有湿肺化痰，宽胸理气之效。坐位顶胸法：患者坐位，双手交叉置于脑后顶部，身体前倾，术者站于其后，用一侧膝部顶其患者胸椎1～5，双手从患者腰部伸入其上臂之前，并嘱患者做前俯后仰运动，在做后伸的同时术者膝部向前顶按，上下协调运动，对抗用力使胸椎扳动。这可调整支气管自主神经，亦可解痉平喘，调节肺腑之功效。治疗为每日1次，10次为1个疗程，连续3个疗程。

4. 刮痧疗法

【主穴】膀胱经——风门、肺俞、心俞、胃俞、脾俞、肾俞；肺经——中府、尺泽、太渊；大肠经——曲池、商阳；经外奇穴——定喘等；胃经——足三里、丰隆；督脉——风府、大椎。

【操作】刮拭顺序，脊背部→肘掌侧→手腕掌侧→小腿外侧。常规消毒后，在相应部位上涂刮痧油，先从颈部风府刮至大椎，再重刮定喘、风门、肺俞、心俞、脾胃、肾俞、中府、尺泽、太渊、足三里、丰隆，以皮肤发红及皮下有瘀点、瘀斑为度。刮肾俞时着重强调患者配合做深度腹式呼吸，部分穴位闪火罐、走罐，并留罐5～10分钟。最后用板尖点刺合谷、少商、商阳和十冲穴。重点选择在夏季每伏的第一天辰时嘱咐患者来擦拭，之后可每3～7天1次，最多不超过10次。

5. 拔罐疗法

【操作】患者取俯伏坐位，大椎穴常规消毒，根据患者体型胖瘦选用直径1.5寸或2寸的玻璃火罐一个，用燃酒精棉球法在大椎穴行拔罐术。约10分钟后，吸附部位产生淤血现象且皮肤出现水疱时即可起罐，如10分钟不出现水疱可延长拔罐时间。然后用酒精棉球轻擦水疱（不要将水疱擦破）消毒，用消毒纱布覆盖，胶布固定。7天后水疱自行吸收，结痂愈合。患者喘急呼吸困难者，可配合针刺鱼际穴，施以提插手法，直到患者感觉喘息渐平，胸前紧迫感逐渐缓解时方可出针。拔罐每7天1次，5次为一个疗程。

第四节　便秘

一、临床表现

有时患者的唯一主诉是粪便干结、排便费力。结肠痉挛引起便秘时，排出的粪便呈羊粪状。有时用力排出坚硬的粪块，可引起肛门疼痛、肛裂，甚至诱发痔和乳头炎。有时，在排便时由于粪便嵌塞于直肠腔内难于排出，但有少量水样粪质绕过粪块自肛门排出，而形成假性腹泻。部分患者排便时可有左腹痉挛性痛和下坠感。另外，还可有腹痛、腹胀、恶心、呕吐、口臭、食欲缺乏、疲乏无力及头痛、头晕等症状。

二、治疗方法

1. 穴位注射

【主穴】双侧盲门穴。

【操作】选用维生素B_{12} 0.5mg，用带7号针头的注射器抽吸上述药液，准确取穴定位，常规消毒皮肤后，快速刺入穴位，提插得气后，回抽无血液，每次注入药液0.5mL。每天1次，10次为1个疗程。

2. 穴位贴敷

【操作】将大黄、厚朴、枳实各2份，火麻仁3份，芒硝、番泻叶各1份，共研磨过筛，用透皮剂调和成膏备用。使用时先将1次通便膏纳于脐中（神阙穴），再用麝香膏固定，1天更换1次，更换时先用温水湿敷片刻，再揭麝香膏。

3. 推拿疗法

【腹部操作】

（1）用一指禅推法，由中脘穴开始，缓慢向下，移至气海、关元，来回3～5遍，时间约5分钟，然后以掌摩法摩腹5分钟。

（2）背部操作：患者俯卧位，用推法沿脊柱两侧从脾俞到大肠俞推拿治疗，来回3～5遍，时间约5分钟，然后按揉脾俞、胃俞、大肠俞、长强穴，每穴约1分钟，最后在两侧背部用擦法治疗，以透热为度。

（3）下肢取穴：丰隆、足三里穴，每穴按揉1分钟。以上方法每日1次，10次为1个疗程。

4. 耳穴压豆

【主穴】肺、大肠、直肠、三焦。

【配穴】胃、脾、肝、肛门、肾。

【操作】常规消毒耳部，以探棒寻找出穴区的敏感点，用5cm×5cm小块胶布，中间粘1粒王不留行，对准穴位粘贴牢固，用食指、拇指循耳前后按压至酸麻或烧灼感，每次选5～7个穴，每次按压3～5分钟，每日按压5～6次。

5. 闪罐疗法

【主穴】水道、腹结、大横、天枢、神阙、大肠俞。

【操作】患者先取仰卧位，双下肢伸直，选用中号或大号玻璃火罐，采用闪罐法依次拔上述诸穴，拔罐顺序按顺时针方向：右水道→右腹结→右大横→右天枢→神阙→左天枢→左大横→左腹结→左水道。每穴闪罐10～15次，留罐30分钟左右，以局部皮肤潮红为度。然后令患者俯卧，大肠俞拔罐15分钟。每日治疗1次，10次为1个疗程。

6. 自我疗法

【操作】早上起床，空腹在空气新鲜处，双腿盘坐，双手握于胸前，深吸两口气，憋住，吸第三口气时舌根抵住咽喉，随口水向下吞下，双手抱拳于胸骨柄（天突穴处）向下刮至小腹（中极穴处），协助吞气，再用双掌大鱼际分别从双侧足阳明胃经不容穴始，向下刮至气冲穴止，刮至皮肤略红为度，算吞气1次。每日练习，3个月为1疗程，如效果不佳继续第2个疗程，疗程间不休息。起效时间：吞气时自觉肠鸣，说明气已吞下，1小时后或次日会排气，说明肠道已通，开始有效。但正常排便需7～15天。

第五节　呃逆

一、临床表现

呃逆属中医病名，俗称打嗝，相当于西医膈肌痉挛。因中医治疗呃逆简便有效，故以中医病名列入。其以气逆上冲，喉间呃呃连声，声短而频，令人不能自制为主征。

二、治疗方法

1. 耳穴压豆

【主穴】耳中、胃、神门、口穴、交感、皮质下、肾上腺、脾、膈穴。

【操作】选耳中穴后，用75%乙醇脱脂消毒耳郭皮肤，用8cm×8cm的胶布将王不留行固定在所选的耳穴上，嘱患者每日按压3次，每次按20分钟以上，每周更换1次。

2. 穴位注射

【主穴】双侧足三里。

【操作】患者取端坐位或仰卧位，屈膝，常规消毒皮肤后，用5mL注射器安装7号针头，抽取甲氧氯普胺（胃复安）1mL，垂直缓慢进针，得气后，转动针栓，回抽无血后缓慢注射药物，每穴注药0.5mL，每天注射1次。

3. 推拿疗法

（1）胸腹部操作：患者仰卧位，推任脉膻中-关元段，环推腹；揉胃，顺时针摩腹（以中脘为中心）；揉压天突、膻中、中脘穴；摩两肋（以章门、期门为主），摩关元。

（2）背部操作：患者俯卧位，下推背部，拔、滚背部膀胱经内侧线膈俞-大肠俞段；揉压膈俞、肝俞、脾俞、胃俞、大肠俞、八髎等；左右分推背部及两肋。

（3）四肢部操作：揉压双内关，重拿双合谷，按揉足三里、阳陵泉，揉压三阴交、太冲穴。

4. 拔罐疗法

【操作】患者先取俯卧位或侧卧位，暴露腰背部皮肤，在两侧腰背部膀胱经路线涂抹润滑油（植物油或凡士林油膏），之后行走罐法。走罐时速度要均匀，力度以患者能耐受为宜。实证用泻法：力度稍重，时间稍长；虚证用补法：力度稍轻，时间稍短。至皮肤潮红、充血或淤血时，将罐取下。其次，取仰卧位或坐位，在膻中穴、中脘穴上拔罐，视充血时取下。

5. 穴位贴敷

【操作】取一片麝香追风膏（其他止痛药亦可），用火或磁疗灯烘热，立即敷贴于神阙穴，再用手掌做顺时针按摩，以促进血液循环，气机顺畅。

6. 刮痧疗法

【操作】患者取舒适体位，把选定要刮的部位暴露出来，颈背部脊柱两侧相当于足太阳经的循环线，用温水洗净皮肤，然后用牛角刮痧板或边缘光滑的铜钱1枚或用小细瓷匙1个，蘸植物油少许，在选定要刮的地方刮痧。

第六节　呕吐

一、临床表现

呕吐为临床常见的症状，是通过胃的强烈收缩迫使胃或部分小肠的内容物经食管、口腔而排出体外的现象。引起呕吐的原因很多。如胃、十二指肠疾病、肝胆疾病、脑血管疾病、糖尿病、药物、食物中毒等。本章主要讨论化疗后所致呕吐的适宜治疗技术。

二、治疗方法

1. 穴位注射

【主穴】双侧足三里。

【操作】患者取坐位或仰卧位，选用1～2mL注射器抽取甲氧氯普胺10mg，穴位皮肤常规消毒后，将针头对准应刺部位，快速刺入，刺到一定深度（一般为3~6.5cm），慢慢地上下提插，出现酸胀感后将针芯回抽，如无回血，即可将药液缓慢注入5mg／穴。

2. 穴位敷贴

【主穴】双侧涌泉。

【药物】取吴茱萸100g，肉桂、干姜各30g，经粉碎过筛制成细末密贮备用。

【操作】每次化疗前30分钟将中药4g用陈醋拌成糊状，分2等份粘于6cm×10cm橡皮膏上。患者用温水洗双足或75%乙醇擦双足心后，取仰卧位，将粘有中药的橡皮膏贴于涌泉穴并固定，并穿袜以减少挥发、促进吸收，24~48小时更换1次，直至1个疗程，化疗结束为止。

3. 穴位按摩

【主穴】内关。

【操作】患者平卧位、手掌向上，操作者用拇指指尖按压内关穴，按压程度由轻到重，使患者感觉到局部有酸、麻、胀、痛感，每次2~3分钟，每日3次，连续5天。

4. 耳穴压豆

【主穴】胃、膈、贲门、食管、交感、神门。

【配穴】肝气犯胃者配肝、胆；脾胃虚弱者配脾。

【操作】压迫耳穴的材料选用王不留行。使用前，将王不留行用75%乙醇浸泡数分钟后晾干，放入干净瓶中备用。使用时将王不留行粘贴在小块胶布中央，于化疗前30分钟用针灸柄的尾部在耳郭相应穴位按压找到敏感点，粘在相应耳穴的皮肤上。每穴每次按压3~5分钟，按压的力量以患者感到疼痛但能耐受为准，每日5~6次，直至1个疗程化疗结束为止，两耳可交替使用。

第七节　慢性腹泻

一、临床表现

腹泻指排便次数增多（＞3次／天），粪便量增加（＞200g／天），粪质稀薄（含水量＞85%）。腹泻超过4周，即为慢性腹泻。

二、治疗方法

1. 艾灸疗法

【主穴】中脘、天枢、神阙、止泻（前正中线，脐下2.5寸）。

【操作】以神阙为中心，向上下左右之穴位，用艾卷盘施灸15~30分钟，每天2

次，5天为一个疗程。

2. 药物贴敷

【药物】丁香6g，吴茱萸30g，胡椒30粒，肉桂2g，共研细末。

【操作】每次1.5g，醋调成糊状，敷贴脐部，外以胶布固定，每天1次，7天为一个疗程，每次贴7小时左右。

3. 穴位注射

【主穴】双侧足三里（犊鼻穴下3寸，外1.5寸，左右各一）。

【药物】维生素B_1 100mg／mL，654-2 10mg／2mL。

【操作】患者取仰卧位或坐位，常规足三里穴消毒，取5mL注射器抽取上述2种药物（腹泻每日10次以下不用654-2）垂直刺入10～15mm行提插及捻转刺激手法，患者有酸、麻、胀感后，回抽注射器无回血，将药液注入1／2，再用同样方法将药液注入另一侧穴位，每日1次，3次为1个疗程。

4. 推拿疗法　推拿手法分为补法、泻法和先泻后补法3种。

常用穴位和手法有：①补脾土；②推大肠；③揉中脘；④揉腹；⑤推上七节骨；⑥揉天枢；⑦按揉足三里；⑧捏脊（按揉脾俞和肾俞为主）；⑨揉神阙；⑩揉长强等。

分型论治：

（1）若便稀如水，无臭味，或便色绿或白，舌红苔白，指纹色红，属寒湿泻，在基本手法上加揉外劳以除寒湿，推三关以补元气而温阳。

（2）若大便黄稀，有臭味，或有黏液，尿少色黄，肛周潮红，脉数，舌红苔黄，指纹色紫，则属湿热泻，以基本手法去补大肠，加清小肠、退六腑，以清利湿热。

（3）若大便量多和酸臭，腹胀满，便前哭闹，便后稍安，脉滑，舌苔厚腻，指纹色深红，实属伤食泻，可加揉板门，以止呕除满，补大肠改为清大肠，以消食导滞。

（4）若见小儿久泻不愈，大便黄稀有奶瓣，或泻如水样，面黄或白，脉沉无力，舌淡苔白，指纹淡红，实属脾虚泻，应加揉肾俞，收敛元气，按揉脾、胃、肾俞穴和足三里，以温肾健脾，使脾健胃和，胃肠功能得以改善。

在上述穴位中，揉腹，揉神阙、天枢、长强，捏脊等最为重要，每次推拿时间为30～40分钟，每日1次。

5. 耳穴压豆

【主穴】

（1）脾胃虚弱型：选用脾、胃、直肠下段、交感、神门。

（2）肝郁气滞型：选用脾、肝、交感、神门、直肠下段。

（3）脾肾阳虚型：选用直肠下段、交感、神门、脾、肾。

【操作】用王不留行籽贴在穴位上，反复按压到有酸胀麻或疼痛灼热感，两耳交替，每隔2天换一次，每次选穴3～5个，嘱患者每天按压3～5次。

6. 拔罐疗法

【操作】足太阳膀胱经左侧支（上起大杼穴，下至小肠俞）、足太阳膀胱经右侧支（上起大杼穴，下至小肠俞）和督脉（大椎至命门）上走罐。患者取俯卧位，暴露腰骶部，用液体石蜡作为润滑剂，取4号玻璃火罐，常规消毒后，循上述3条经脉上下往返走罐。以腰背部皮肤潮红或紫红为度。时间约10分钟，并在脾俞、大肠俞留罐10分钟。针刺配合走罐，每天1次，10次为1个疗程。

【注意事项】患者初次拔罐时应选用小罐，轻刺激，而留罐时勿移动体位。拔罐后须密切观察患者的反应，如有发热、发紧、凉气外出或温热舒适的感觉都属正常反应。如局部感觉过紧、灼热不适可能是由于吸拔力过大或此处不宜拔罐，应起罐重拔或改用小罐。拔罐、起罐时应保持病房内温暖，避风寒，防止患者着凉。嘱患者饮一杯白开水。起罐后局部皮肤潮红、瘙痒，嘱患者不可抓挠，数小时或数日后可自行消散。如走罐后局部皮肤出现水疱、出血点、淤血等现象均属正常反应，是利用较强的刺激作用，达到治疗目的。如水疱直径≤0.5cm，不必处理，水疱可自行吸收；如水疱直径＞0.5cm可用无菌注射器在水疱根部刺破并吸净疱液，敷无菌纱布以防感染。拔罐可吸邪外出，具有加速宣泄湿热火毒之效，能促进局部血液循环，进一步调整气血经络。

第八节　功能性消化不良

一、临床表现

并无特征性临床表现，主要有上腹痛、上腹胀、早饱、嗳气、食欲缺乏、恶心、呕吐等。常以某一个或某一组症状为主，在病程中症状也可发生变化。起病多缓慢，病程经年累月，呈持续性或反复发作，不少患者有饮食、精神等诱发因素。

上腹痛为常见症状，部分患者以上腹痛为主要症状，伴或不伴其他上腹部症状。上腹痛多无规律性，在部分患者上腹痛与进食有关，表现为饥饿痛、进食后缓解，或表现为餐后0.5～3小时腹痛持续存在。

早饱、腹胀、嗳气亦为常见症状，可单独或以一组症状出现，伴或不伴有腹痛。上腹胀多发生于餐后，或持续性进餐后加重。早饱或上腹胀常伴有嗳气，恶心、呕吐并不常见，往往发生在胃排空明显延迟的患者，呕吐多为当餐胃内容物。

二、治疗方法

1. 艾灸疗法

【主穴】中脘、神阙。

【操作】患者取仰卧位，在中脘和神阙穴各切厚约2cm的生姜1片，在中心处用针穿刺数孔，上置艾炷（将艾绒搓紧，捻成麦粒状或上尖下大的圆锥状），用线香点燃艾炷，施灸时如感觉灼热不可忍受时，可将姜片向上提起，衬一些纸片或干棉花，放下再灸，直到局部皮肤潮红为止。可以反复施灸，直到患者感到胃脘部无胀闷感为度。每天1次，10天为1个疗程。

2. 穴位注射

【主穴】肝俞、胃俞、足三里。

【药物】维生素B$_1$注射液100mg（2mL）和维生素B$_{12}$注射液500μg（1mL）各一支。

【操作】患者俯卧位，3穴交替配用，本次取肝俞（右）、胃俞（左）、足三里（左）、下次取肝俞（左）、胃俞（右）、足三里（右）。常规穴区消毒后，用2mL注射器套6号针头吸取药液，混合，针头快速刺入穴位2cm左右，稍做提插，待患者感觉穴区酸胀后，回抽针管，无回血，即注入药液，每穴1mL。每日1次，1周治疗5次。

3. 穴位敷贴

【操作】穴位贴敷治疗，取艾叶5g，吴茱萸5g，川椒15g，干姜5g，香附15g，细辛10g，肉桂5g，丁香15g，荜澄茄1.5g，与少许独头蒜泥混合而成膏状，取少量于中脘、神阙穴上，并用麝香追风膏固定，每日换药1次，30次为1个疗程。

4. 推拿疗法

【推拿疗法】分3个步骤进行。

（1）患者取俯卧位，并暴露腰背及腰骶部，医者站于其左侧，用麻油或医用凡士林作为介质，沿脊柱两侧膀胱经、华佗夹脊，由上而下，用掌背法或掌根按揉手法往返操作8～10遍，以酸胀得气为度。最后用直擦法擦腰背部两侧膀胱经，用横擦法擦腰骶部，速度先慢后快，均以透热潮红为度。

（2）患者取仰卧位，医者坐于患者一侧，用一指禅推法沿足阳明胃经与足太阴脾经在下肢的循行路线行推法，重点推足三里、阴陵泉等穴，最后用一指禅推法推太冲，足三里、阴陵泉和太冲，每穴均需推3分钟以上。

（3）患者取坐位，医者立其后，双手搓擦患者两边胁肋部8～10遍，最后以拿肩井3～5遍结束。以上3步操作时间共30分钟左右。

5. 耳穴压豆

【主穴】神门、脾、胃、肝。

【操作】耳郭常规消毒，采用磁珠贴压耳穴，每次贴一侧耳朵，每天饭后自行按压3次，每次每穴按压1分钟，贴压时间为4天，两耳交替，4周为1个疗程。

6. 拔罐疗法

【主穴】肝、胆、脾、胃俞，三焦俞，中脘、神阙、天枢。

【操作】每次拔罐3～10个，隔日1次交替选穴，7次为1个疗程。

第九节　消化性溃疡

一、临床表现

上腹痛为主要症状，性质可分为钝痛、灼痛、胀痛、剧痛或饥饿样不适感。多位于中上腹，可偏右或偏左。一般为轻至中度持续性疼痛。疼痛有典型的节律性，在十二指肠溃疡表现为疼痛在两餐之间发生（饥饿痛）持续不减至下餐进食后缓解；在胃溃疡表现为餐后约1小时发生，经1~2小时逐渐缓解，至下餐进食后再重复上述节律。部分患者疼痛还会在午夜发生（夜间痛），在十二指肠溃疡患者较多见。部分患者无上述典型疼痛表现，而仅表现为无规律的上腹隐痛或不适。具或不具典型疼痛者均可伴有反酸、嗳气、上腹胀等症状。

二、治疗方法

1. 穴位注射

【主穴】足三里（双）。

【操作】常规消毒，用5mL注射器及7号针头，抽吸胎盘注射液2mL，直刺足三里穴1寸，注射毕，用消毒棉球轻压局部即可。治疗4周为1个疗程。

2. 穴位敷贴

【药物】丁香、干姜、白芷、吴茱萸、麝香等药组成。

【主穴】中脘、足三里、胃俞。

【配穴】虚寒证加脾俞；气滞证加肝俞。

【操作】治疗时用膏药贴敷于上述穴位，用纱布固定，每日1次，每次贴敷6小时后取下，10次为1个疗程。

3. 耳穴压豆

【主穴】肝、脾、胃、皮质下、神门、内分泌、交感。

【操作】单侧取穴，揉按耳穴压豆部位，20~30分钟，3次／天，5天后换另一侧耳郭取穴施治。

4. 推拿疗法

【主穴】中脘、上脘、脾俞（双）、胃俞（双）、足三里（双）。

【配穴】肝俞、太冲、内庭、太冲、三阴交、章门、太溪、建里。

【操作】患者取仰卧位，医者坐于患者右侧，先用轻快的一指禅推法、摩法、揉法或震颤法在胃脘部治疗，使热量渗透于胃脘和腹部，然后按揉中脘、上脘穴，同时配合按揉足三里，时间约15分钟；再使患者俯卧位，用一指禅推法或掌根揉法，从上背部始，沿脊柱两侧膀胱经路线，向下操作，直至腰部，自上向下，往返多遍；然后重点按揉脾俞、胃俞，背部操作5~10分钟，使背部温热透里为宜。

5. 拔罐疗法

【药物】白芷25g，白术25g，白芍20g，白芨15g，黄连20g，桂枝15g，浸泡水煮过滤制成60%灭菌溶液备用。

【主穴】第1组取上脘、足三里；第2组取中脘、条口。

【操作】首先把药液加温至45℃左右，一手持罐，罐口向下紧扣于穴位，另一手持注射器吸取药液20~40mL注于罐内，橡皮帽覆盖于排气孔上，用注射器或吸引器抽出罐内空气，形成负压，然后用止血钳夹紧导管留置30分钟（过敏体质者可酌情缩短）。治疗结束后，左手扶压水罐松开止血钳及橡皮帽，用注射器连接头皮针导管，吸尽罐内药液，清洁处理后备用。两组穴位交替使用，每日1次，20次为1个疗程，休息7~10天继续第2个疗程治疗。

6. 刮痧疗法

【操作】让患者仰卧，暴露上腹部，以刮痧板沿任脉、胃经两条经脉（上起胸剑联合，下至肚脐）自上而下反复刮拭数次，直至出现紫红色的痧点、痧斑。再让患者俯卧，暴露上背部，以刮痧板沿督脉、膀胱经两条经脉（上起第8胸椎，下至第12胸椎）自上而下反复刮拭数次，直至出现紫红色痧点、痧斑。

第十节　肠易激综合征

一、临床表现

最主要的临床表现是腹痛与排便习惯和粪便形状的改变。几乎所有肠易激综合征患者都有不同程度的腹痛。位置不定，下腹部和左下腹多见。多于排便或排气后缓解。腹泻患者一般每日3~5次，少数严重发作期可达十数次。大便多呈稀糊状，也可为成形软便或稀水样。部分患者腹泻与便秘交替发生。便秘患者排便困难，粪便干结、量少，呈羊粪状，表面可附黏液。多伴有腹胀感，可有排便不净感、排便窘迫感。部分患者同时有消化不良症状。相当部分患者可有失眠、焦虑、抑郁、头晕、头痛等精神症状。

二、治疗方法

1. 穴位注射

【主穴】单侧脾、胃、大肠俞，平补平泻法。

【配穴】肝失疏泻加肝俞，用泻法；肾阳不足加肾俞，用补法；湿邪内阻加丰隆，用泻法；脾胃虚弱者加足三里，用补法。

【药物】黄芪注射液。

【操作】局部皮肤常规消毒后，用10mL注射器5号针头抽取药液后在所选的穴位刺入皮肤，边进针边提插，当患者得气后，推注黄芪注射液，每穴2mL。隔天1次，15次1个疗程，间隔3天后进行下1个疗程。2组穴位交替使用。

2. 艾灸疗法

【主穴】肝郁脾虚型穴取肝俞、脾俞、天枢、足三里、太冲；脾胃虚弱型穴取脾俞、胃俞、中脘、足三里、天枢；脾肾阳虚型穴取脾俞、肾俞、大肠俞、足三里、章门。

【操作】采用周楣声主任医师所创的"万应点穴笔"，根据不同的辨证分型，采用相应的穴位，先以药纸含药的一面平整紧贴穴位，用点燃的点灸笔对准穴位如雀啄之状，一触即起，每穴点灸5～6次，以局部皮肤潮红为度。

3. 耳穴压豆

【主穴】心、肝、脾、胃、肾、大肠、小肠。

【操作】双侧准确定位以上耳穴，局部消毒后取王不留行置于小胶布块上，将药粒对准耳穴，用手指压紧即可。嘱患者按压所贴耳穴每日3～4次，使其有酸胀痛热感，每3天更换耳贴1次。

4. 推拿疗法

【主穴】足三里、天枢、神阙、大横、气海、关元、上巨虚、脾俞、大肠俞。

【配穴】肝木乘土加太冲，脾胃虚弱加公孙，寒湿阻滞加命门。

【操作】腹部手法主要以一指禅推法为主，辅以摩法、振法；四肢及腰背部以按揉法为主。每次推拿治疗30分钟，每周治疗3次，连续4周为1个疗程。

5. 穴位贴敷

【操作】艾叶5g，吴茱萸5g，川椒15g，干姜5g，香附15g，细辛10g，肉桂5g，丁香15g，荜澄茄1.5g与少许独头蒜泥混合而成膏状，取少量于神阙穴上，并用麝香追风膏固定，每日换药1次，10次为1疗程。

第十一节　溃疡性结肠炎

一、临床表现

起病多数缓慢，少数急性起病，偶见急性暴发起病。病程呈慢性经过，多表现为发作期与缓解期交替，少数症状持续并逐渐加重。腹泻见于绝大多数患者，黏液脓血便是本病活动期的重要表现。大便次数及便血的程度反映病情轻重，轻者每日排便2～4次，便血轻或无；重者每日10次以上，脓血显见，甚至大量便血。粪质多数为糊状，重者可至稀水样。轻型患者可无腹痛或仅有腹部不适，一般诉有轻度至中度腹痛，多为左下腹或下腹的阵痛，亦可涉及全腹。有疼痛→便意→便后缓解的规律，常有里急后重。可有腹胀，严重病例有食欲缺乏、恶心、呕吐。

二、治疗方法

1. 推拿疗法

【操作】第一步，患者取俯卧位，用推摩法在患者背部两侧膀胱经治疗，从膈俞穴高度到大肠俞水平，自上到下治疗5分钟左右，拇指按法按膈俞、膏肓、脾俞、胃俞、大肠俞，每穴1～2cm。用双手拇指推法推患者背部两侧膀胱经2分钟左右，小鱼际擦法横擦患者肾俞、命门，直擦督脉，以透热为度。第二步，患者取仰卧位，用掌摩法摩患者小腹部6～8分钟，用掌揉法揉患者神阙穴2分钟左右。拇指按揉法按揉中脘、天枢、气海、关元各1分钟左右，拇指点法点按足三里、阴陵泉、太冲各1分钟左右，用力以患者自觉局部酸胀为度。第三步，患者取坐位，用双手搓法搓患者胁肋3～5遍，搓患者肩背3～5遍。

2. 穴位注射

【主穴】单侧脾俞、足三里、上巨虚。

【操作】选取10mL注射器抽取黄芪注射液4mL，当归注射液2mL，刺入穴位得气后，回抽无回血，每穴注入2mL。第2天注射另一侧穴位，每日1次，12次为1个疗程，单疗程间隔4天。

3. 艾灸疗法

【主穴】神阙。

【操作】选新鲜生姜切成片，厚度约为5分硬币厚，面积大于艾炷的底面，再将姜片中央穿刺数个小孔，嘱患者平躺，将姜片置于脐部正中，置于穴位上，然后把蚕豆大小样艾炷（重量约3g）置于姜片上，灸3壮，若姜片烤干皱缩，或感觉灼热时更换姜片，务必使其温热透入肌肤，以局部皮肤潮红为度。每日灸治1次，12天为1个疗程，治疗结束后休息3天，继续第2个疗程。

4. 拔罐疗法

【操作】

第一步，患者取俯卧位，暴露躯干部，常规消毒，沿足太阳膀胱经、督脉在躯干部循行处按从上至下、从左至右的顺序闪罐治疗3遍；在脾俞、大肠俞、肾俞穴摇罐10分钟，脾俞、肾俞行补法，大肠俞行泻法。

第二步，患者取仰卧位，暴露腹部，常规消毒后涂适量按摩乳液，以神阙穴为圆心，在腹部顺时针摩罐10分钟；沿足阳明胃经、任脉在腹部循环处按从上至下、从左至右的顺序抖罐10分钟；在梁门、天枢、水道、中脘、关元穴振罐各1分钟，其中梁门、天枢、水道行泻法（提罐），中脘、关元行补法（按罐）。

隔日治疗1次，10次为1个疗程。

5. 穴位敷贴

【主穴】神阙。

【药物】丁香、小茴香、肉桂、五味子、艾叶、白胡椒、冰片。

【操作】上述药共研细末备用。取上述中药散剂适量，以生姜汁调成糊状，涂抹于纱布上，涂抹面积10cm×10cm大小，贴于脐中神阙穴周围腹部皮肤上，以TDP灯照射30~40分钟，每日1次。

6. 耳穴压豆

【主穴】脾、大肠、内分泌、交感、皮质下。

【操作】局部用75%乙醇常规消毒后，用粘有王不留行的0.4cm×0.4cm的胶布，贴在耳穴上，使之固定，耳穴部位有酸、痛、胀、热感，每天按压3~5次，每次每穴按压10~20下。

7. 刮痧疗法

【操作】在人体腰背部、腹部用茶子油和牛角刮痧板按"从上到下，由内到外，先轻后重"的规则推刮皮肤出现红色小麻点（俗称痧疹点）或片状红色瘀斑为止，刮痧后在红色麻点、红色瘀斑和肺、脾、胃、肝、肾、大肠俞等穴，用8号注射针头将皮肤刺破出血，以壮医竹罐用闪火法进行拔吸10分钟，排出积聚于皮下的淤血、乳酸等有毒体液和湿气，每5天治疗1次，3次为1个疗程。间隔3天后行第2个疗程。

8. 足浴疗法

【药物】桂枝30g，白术50g，葎草200g，无花果叶100g，桔梗30g。

【方法】上药用水2500~3500mL浸泡30分钟，然后煮沸约20分钟，待药液温度降至30~45℃，将双足放入药液中浸洗，注意药液不要过膝，每天30~40分钟，每日1剂，每日3次。

第十二节 肝硬化腹水

一、临床表现

腹水常提示肝硬化已进入失代偿期。腹水发生前常先有下肢水肿和肠腔内胀气。少量腹水不易检出，有时仅靠超声才能发现。腹水形成后，腹胀感明显，患者直立位时耻前饱满。大量腹水时，腹部膨隆呈蛙腹；可见脐下垂（从剑突至脐的距离大于脐至耻骨联合的距离，是有一定诊断价值的体征）或脐病。重度腹水时出现心悸、呼吸困难或过度通气综合征。

二、治疗方法

1. 艾灸疗法

【操作】施灸安排在午休后，嘱患者排空小便，平卧，先指压按摩穴位，选择任脉中的关元（腹正中线，脐下3寸）、气海（腹正中线，脐下1.5寸）、水分（腹正中线，脐上1寸），自上至下，按任脉走行方向循序渐进地按摩，使患者全身肌肉放松，消除恐惧与紧张心理后，行隔姜灸。用艾炷隔姜灸神阙、中极2穴位，隔日1次，15天为1个疗程。

2. 穴位敷贴

【药物】大戟、甘遂、芫花、牵牛子、小茴香、冰片。粉碎后过100目筛，密封备用。

【操作】上药每次20g，用蜂蜜适量调成膏状，摊于5cm×5cm专用纱布上，局部用安尔碘消毒后贴敷神阙穴，胶布固定，24小时换药1次。

3. 刮痧疗法

【操作】用经络全息刮痧板和刮痧油自上而下先刮拭督脉，再刮拭足太阳膀胱经，并于肝俞、脾俞、膀胱俞、水分、气海、阴陵泉、三阴交、太冲穴位行重点按揉，每次刮拭10～15分钟，每周1次，8周为1个疗程。

4. 穴位注射

【主穴】委中。

【操作】常规消毒，用注射针快速刺入，上下提插，得气后注入呋塞米10～40mg，出针后按压针孔勿令出血。每日1次，左右两侧委中穴交替注射。

第十三节　高血压

一、临床表现

大多数起病缓慢、渐进，一般缺乏特殊的临床表现。常见症状有头晕、头痛、颈项板紧、疲劳、心悸等，呈轻度持续性，在紧张或劳累后加重，不一定与血压水平有关，多数症状可自行缓解。也可出现视物模糊、鼻出血等较重症状。约1/5患者无症状，仅在测量血压时或发生心、脑、肾等并发症时才被发现。

二、治疗方法

1. 耳穴压豆

【主穴】耳背沟耳、角窝上耳、神门、心、肝、肾。

【配穴】头晕加枕；头痛加额。

【操作】用75%乙醇棉球消毒耳郭皮肤，再用消毒干棉球拭干。将粘有王不留行的方形小胶布贴在选定的耳穴上。嘱患者每天按压3~4次，每次以按压局部微热微痛为度，两耳交替按压，4~6天换帖1次，8周为1个疗程。

2. 穴位注射

【主穴】肾俞。

【操作】以2mL注射器5号针头、肾俞穴位注射川芎嗪10mg／次（0.5mL），1天1次，注射时，针头进入肾俞穴后，行捻转提插，患者有针感后，缓慢注入药液，1天1次。7次为1个疗程。

3. 穴位敷贴

【主穴】百会、风池、神阙。

【操作】在贴敷膏药前，清洁局部皮肤。膏药制备选用有活血化瘀的中药附子、川芎、三棱等中药研成粉末，干燥放置备用，贴敷时用醋调成糊状，以橡皮膏固定穴位处。每帖至少24小时以上，每周不少于3帖。

4. 刮痧疗法

【主穴】百会、天柱、曲池、内关、肩井、风池、人迎、足三里。

【操作】根据上述经穴，依下列顺序进行刮拭治疗。

（1）头部：由百会穴向颞部刮至太阳穴2~3圈，并在百会、风池穴位各重刮3~5下，不用抹油。

（2）后颈部至肩井穴。

（3）背部。

（4）肘内侧。

（5）肘外侧。

（6）大腿外侧。

（7）小腿前侧。

刮拭手法：一般采用平补平泻或泻法，对体质极弱者平补平泻或补法。曲池、足三里、风池、人迎等穴位，一般采用泻法。刮拭完后让患者喝1杯热开水，避免受风着凉，待痧退后（一般5~7天）再刮下一次，直至达到理想效果。刮拭疗程、次数及时间：一般5~8次，多为7次，每次约20分钟。

5. 自体保健推拿

【操作】

（1）预备势：闭目静坐，双手扶膝，舌抵上腭，两唇稍分，呼吸均匀，为时5~10分钟。

（2）运顶：两手10指略张开，按于额上，从前发际开始，由前向后推按头皮像梳头之状，当移动的两手拇指到达风池穴时，则用拇指端在风池穴做环状按揉，如此来回

15次左右，以头皮微热为宜。

（3）按揉太阳：两拇指端分别置于两太阳穴，两食指端分部置于两攒竹穴，两手同时做由内向外的环形揉动1~2分钟，酸胀为度。然后闭目，用食、中、无名指指腹按压眼球，不可太重，一松一按，反复10~15次。

（4）按压百会：用拇指或食指按揉百会穴1~2分钟，按至发胀为止。

（5）搓足心：两手搓热，左手置于右足心，右手置于左足心，同时搓动100次，直至发热。

（6）按拨曲池：左前臂曲90°，置于腹前，掌心向腹，右大拇指的指端按在曲池穴做前后方向拨动，以同样要求左大拇指指端拨动曲池穴。

（7）抹项：头微向左倾，左大鱼际置于右桥弓穴处（耳后高骨斜向前下方，动脉搏动处），然后做自上而下的抹动，头微向右倾，右大鱼际置于左桥弓穴，然后自上而下的抹动。

（8）调气：两肘部、两手手指微屈曲，掌心向下，两上肢慢慢提起至于肩平，同时深吸气，反复3~5次。以上操作安排在早起床后和晚睡前各做1次，每次30~40分钟。

第十四节　冠心病稳定型心绞痛

一、临床表现

心绞痛以发作性胸痛为主要临床表现。其部位主要在胸骨体中段或上段之后可波及心前区，有手掌大小范围，甚至横贯前胸，界限不很清楚。常放射至左肩、左臂内侧达无名指和小指，或至颈、咽或下颌部。胸痛常为压迫、发闷或紧缩性，也可有烧灼感，但不尖锐，不像针刺或刀扎样痛，偶伴濒死的恐惧感觉。发作常由体力劳动或情绪激动所激发，饱食、寒冷、吸烟、心动过速、休克等亦可诱发。疼痛多发生于劳力或激动的当时，而不是在一天劳累之后。疼痛出现后常逐渐加重，然后在3~5分钟逐渐消失，可数天或数星期发作1次，亦可1天内多次发作。

二、治疗方法

1. 艾灸疗法

【主穴】膻中。

【操作】患者取平卧位，充分暴露膻中穴部位，用清艾条作灸材；点燃艾条一端后，施灸膻中穴，灸火离皮肤5~10cm。采用温和悬灸法，使患者局部有温热感而无灼痛为宜；施灸10分钟，以局部皮肤呈红晕为度；每日灸治1次，灸治2周为1个疗程。

2. 穴位敷贴

【药物】三七1份，水蛭、黄芪各1.5份，沉香粉、冰片各0.5份，丹参、葛根各7.5份，天然麝香0.002份，制成流浸膏，加入苯甲酸钠防腐，置阴凉处备用。

【主穴】第1组为心俞（双）、内关（双）、膻中；第2组为厥阴俞（双）、心平（双，奇穴，在心经线上，肘横纹下3寸）、巨阙。

【操作】用乙醇消毒皮肤并脱去表面皮脂，将药膏2g（相当于原药材56g）涂于上述穴位上，用塑料薄膜覆盖后，加胶布固定。每次选用1组穴位，48小时后更换另一组。

3. 穴位注射

【主穴】心俞、厥阴俞。

【操作】患者取俯卧位，用无芯圆珠笔在穴位处标记；穴位局部2.5%碘酊和75%乙醇常规消毒；用5mL注射器配6号针头，抽取丹参注射液2mL，将针与皮肤呈90°刺入约13mm，缓慢转动针尖待有针感后，注射器回抽无血，缓缓注入丹参注射液1mL后出针，棉球按压针孔。另一侧同法操作。治疗隔天1次，心俞和厥阴俞交替进行。10次为1个疗程，共治疗3个疗程。

4. 耳穴压豆

【主穴】心、神门、交感、肾。

【配穴】肝、脾、肺、内分泌。

【操作】以人体信息观察仪的探针刺每个穴后，取王不留行用小块胶布固定在穴位上，令患者每日自行按压5～8次，以每个穴位麻痛为度；每周贴压2次，两耳交替，治疗10次。

5. 推拿疗法

【主穴】心俞、厥阴俞、内关、神门、膻中、曲池、中冲、少冲、大陵等。

【操作】滚法、指揉法、点揉法、拿法、一指禅偏峰推、摩法、搓法等。

（1）患者取坐位，术者先以滚法在背部以心俞、厥阴俞为中心治疗3～5分钟，继以指揉法刺激心俞、厥阴俞各3～5分钟。

（2）患者取仰卧位，术者先以一指禅偏峰推膻中1～3分钟，以掌摩法在心前区治疗5～10分钟。

（3）患者取仰卧位，以指揉法分别刺激内关、神门、大陵穴各1～2分钟，刺激曲池、中冲、少冲穴各1分钟。

（4）患者取仰卧位，以滚法、按揉法沿手厥阴心包经、手少阴心经来回各治疗3～5遍，然后搓上肢各3～5遍，结束治疗。

6. 刮痧疗法

【平时刮治部位】头部：额中带、额旁带（右侧）。背部：督脉——大椎穴至阳穴。膀胱经——双侧厥阴俞至心俞、神堂。胸部：任脉——天突至膻中穴、巨阙穴。上肢：手厥阴心包经——双侧郄门穴至间使穴、内关穴。下肢：足少阴肾经——双侧太溪穴、三阴交；足明阳胃经——足三里穴。

【心绞痛发作时刮治部位】重点刮治至阳穴、双侧心俞穴、膻中穴、双侧内关穴。额中带：额部正中发际内，自神庭穴向下1寸，左右各旁开0.25寸的条带，属督脉。额旁带：额中带外侧、目内眦直上入发际，自眉冲穴向下1寸，左右各旁开0.25寸的条带，属足太阳膀胱经。

第十五节　心律失常

一、临床表现

心律失常是指心脏冲动的频率、节律失去正常活动的规律。当心脏冲动的产生与传导异常时，整个心脏或部分心肌活动过快、过慢、不规则或各部分活动的程序异常，即形成了心律失常。

二、治疗方法

1. 艾灸疗法

【操作】患者取侧卧位或俯卧位，背俞穴取厥阴俞至膈俞段（双侧）。用特制固定器同时点燃2支清艾条，在所取范围往返温和熏灸，艾条与穴位距离以患者能耐受为度，施灸结束时，灸处应皮肤潮红，患者自觉有股温暖之气，由背部向胸部（心脏）部位透散者为良。1次约30分钟，每日1次，10天为1个疗程，疗程间休息5天，共治疗2~4个疗程。

2. 耳穴压豆

【主穴】心、交感、神门、枕、皮质下。

【配穴】因器质性疾病导致心律失常者，加小肠、耳迷根；合并神经衰弱者，加肾；合并内分泌紊乱者，加内分泌；合并高血压者，加耳背沟。

【操作】采用0.40mm×13mm毫针，在所取耳穴处找到敏感点针刺，针刺深度，刺入耳软骨而不刺透。每日治疗1次，每次1侧耳穴，两耳交替。10次为1个疗程。心律恢复正常后，改用耳穴压丸法，巩固疗效。

3. 穴位注射

【主穴】平心穴（经验穴，在手少阴心包经上，腕横纹上3~5寸压痛点）、厥阴俞为第1组，内关、心俞为第2组。

【配穴】气血虚型加足三里，阴虚火旺型加太溪，痰火型加丰隆，血瘀型加血海。

【药物】生脉注射液、丹参注射液。

【操作】主穴每次选择一组，配穴随症加减。用一次性10mL注射器抽取生脉注射液4mL及复方丹参注射液4mL混合均匀，进行针刺，针刺深度以患者产生针感为度，回抽无血时将药物注入1mL，依次在所选穴位针刺注射。2天注射1次，两组穴位交替使用，10次为1个疗程。

4. 穴位敷贴

【药物】自制醋调吴茱萸粉末。

【主穴】双侧内关、心俞。

【操作】将中药吴茱萸研成粉末，置于干燥容器内，每次取适量，醋调，将调好的吴茱萸粉取约2g置于2cm×2cm的胶布上，贴于指定穴位上，每日1次，每次贴敷8小时。

5. 推拿疗法

适用于胸椎小关节紊乱所致心律失常。

【操作】

（1）掌推法：患者取卧位，胸前垫一软枕，两上肢置于身旁，自然放松。医者位于患者左侧，右手掌根按压在患椎棘突，左手放在右手背上，嘱患者做深吸气，在呼气末时，医者手掌（与脊柱呈45°）向前下方推按，听到"咯"声时，手法告毕。

（2）按揉捏脊法：沿竖脊肌及椎旁用拇指向内向下按摩，然后用两手掌呈纵行向上推挤，其余4指提挤耸起皮肤旋转提挤，顺延向下。

（3）膝顶法：此法适用于胸椎上段后关节紊乱。患者端坐低凳上，双手自然垂放，医者双手自患者两肩外侧环抱上胸，双手掌在患者胸骨上端指交叉处相握，嘱患者略后仰背靠医者右膝前，头置于医者右肩，医者上身略前俯，右肩顶住患者椎棘突，在患者深吸气后呼气时，双手用力往后下方压，右膝同时往上顶推，听到"咯"的一声后，手法告毕。

第十六节　肥胖

一、临床表现

肥胖症的临床表现包括肥胖本身的症状和并发症的症状。肥胖症患者因体重增加，可引起下腰痛、关节痛、消化不良和气喘。肥胖症的患者可因体型而引起自卑感、焦虑、抑郁等身心问题。与肥胖症密切相关的一些疾病，如心血管病、高血压、糖尿病等患病率和死亡率也随之增加，肥胖症的并发症有睡眠呼吸暂停综合征、静脉血栓等，并增加麻醉和手术的危险性。肥胖症患者因长期负重易患腰背痛、关节痛，皮肤皱褶处易发生皮炎、破溃，并容易合并化脓菌和真菌感染。

二、治疗方法

1. 艾灸疗法

【主穴】脾虚湿阻型：水分、天枢、关元、丰隆、三阴交；胃热湿蕴型：支沟、内庭、曲池、腹结、三阴交；冲任失调型：关元、带脉、学海、太溪、三阴交。

【操作】患者均应用灸法，用单头灸器，每穴5分钟，自上而下施灸，4周为1个疗程，前2周每周5次，后2周隔日1次，每两个疗程之间间隔1周，进行下1个疗程。

2. 耳穴压豆

【主穴】胃、脾、交感、内分泌、饥点等。

【配穴】嗜睡者加耳穴神门、脑点；便秘者加便秘点、大肠点；血压高者加降压点等。

【操作】选用75%乙醇棉球消毒选定的耳穴，然后用胶布把王不留行贴压在耳穴各点处，每次贴压一侧耳穴，双耳交替进行，每3天更换1次，10次为1个疗程。嘱患者每次饭前按压贴有中药的耳穴，每穴每次按压20～30下，每日3～4次。

3. 推拿疗法

【操作】

（1）找准腹部的任脉经、肾经、胃经、脾经、肝经5条经脉，9条循环线路进行点穴推拿2～3cm。

（2）环摩脐周，以两手掌搓热，趁热以一手掌置于脐上，顺、逆时针，从小到大，从大到小，稍用力摩腹各2～3分钟。

（3）提拿腹肌，以一手提拿中脘穴肌肉组织，另一手提拿气海穴处肌肉组织，提拿时宜面积大，力量深沉。拿起时可加捻压动作，放下时动作应缓慢，反复操作20～30次。

（4）推擦腹部，双掌自胁下向腹部用力推擦，以透热为度。

（5）拿胁肋，双手从胁下向胁肋部肌肉，一拿一放，拿起时亦应加力捻压，并由上向下操作，反复进行20～30次。

（6）分推腹阴阳，用两手4指分置于剑突下，自内向外下方沿季肋下缘分推20～30次。

（7）按揉经络穴位，以一手指按揉上脘、中脘、神阙、气海、关元、天枢等穴各0.5分钟。

前5天每天1次，以后则隔日1次，20次为1个疗程，1个疗程后休息5天后行下1个疗程。一般以治疗2个疗程为度。

4. 刮痧疗法

【药物】生大黄30g，泽泻30g，首乌20g，丹参20g，山楂15g，决明子15g，全瓜蒌20g，白芥子15g。上药加水300mL，浸泡30分钟后，先武火煮沸后改文火慢煎30分钟，去渣取汁。如此反复煎煮3次，取药汁文火浓缩，加入适量的凡士林调匀而成。

【操作】后背刮治脾俞至肾俞，腹部刮治中脘至关元，配合刮梁丘、三阴交两穴。腹部肥大、脂肪堆积者测量腹围。从脐中线向两侧刮拭腹部，另刮治中脘至关元。臀部肥大者测量臀围。刮背俞穴至会阳，另从臀裂向外侧刮拭。腿粗肥者测量腿围。重点沿足阳明胃经刮拭。初次刮拭前，测量必要的数据，如体重、腹围、臀围、腿围等。刮痧前，嘱受术者沐浴清洁，选择合适的体位，并确定治疗部位，尽量暴露。

施术者右手持刮痧板，蘸取清脂液，顺着一个方向刮：一边蘸取介质，一边刮拭，以皮下出现微紫红或黑色斑点、斑块即可。间隔3～5天，再行下次刮痧。直至刮痧部位无明显斑块或斑点时，测取相关数据，评测疗效。

5. 穴位贴敷

【药物】制天南星、三棱、莪术、大黄、冰片。

【主穴】中脘、关元、气海、天枢、水道、大横。

【操作】上述药物研成粉末，按3∶3∶3∶3∶1比例混合均匀，加甘油调成膏状，制成大小1.5cm×1.5cm、厚度约0.3cm药贴，贴于穴位处，用胶布固定，保留6～8小时，由患者自行取下。每日1次。

6. 中药熏蒸

【药物】玉米须、冬瓜皮各40g，茯苓、木瓜各20g，大黄、白芷、益智仁、荷叶、细辛各10g，番泻叶30g。

【操作】每日1次，10次为1个疗程。疗程之间休息5～7天。

第十七节　高脂血症

一、临床表现

高脂血症是由于脂肪代谢或转运异常使血浆中一种或几种脂质高于正常，可表现为高胆固醇血症、高三酰甘油血症或两者兼有。可在相当长时间无症状，其主要表现有两个方面，即脂质在皮内沉积引起黄色瘤以及脂质在血管内皮沉积引起动脉粥样硬化、冠心病、脑血管病和周围血管病。

二、治疗方法

1. 艾灸疗法

【主穴】手三里、足三里、神阙。

【操作】选用华佗牌灸用太乙条在相距穴位皮肤10cm处，在以穴位为中心直径5mm范围内回旋灸，每个穴位灸5分钟，共治疗25分钟。

2. 穴位注射

【主穴】双侧曲池、足三里、三阴交、丰隆。

【操作】选用丹参注射液8mL用0.55mm×40mm针头的5mL一次性注射器给患者注射。局部用75%乙醇消毒后，于相应穴位进针，待酸胀得气后回抽无血，将丹参注射液注入，每穴1mL。隔日1次，10次为1个疗程。

3. 穴位敷贴

【主穴】足三里、丰隆、三阴交、脾俞、中脘。

【药物】麝香20g，沉香65g，冰片15g。

【操作】先把沉香粉碎后，再按配方将其他药材放入研钵内反复研磨，混合均匀后储瓶备用。用时取药粉0.5g放在所选穴位上，用胶布固定。每周敷药3次，一般21天为1个疗程。

4. 耳穴压豆

【主穴】脾、胃、肝、肾、心。

【配穴】脑、降压沟、神门、额、交感等。

【操作】将木香顺气丸置于6mm×6mm大小的胶布上，每次选上述穴位中的6~8个贴压，嘱患者自行按压，使耳郭充血、胀痛，按压力度适中，避免损伤皮肤引起感染。每日按压5次，每次按压5分钟，每3~4天换帖，两耳交替，30天为1个疗程。

5. 拔罐疗法

【操作】沿膀胱经背部第一侧线进行走罐，患者取俯卧位，以凡士林油均匀涂于背部，根据患者体质及耐受程度，取大小合适的玻璃罐，以适当的力度吸附于背部，推动其上下移动，要求在移动过程中患者没有明显疼痛感，上下推动5次，以出现皮下瘀点或瘀斑为度。选取心俞、膈俞、肝俞中一个腧穴，在穴位处观察是否有小络脉扩张或浮于皮肤上，如有则选用三棱针点刺其上；如没有则选用七星针扣刺，中等力度，以出现血珠为度。3个穴位交替选用。

第十八节　甲状腺功能亢进症

一、临床表现

甲状腺功能亢进症简称甲亢，是由多种原因引起甲状腺激素分泌过多所致的一组内分泌疾病。本病多见于女性，男女之比为1：（4~6），各年龄组均可发病，以20~40岁多见。一般起病缓慢，不易确定发病日期，精神刺激为重要诱因。临床表现轻重不一，典型病例常有高代谢症群、甲状腺肿大及突眼症。

1. 高代谢　常有多食、易饥、疲乏无力，怕热多汗、皮肤温暖湿润，尤以手足掌、脸、颈、胸前、腋下等处为多，皮肤红润，平时可有低热，危象时有高热。

2. 甲状腺肿　一般甲状腺左右两叶呈弥漫性、对称性肿大，峡部也肿大呈蝶型。吞咽时上下移动，质软，久病者较韧。也可不对称或有结节。由于甲状腺内血管扩张，血流增多、加速，在颈部腺体上下极常可闻及血管杂音或可扪及震颤，但须与颈静脉血管音相鉴别。极少数甲状腺位于胸骨后纵隔内，则需用同位素或X线方可查明。甲状腺肿大程度与甲状腺亢进症轻重一般无明显关系。

3. 眼症　是甲亢重要症状之一，具有特殊性，分为非浸润性突眼和浸润性突眼两种类型。

（1）浸润性突眼：又称良性突眼，占本病的大多数，一般属双侧对称性，可能由于交感神经兴奋，眼外肌群和上睑肌张力增高所致。临床上表现为：眼裂增宽；少眨眼和凝视；眼球向下看时，因上眼睑后缩而往往不能随眼球下垂；眼向上看时，前额皮肤不能皱；眼球向内侧聚合欠佳。

（2）浸润性突眼：又称内分泌性突眼、眼肌麻痹性突眼或恶性突眼，较少见，但症状较重。患者有畏光、流泪、眼部胀痛、刺痛、异物感，甚而有复视、视野缩小、视力减退。突眼一般在18mm以上。由于眼球高度突出，眼睑不能闭合，结膜和角膜经常暴露，易受外界刺激而发生结膜充血、水肿、角膜炎、角膜溃疡，严重时会引起全眼球炎以致失明。

二、治疗方法

1. 艾灸疗法

【主穴】大杼、风门、肺俞、大椎、身柱、风池。

【操作】分别采用麦粒灸、实按灸方法，每次每穴灸7~10壮，至局部皮肤红晕、药气温热透达深部为度。每日或隔日1次，10次为1个疗程。

2. 耳穴压豆

【主穴】耳穴轮1~6、耳门、内分泌、甲状腺点。

【配穴】心动过速者加心；多汗者加肺、肾；烦躁易怒者加肝、交感；易饥者加胃；口干者加渴点；失眠者加枕；眼突胀者加眼。

【操作】按摩用具为直径约1.5mm的无尖圆头针，将针头对准所取耳穴，每次按摩5秒左右，间隔14天再按摩第2次，以此类推。

第十九节　糖尿病

一、临床表现

糖尿病患者由于胰岛素绝对或相对不足和（或）胰岛素抵抗，摄入的葡萄糖机体不能利用，出现以高血糖为主的一系列代谢紊乱。典型临床表现为多尿、多饮、多食、体重下降，称之为三多一少症状。病程中可发生急性或慢性并发症。

二、治疗方法

1. 艾灸疗法

【主穴】气海、关元、三阴交、阴陵泉、太溪、肾俞、命门、脾俞、中级、复溜、足三里。

【操作】操作时将艾炷置于穴位上点燃，每穴灸治5～10壮，每次选用6个穴，以上各穴交替使用。每日1次，15天为1个疗程。

2. 穴位敷贴

【主穴】肾俞、脾俞、气海。

【药物】丁香、肉桂、细辛、冰片、姜汁。

【方法】贴膏穴位敷贴，3天1次，每周2次，第7天皮肤休息，10次为1个疗程。

3. 耳穴压豆

【主穴】胰胆、内分泌，同时依据患者上、中、下三消的症状，分别加用肺、脾、肾三穴。

【配穴】缘中、肾上腺、交感、渴点、饥点。

【操作】常规消毒耳郭后，以磁珠对准耳穴贴紧并稍加压力，以胶带固定。嘱患者每日自行按压双侧耳穴上的磁珠3次，间隔4小时，每次1～2分钟，以耳部感到酸胀发热为度。每帖压5～10天更换1次。

4. 推拿疗法

【操作】自颈肩、背部、腰臀、腿至足跟滚法反复10次，顺足太阳膀胱经的大杼、肺俞、心俞直至膀胱俞进行推按，顺双下肢膀胱经和少阳经自臀部至足部推按。一指禅推阳谷、太溪、三阴交、肝俞、脾俞、肾俞、胃俞、梁门、天枢、足三里、血海等穴3～5遍，以上手法均治疗10分钟。整脊推拿法如下。

（1）小杠杆整脊法：在胸椎6～11椎关节推按治疗，令患者俯卧或侧卧，术者双手拇指按压两棘突间做前后推按60次。

（2）椎间小关节按法：令患者俯卧位，术者双手拇指放置于棘突旁1.5cm处分别按压左、右侧，推按60次。

（3）左、右斜动按脊法：术者双手拇指放置于棘突侧面进行推按，推按的方向力向对侧倾斜45°，推按60次。

（4）整脊疗法：包括三维立体斜扳法、顶整脊法。三维立体斜扳法：患者侧卧位，髋、膝关节屈曲，下肢伸直，术者立于患者侧面，肘关节置于患者的肩部，中指置于偏歪的棘突，另一前臂肘关节置于髋关节及臀部，两侧臂肘关节相对用力，使上身和臀部做相反方向旋转（肩部旋后，臀部旋前，同时嘱患者尽量放松），用力做稳妥推扳动作，此刻往往可听到清脆的弹响声。

（5）顶法：患者取坐位，双手抱住颈部，术者立于患者后方，用膝关节顶住胸椎棘突间，双手分别握住患者双侧肩部，前顶、后拉同时用力，听到清脆的弹响声，手法结束。每天治疗1次，治疗30天。

第二十节　糖尿病周围神经病变

一、临床表现

临床上先出现肢端感觉异常，分布如袜子或手套状，伴麻木、针刺、灼热或如踏棉垫感，有时伴痛觉过敏。随后有肢体痛，呈隐痛、刺痛或烧灼样痛，夜间及寒冷季节加重。后期可有运动神经受累，出现肌张力减弱、肌力减弱以致肌萎缩或瘫痪。

二、治疗方法

1. 艾灸疗法

【主穴】肾俞、脾俞、足三里、涌泉。

【配穴】上肢麻木、疼痛者加曲池、外关，下肢麻木、疼痛较甚者加三阴交、太虚。

【操作】取艾条1根，将艾条的一端点燃，对准施灸部位（穴位处），距15～25mm进行熏灸，使患者局部有温热感而无灼痛，至皮肤稍起红晕为度。对于知觉减退的患者，施灸者可将食、中两指置于施灸部位两侧来测知局部受热程度，以便随时调节施灸距离，掌握施灸时间，防止烫伤。肾俞、脾俞每穴灸8～10分钟；其余各穴每穴灸3～5分钟。施灸的次序及体位：先灸背部脾俞、肾俞，后四肢穴位，由上及下。体位或坐或卧，皆需平直。点定穴位后，不能变动体位及姿势。隔日治疗1次，10次为1个疗程，休息2天再进行下1个疗程。

2. 穴位注射

【主穴】双侧足三里

【操作】采用穴位注射复方当归注射液疗法，用5mL注射器抽取复方当归注射液（成分为当归、川芎、红花）2mL，每侧穴位注射1mL，隔日1次，10次为1个疗程。

3. 推拿疗法

【主穴】脾俞、胃俞、足三里、血海、阳陵泉、地机、三阴交、悬钟、太溪、解溪及八风。

【操作】患者取仰卧位，施用疏肝开胸顺气法，以玄门为主，点三脘，开四门，提拿足三阴，按揉血海、梁丘，点按足三里、三阴交，掐拿八风，患者取仰卧位，揉滚背俞穴，以脾俞、胃俞及肾俞为主，掐拿八风。以上推拿治疗，每日1次。

4. 足穴推拿

【操作】采用全足按摩、重点加强的方法。重点推拿垂体、肾、肾上腺、胰腺、胃、十二指肠、脾等反射区和涌泉、三阴交、太冲、足三里、承山等穴位。以上操作20分钟，双足共40分钟。每天1次。

5. 足浴疗法

【药物】透骨草、威灵仙、苏木各30g，桂枝20g，红花、伸筋草、木瓜、王不留行各30g，艾叶20g。

【操作】将通络洗方原方1付加水淹没并浸泡30分钟后，武火煎沸20分钟，滤取药汁300mL，加盖静置使水温降至36～38℃，嘱患者将双足放入药液中浸泡，每次30分钟，每日2次。

第二十一节　痛风性关节炎

一、临床表现

常午夜起病，因疼痛而惊醒，突然发作，下肢远端单一关节红、肿、热、痛和功能障碍，最常见为拇指及第一跖趾关节，其次依序为踝、膝、腕、指、肘等关节，患者有发热，血白细胞增高，血沉增快，给予秋水仙碱治疗后，关节炎症可以迅速缓解，有特殊治疗效果。初次发作常呈自限性，一般经1～2天或多至几周后可自行缓解，此时受累关节局部皮肤出现脱屑和瘙痒，为本病特有的症状，但非经常出现。伴高血尿酸症，关节液白细胞内有尿酸盐结晶或痛风石针吸活检有尿酸盐结晶，是确诊本病的依据。急性期缓解后，患者全无症状，称为间歇期。此期可持续数月或数年，少数患者仅有一次单关节炎，以后不再发作，但大多数患者在一年以内复发。有的患者急性期症状轻微未被注意，待出现关节畸形后被发现。受寒、劳累、饮酒、高蛋白、高嘌呤饮食或穿紧鞋、外伤、手术、感染等为常见的发病诱因。

二、治疗方法

1. 艾灸疗法

【主穴】阿是穴（红肿热痛最明显处）、双侧小肠俞、足三里、丰隆。

【操作】以百合与冰片按10∶1的比例用饴糖制成1.5mm厚药饼；将药饼覆盖于上述穴位，并把灸炷置于饼上燃烧，以不灼伤皮肤为度。每次3壮，2天1次，10次为1个疗程。疗程间休息1周。

2. 中药贴敷

【药物】大黄2份，侧柏叶2份，黄檗1份，泽兰1份，薄荷1份。

【操作】按比例制成粉剂，以医用凡士林为基质，倒入适量双柏散，搅拌而成双柏膏。将药膏平摊在棉垫上，敷于患处，每天1次，5天为1个疗程。

3. 中药熏洗

【药物】天麻15g，红花10g，川牛膝30g，豨莶草50g，伤筋草30g，土茯苓30g。

【操作】每日1剂，加水煎煮2次，每次30分钟，合并滤液，与开水同入桶中，先熏蒸后泡洗，早、晚各1次，每次45分钟，连续治疗1周。

4. 穴位注射

【主穴】外关、合谷、八邪、足三里、阳陵泉、昆仑、照海、八风、阿是穴。

【操作】穴位局部常规消毒后，用5mL注射器抽取正清风痛宁药液，快速刺入穴位一定深度，以产生酸麻胀感（不必强求）为佳。回抽无血即可注药，每日1次，每次用药100mg（2支）。每次选2～4穴，每穴注药约0.5mL左右。（注意事项：首次注射药量为50mg，观察无过敏反应方可继续注射）。10次为1个疗程，共治疗3个疗程。

5. 刮痧疗法

【操作】采用牛角刮痧板及广西壮族地区特产的生山茶油；刮痧部位以背部为主，局部为辅。患者取俯卧或坐位，暴露背部和患处，在刮拭部位涂上刮痧油，以均匀的力度按照由上到下，由轻到重，先中间后两边（脊柱及华佗夹脊穴）反复刮拭，以局部出现痧斑、痧疹或灼热感为度。

第二十二节　类风湿关节炎

一、临床表现

以缓慢而隐匿的方式起病，在出现明显关节症状前有数周的低热、乏力、全身不适、体重下降等症状，以后逐渐出现典型关节症状。少数则有较急剧的起病，在数天内出现多个关节症状。

1. 晨僵　病变的关节在夜间或日间静止不动后出现较长时间（至少1小时）的僵硬，如胶粘着样的感觉。出现在95%以上的患者。晨僵持续时间和关节炎症的程度成正比，它常作为本病活动指标之一。

2. 关节痛与压痛　关节痛往往是最早的症状，最常出现的部位为腕、掌指关节、近端指间关节，其次是足趾、膝、踝、肘、肩等关节。多呈对称性和持续性，但时轻时重。疼痛的关节往往伴有压痛。受累关节的皮肤出现褐色色素沉着。

3. 关节肿　多因关节腔内积液或关节软组织炎症引起。病情较长者可因滑膜慢性炎症后的肥厚而引起肿胀。受累的关节均可肿，常见的部位为腕、掌指关节、近端指间关节、膝等关节，亦多呈对称性。

4. 关节畸形　多见于较晚期患者。因滑膜炎的绒毛破坏了软骨和软骨下的骨质结构构成关节纤维性或骨性强直，又因关节周围的肌腱、韧带受损使关节不能保持在正常位置，出现手指关节的半脱位如尺侧偏斜、屈曲畸形、天鹅颈样畸形等。关节周围肌肉萎缩、痉挛则使畸形更为严重。

二、治疗方法

1. 艾灸疗法

【主穴】膈俞、血海、肾俞、关元、足三里、阴陵泉。

【配穴】肩部取肩贞、肩髃，肘部取曲池、尺泽，腕部取外关、阳池、阳溪，手部取合谷、八邪，股部取环跳、风市，膝部取膝眼、鹤顶、阳陵泉，踝部取昆仑、中脉、照海、太溪、三阴交，足部取太冲、八风及各部位相应阿是穴。

【操作】艾条温和灸穴位及相应阿是穴5～15分钟，以局部皮肤红晕透热为度。

2. 穴位注射

【主穴】曲池、足三里。

【配穴】手指关节取八邪、后溪；腕关节取外关、阳溪；肘关节取尺泽、天井；肩关节取肩三针；膝关节取膝眼、阳陵泉；踝关节取照海、太溪；指关节取八风。

【操作】严格无菌操作，用6～7号针头刺入所选穴位，提插得气后，回抽无血，再将药液缓慢注入。八风、八邪注入0.5～1.0mL，其余每穴注入2～4mL。每天1次，10天为1个疗程。2个疗程中间休息3天。

3. 中药外敷

【药物】大黄2份，侧柏叶2份，黄檗1份，泽兰1份，薄荷1份，按比例制成散剂。

【操作】将双柏散粉末倒入碗内，加入适量的蜂蜜和水，调成糊状。用生理盐水棉球擦洗患处皮肤，将调好的药物平摊在"舒适妥"胶布上，薄厚适中（过厚浪费药物，过薄影响药物的治疗效果），然后放入微波炉中加热1分钟，立即敷在患处。

4. 中药熏蒸

【药物】根据疾病辨证寒热不同，分为熏蒸1号方和2号方，四肢熏蒸采用1号方

（羌活、独活、防风、桂枝、细辛、川芎、海风藤、徐长卿、姜黄、苏木、冰片等），以祛风除湿、温经散寒、活血通络；而颈肩腰背熏蒸采用熏2号（羌活、独活、桂枝、川乌、草乌、姜黄、千年健、威灵仙、杜仲、续断、牛膝、冰片），以温补肾阳、强壮筋骨为主。

【操作】熏蒸时将熏蒸1号或2号方药装入纱布袋中，放入熏蒸治疗仪药箱内煮沸，蒸汽温度设置在55℃左右，淋洗的药液在48℃左右时即可治疗。患者将肢体、肩颈及腰背部皮肤暴露，即取坐位将患肢伸入治疗仪器中，在熏蒸的同时，间断喷出药物进行淋洗；取卧位暴露肩颈及腰背部关节患处进行治疗。每次20分钟，每天1次，20次为1个疗程。

5. 推拿疗法

【操作】

（1）上肢：

1）医者站于一侧，一脚踩在凳子上，将患肢搁在大腿上，用法于手臂内、外侧施治，从腕部至肩部上下往返，关节僵直者同时适当配合关节的被动活动。

2）从肩部到腕部，上下往返用拿法，重点在肩、肘、腕部配合按揉肩髃、肩贞、曲池、尺泽、手三里、合谷、阳池、大陵。

3）医者坐于前侧，捻揉腕部及各掌指和指间关节，同时给予适当摇法，然后摇肩、肘关节，搓上肢4～5次。

（2）下肢：

1）患者取仰卧位，医者站于旁，用法施于大腿前部及内侧，向下至小腿外侧，沿足三里、阳陵泉穴向下至踝部，同时配合髋关节的外展、外旋被动活动。

2）在膝关节周围用揉法治疗，同时配合揉擦膝眼。

3）在踝关节周围及足背用滚法治疗，同时配合踝关节屈伸及内、外翻活动再捻摇足趾和踝关节。然后拿委中，自小腿后侧向下到跟腱4～5次施拿法。最后搓下肢，自大腿至小腿，不论上肢或下肢，病变较重关节，均加用擦法和热敷。一般视病情隔日按摩1次，重者每日按摩1次，15天为1个疗程。

6. 刮痧疗法

【操作】

病变部位在上肢关节：

（1）刮手阳明大肠经：由曲池穴处沿前臂后外侧，经手三里、阳溪、合谷、二间等穴，刮至食指端的商阳穴处。

（2）刮手少阳三焦经：由天井穴处沿前臂后侧正中向下经支沟、外关、阳池等穴，刮至指端。

（3）刮手厥阴心包经：由曲泽穴处沿前臂前侧正中经内关、大陵、劳宫等穴，刮至中指端的中冲穴处。

（4）沿病变关节呈离心方向刮。

病变部位在下肢关节：

（1）刮足阳明胃经：由梁丘穴处沿下肢外侧向下经犊鼻、足三里、条口、解溪等穴，顺脚背刮至内庭穴处。

（2）刮足太阳膀胱经：由委中穴处沿下肢的后侧正中向下经承山、昆仑等穴，刮至小指端。

（3）刮足三阴经：由阳陵泉、曲泉穴处沿小腿内侧经地机、三阴交、太溪等穴，刮至隐白穴处。

（4）沿病变关节呈离心方向刮。

病变部位在脊柱：

（1）刮督脉：由风府穴处沿脊柱正中向下经大椎、身柱、至阳、命门、腰阳关等穴，刮至腰俞穴处。

（2）刮足太阳膀胱经：由天柱穴处沿脊柱两侧向下经大杼、风门、膈俞、肝俞、关元俞等穴，刮至次髎穴处。

7. 拔罐疗法

【操作】拔罐的穴位多取背俞穴及膝关节、肩关节局部穴位为主。皮肤、罐具常规消毒，根据拔罐部位选择大小适当的玻璃罐，留罐时间1小时。根据起疱情况，取下罐时用针刺破水疱，用消毒棉擦干，外科常规处理，用消毒纱布盖好出水处即可，不必特殊处理，第2次更换穴位，每次拔3～5穴，交替进行。1天1次，连续拔10天，休息2天。

8. 耳穴压豆

【主穴】指、腕、肩、肘、肩关节、踝、膝、颈、骶腰椎、胸椎、颈椎、上耳背、中耳背、下耳背。

【操作】耳郭常规消毒，找准穴位，取中药王不留行，用0.5cm×0.5cm胶布粘贴于耳穴上，并适当加压。根据病变部位每次取穴4～5个，两耳交替，隔日换帖1次，每日按压耳穴3次，每次持续20分钟，按压时活动病变关节。

第二十三节　强直性脊柱炎

一、临床表现

起病大多数缓慢而隐匿，男性多见，且一般较女性严重。发病年龄多在10～40岁，以20～30岁为高峰。早期症状常为腰骶痛或不适、晨僵等。也可表现为臀部、腹股沟酸痛或不适，症状可由下肢放射而类似"坐骨神经痛"。少数患者可以颈、胸痛为首发表现。症状在静止、休息时反而加重，活动后可以缓解。夜间腰痛可影响睡眠，严重者可在睡眠中痛醒，须下床活动后方能重新入睡。约半数患者以下肢大关节如髋、膝、踝关节炎症为首发症状。常为非对称性、反复发作与缓解，较少表现为持续性和破坏性，为区别于类风湿关节炎的特点。典型表现为腰背痛、晨僵、腰椎各方向活动受限和胸廓活动度减少。随着病情进展，整个脊柱可自上而下发生强直。

二、治疗方法

1. 艾灸疗法

【操作】患者取俯卧位，充分暴露脊柱及两侧，消毒脊柱及两侧的皮肤，用消毒的七星针垂直叩刺皮肤，使其有明显充血、潮红，但不出血为度，然后在脊柱及两侧撒上薄薄的一层中药粉末（药物组成：麝香、马钱子、川芎、当归、淫羊藿、雷公藤等），在其上铺两层纱布，上面放约1.5cm厚的捣碎的生姜，再放上艾绒，然后点燃艾绒，让其自然燃烧，待无火后，去掉艾灰。换2次艾绒。热度以患者能忍受为度，若太热，可轻轻上提纱布并移动。每日1次，连续治疗7次为1个疗程，10天后再治疗7次。

2. 穴位敷贴

【主穴】

（1）督脉穴位：大椎、至阳、筋缩、命门、腰阳关。

（2）膀胱经第1侧线穴位：大杼、膈俞、肾俞。

（3）膀胱经第2侧线穴位：膏肓、志室、秩边。

（4）阿是穴。

【药物】乳香、没药、皂角刺、白芥子、川乌、草乌、威灵仙、透骨草、穿山甲、吴茱萸。共研细末，密封保存。

【操作】用高纯度白酒将药粉和为糊状。先用热醋敷贴穴位30分钟，然后每穴贴花生米大小药糊1块，胶布固定，12小时后去掉。第1、第4组穴每次必贴，第2、第3组穴斟酌选用。每日1次，10次为1个疗程。疗程间休息5天。

3. 穴位注射

【主穴】风池、大椎、身柱、腰阳关、环跳、秩边、足三里、悬钟、太溪。

【操作】注射用药骨肽针4mL，每次3～6个穴位，注射部位常规消毒，采用5mL一次性注射器，5号针头，快速进针，得气（酸胀麻沉）后回抽无血方可将药液注入，15次为1个疗程，疗程间休息5天，继续下1疗程。

4. 中药熏洗

【药物】当归20g，川芎20g，独活25g，狗脊20g，木瓜20g，杜仲30g，伸筋草30g，川椒30g，制乳香20g，制没药20g。

【操作】使用时将药用纱布包好后放入大号砂锅内，加水300mL，浸泡30分钟，武火烧开，文火煎20分钟后将药倒入熏洗床的贮槽内，加入食醋100mL。令患者暴露其脊柱及骶髂部周围，仰卧于床上，并盖上棉被保温熏蒸，待药物不烫手时，用棉布擦洗患者，边洗边按摩，使药力充分到达患处。每次熏洗40分钟左右，也可根据患者体质情况适当调整，熏洗时勿令感受风寒。每日熏洗2次，每剂洗2天，15天为1个疗程。

5. 推拿疗法

预备手法：患者取俯卧位，解除腰带、全身放松，术者位于床边，用滚法自颈肩、胸背、腰臀、腿至足反复10次，主要使组织放松和温通足太阳膀胱经脉，再用左右拇指分别置于脊柱两侧，顺足太阳膀胱经的大杼、肺俞、心俞直至膀胱俞进行推按，顺双下肢膀胱经和少阳经自臀部至足跟推按。一指禅推大椎、命门、肾俞、腰俞、腰阳关、肝俞、脾俞、膀胱俞、四穴、环跳、承扶、殷门、委中、阳陵泉、承山、昆仑等穴3~5遍，一呼一吸为一息，以上手法要10分钟的治疗前准备，使局部肌膜放松，有利于推拿整脊平衡治疗。

推拿整脊平衡手法：采取脊柱生物力学的被动运动法。其方法：①脊柱前后运动法：令患者俯卧或侧卧，术者双手拇指按压两棘突间做前后运动200次。②棘突左右侧运动法：令患者俯卧位，术者双手拇指置于棘突的左右旁侧，向对侧推动200次。③棘突左、右斜45°运动法：术者双手拇指置于棘突旁侧，用力方向向对侧呈45°角推动，200次／天。

脊柱小关节前后运动法：术者双手拇指按压棘突旁小关节，力的方向向腹侧直线进行，起伏按压200次。治疗顺序为自上而下，上自寰椎下止骶椎，每个运动节进行手法调整平衡，运动频率以60次／分钟为宜，手法中应在肩、肘、腕关节放松空虚行起伏性按压局部，动作要柔和轻巧，手到心会，由轻到重，逐渐用力，达到局部力学平衡的治疗作用，每20次为1个疗程。

6. 刮痧疗法

【刮痧部位】

（1）近取范围：患者背部以脊柱为中心的病变区域，即以X线提示的脊柱病变最高位置为上限，以骶部为下限，两侧腋后线之间的范围。

（2）远取部位：双侧涌泉穴。

【操作】

（1）患者俯卧在治疗床上，显露背部，全身放松。

（2）术者确定刮痧范围，在相应部位涂上一层自制"舒筋活络油"，并轻松按摩穴位，放松有关肌肉组织。

（3）术者用消毒刮板在皮肤上以45°的倾斜角，沿着一定方向进行按摩，一般自上而下，由内到外，依次顺刮；其接触面应尽可能拉大、拉长，非平面部位可用棱角刮摩。操作中依据病情、病变特点，灵活运用点、线、面的结合，针对性刮摩重点部位。

（4）刮摩力度以患者体质、胖瘦、病程及对疼痛的耐受程度而确定。一般胖者，病程长着重刮，反之，则轻刮。但用力应均匀，始终如一。

（5）术者应全神贯注，意念作用于手指，将自身正气通过刮具传达到皮肤，并与刮摩力相和，借助刮具快慢节奏变化，实施补泻手法。

（6）刮摩背部同时，交替对双侧涌泉穴者进行强力刮拭。

（7）每个部位刮拭3～5分钟，30～50次为宜，直至出现紫红色斑块，示体表出痧。刮摩完毕，嘱患者饮用大量热茵陈赤小豆汤，而使其周身汗出。

（8）7天1次，治疗4次为1个疗程。

第二十四节　风湿性关节炎

一、临床表现

风湿性关节炎属祖国医学中的"痹症"，其临床表现是肌肉关节疼痛剧烈、麻木，有冷感，反复发作，遇冷加剧，朝轻暮重，呈渐进性病变，性质偏寒，病名为"痛痹"。

二、治疗方法

1. 穴位注射

【主穴】可选大杼、肾俞、足三里、三阴交为主穴。根据不同部位的关节肿痛，再取配穴。如指关节肿痛取八邪；腕关节肿痛取阳溪、大陵；肘关节痛取尺泽；肩关节痛取肩髎；髋关节痛取风市；膝关节痛取膝眼。

【操作】用一次性2mL的消毒注射器，口腔科用的5号针头。抽取20%当归注射液2mL，穴位选定后，在局部先用75%乙醇消毒皮肤，然后将抽好药液的注射器针头在穴位上迅速刺入皮下。通过皮下后，针尖应保持一定方向，慢慢深入，当患者有酸胀等感觉时，可将针芯回抽一下，看看有无回血，如有回血，就要把针头退出一些，或再刺深一些，或略改变一下针头的角度，待无回血后，方可注入药液。一般每个穴位可注射药液0.5～2mL，注完后迅速拔针，无须留针，同时用消毒棉球按压针孔以防出血。穴位注射过程中，注意勿将药物注入关节腔内。一般每次取2～8个穴，隔日注射1次，10次为1个疗程，根据病情，可进行几个疗程。2个疗程之间，间歇1～2周，这样疗效会更好些。每个疗程最好固定注射几个穴位。

2. 艾叶浴

【操作】取新鲜艾叶30～50g，在澡盆中用沸水冲泡5～10分钟，取出艾叶加水调至适宜水温即可沐浴。此法对风湿疼痛有很好的缓解作用。

3. 穴位贴敷

【药物】白芥子、细辛、延胡索、姜黄、透骨草、红花等组成。

【穴位】天突、大椎、风门、肺俞、膏肓、脾俞、肾俞、足三里。

【操作】将中药研末、姜汁调配，取适量均匀放在医用纱布上，将1元硬币大小和厚度的药膏，按穴位贴敷后用胶布固定，每次贴敷40分钟~4.5小时；急性者每日1次，慢性者每3日1次，3次为1个疗程。

4. 中药熏洗

【药物】红花30g，当归20g，乳香20g，没药20g，羌活20g，独活30g，防风20g，大黄20g，黄檗15g，川芎20g，秦艽20g，牛膝15g。

【操作】以上诸药用3000mL水煎至沸腾后15分钟，倒出药液，趁热用药液蒸发的水汽熏蒸膝关节，以患者耐受为度，待其温度降低至50℃左右时，用毛巾在药液中浸湿后用力擦洗膝关节，范围包括膝关节上下20cm。如此反复擦洗至药液低于30℃，把药液再次加入后，重复熏洗，每次熏洗30分钟。

第二十五节　特发性面神经麻痹

一、临床表现

特发性面神经麻痹是茎乳孔内面神经非特异性炎症导致的周围性面瘫。本病可发生于任何年龄，男性偏多。通常急性起病，症状可于数小时或1~3天内达到高峰，起病可伴麻痹侧乳突区、耳下或下颌角疼痛。患侧表情肌瘫痪，可见额纹消失，不能皱眉蹙额，眼裂变大，不能闭合或闭合不全；闭眼时眼球向上外方转动，显露白色巩膜，称为BELL征；鼻唇沟变浅，口角下垂，示齿时口角偏向健侧；口轮匝肌瘫痪使鼓腮和吹口哨漏气；颊肌瘫痪可是食物滞留于病侧齿颊之间。

二、治疗方法

1. 艾灸疗法

【主穴】患侧的颊车、地仓、迎香、合谷、太冲。

【配穴】如有露睛流泪加阳白穴，耳后、耳下及面部疼痛加翳风穴。

【操作】放上一块约1mm厚的老姜片，然后点燃艾条，在老姜片上温灸，温度以患者能忍受为度，轮流温灸各个穴位，治疗大约15分钟，每天治疗2次。

2. 穴位注射

【主穴】患侧听宫、翳风、率谷。

【操作】备10mL注射器抽吸维生素B_{12} 0.5mg／mL，地塞米松2.5mg，2%利多卡因2mL，生理盐水5mL，经皮肤常规消毒后，将针头与皮肤呈15°角进针，并分别向地仓、颊车、角孙透刺，当患者出现酸、麻、痛感时，抽吸无回血后将2mL药液缓慢注入各穴，出针后，嘱患者伏案休息5分钟。隔日1次，4次为1个疗程。

3. 推拿疗法

【主穴】太阳、牵正、头维、四白、风池、攒竹、地仓、太冲。

【配穴】鼻唇沟平坦配迎香，人中沟歪斜配水沟，颏唇沟歪斜配承浆，温经散寒，配足三里。

【操作】对于风寒型与风湿型以温浊为大法，常用的手法有按摩法，点、按、揉法，按揉法，拿捏法。对于风热与风痰两型以清浊为主，常用提拿、推揪等手法。在头面穴施用手法的同时，还应注意体穴配合治疗。温经当自下而上推督脉经穴，以补发阳气；按揉足三里，点按揉阳陵泉、太冲，可泄其热；按压丰隆，三阴交，可助化痰散结。自上而下推督脉经穴可泄其热。风寒型和风湿型用补法，风热与风痰用泻法。

4. 穴位敷贴

【药物】将天牛虫烘干研细粉备用，选干净黄连、当归、川芎各500g，加香油（亦可用茶油或花生油）2500mL，用文火煎枯去渣，加黄丹250g，制成黑药膏，将天牛虫粉0.1mg放入药膏中央即成。

【主穴】患侧听会、翳风、下关、健侧合谷。

【配穴】患侧颊车、大椎、太阳。

【操作】一般选2个主穴，1个配穴，配穴视病情加减，将药膏加温溶化，每个穴位贴1张，每5天更换药膏1次，总疗程不超过30天。

5. 中药熏洗

【药物】红花9g，生艾叶15g，五加皮15g，白矾9g，黄丹6g，伸筋草30g，桑枝30g，透骨草15g，秦艽12g，制川乌9g，制草乌9g，白附子9g，独活12g，赤芍15g，花椒12g。

【操作】取一剂用食醋拌至湿为止，装入10cm×10cm的纱布袋中，放在锅里蒸20分钟后，先用热气熏蒸患侧面部，待袋温降低后，直接热敷于面部患侧15～30分钟。

第二十六节　三叉神经痛

一、临床表现

表现为历时短暂的电击样、刀割样或撕裂样剧痛，每次数秒至1～2分钟，突发突止，通常无预兆，间歇期完全正常。疼痛以面颊、上下颌及舌部最明显，轻触鼻翼、颊部和舌可以诱发，成为扳机点。洗脸、刷牙易诱发第2支发作，咀嚼、哈欠和讲话诱发第2支发作，以致患者不敢洗脸、进食，表现面色憔悴和情绪低落。

二、治疗方法

1. 穴位敷贴

【药物】川芎、白芷、石膏各等量，细辛量减半，上述药研细末备用。

【操作】取患侧下关穴，第1支痛着加太阳穴。贴敷前局部皮肤常规消毒，取药末10g，用温开水或白酒调成糊状敷于穴位，外用关节止痛膏固定，对皮肤过敏者换用疾宁固定。每日贴14～16小时，间隔6～8小时换药再贴。

2. 穴位注射

【主穴】间使、曲池。注射液用复方当归注射液4mL。

【配穴】听宫、下关、太阳、鱼腰、四白、阿是穴（扳机点）。注射液用野木瓜注射液或乙酰谷酰胺注射液4mL。

【操作】患者取仰卧位，患侧穴位常规消毒，选用牙科专用5mL注射器，将药吸入，直刺或斜刺，针下得气有麻胀感回抽无血，注入药液，主穴每穴1～2mL，配穴0.5mL。实证重刺激量，虚证轻刺激量。隔日1次，10次为1个疗程。

3. 耳穴压豆

【主穴】患侧面颊、额、上颌、神门。

【操作】用0.5cm×0.5cm的橡皮膏将王不留行贴压于所选的耳穴上，嘱患者每日按压3～5次，每穴3分钟，两耳轮换，3天换帖1次，疗程间隔3天。

4. 推拿疗法

【主穴】第1支痛者，穴取听宫、头维、攒竹；第2支痛者，穴取听宫、上关、巨髎；第3支痛者，穴取下关、颊车、大迎。

【操作】患者取坐位，身体自然放松，医者站于患者病侧，面对患者，左手轻托患者头颈部，右手以拇指螺纹面或偏峰着力于所取穴位，手腕放松、沉肩、垂肘、悬腕、肘关节略低于腕关节，以肘为支点，顺时针方向，前臂做主动摆动并带动腕部摆动，腕部摆动时，尺侧低于桡侧用力持续地作用于治疗部位上。压力和频率及摆动幅度要均匀，力度由轻渐重，再由重渐轻，以患者感觉酸胀且能忍受为度，频率维持在120～160次／分钟。每个穴位作用时间为7～8分钟，做到对正病位，持久运力，轻而不浮，重而不滞，连贯协调，轻重适度，动作舒展。

5. 刺血拔罐

【操作】嘱患者反坐在靠背椅上，露出背部皮肤，术者先在其背部胸1～2范围内寻找阳性反应点。反应点一般隆起如粟粒状，呈粉红或紫红色；或呈卵圆形，散在发生，不高出皮肤。根据病情轻重，可找出5～8个反应点，局部皮肤常规消毒后，用三棱针对准反应点垂直刺入2～5mm，迅速出针；随后用闪火法于点刺局部拔罐，拔出3～5mm黑血，10分钟左右去罐，消毒针孔，用小纱布块盖住针孔。每天治疗1次，每次治疗重新选取反应点，刺后不按不揉，3～5天为1个疗程。

6. 刮痧疗法

【操作】采用背部自大椎穴水平至肋弓后缘水平范围。先用石蜡均匀涂抹，再用牛角刮痧片，由上至下单返，先内后外侧顺序刮治。以出现大片皮肤紫红或青黑瘀点且患者可忍受为度，隔日1次。

第二十七节　面肌痉挛

一、临床表现

面肌痉挛是一侧面部不自主痉挛性抽动。多在中年以后发病，女性多见。开始多为眼轮匝肌间歇性轻微颤搐，逐渐扩散至同侧其他面肌，如口角肌肉，严重者累及颈阔肌。抽动逐渐加重，可因精神紧张、疲劳和自主运动加剧，入睡后停止。

二、治疗方法

1. 艾灸疗法

【操作】

（1）温和灸：让患者平卧床上，医师点燃艾条的一端，沿患侧面神经5个分支走行方向，距皮肤2～3cm，往返熏灸，以使患者局部皮肤有温热和舒适感为度。施灸时间20分钟。

（2）雀啄灸：温和灸后，重点在心俞、脾俞、肝俞、双侧合谷和双侧足三里穴位行雀啄灸，每穴2～3分钟，至皮肤出现红晕为度。

每日治疗2次。10天为1个疗程。

2. 穴位注射

【主穴】四白、翳风和完骨。

【配穴】太阳、颧髎、下关、地仓。

【操作】根据痉挛部位，每次选用2个主穴，1个配穴，共3个穴位进行穴位注射。先用带5mL针头的一次性注射器抽取利多卡因注射液3mL分注3个穴位，然后抽取地西泮注射液2mL（10mg）分别注入上述穴位。

3. 耳穴压豆

【主穴】眼、面颊、口、神门。

【配穴】心、脾、肝、皮质下。

【操作】将洗净的王不留行1粒，置于0.25cm×0.25cm的正方形胶布上备用。患者取坐位，耳郭用酒精棉球消毒后，将准备好的胶布贴于所选取穴位上。用拇指、食指对压耳穴，手法由轻到重按压，使之产生酸、麻、胀、痛感。如耳郭出现发热，效果更佳。每穴按压3～5分钟，3次／天，隔天换压另一侧耳穴，10次为1个疗程。

4. 推拿疗法

【操作】患者取仰卧位，用双手掌左右分推前额正中线、鼻两旁，然后至额部、颞部和整个面部，以患侧为主用大鱼际推揉10～15次。同上面治疗姿势，双目微闭，术者双手拇指推揉沿睛明、鱼腰、瞳子髎、四白，在眼眶周围往返治疗15～20遍，在每个穴位停留20秒左右，再沿百会、印堂、人中、地仓、承浆往返治疗5～10遍，在每穴位停留20秒左右。同上面治疗姿势，用点按法重点刺激合谷、太溪、三阴交、太冲、阳陵泉等，每穴约1分钟。患者取坐位，拿风池穴约2分钟，然后在风池至大椎拿约3分钟，最后拿肩井穴2分钟。

5. 药物熏蒸

【药物】桂枝10g，玫瑰花10g，附子10g，樟脑10g。

【操作】将待用的药物粉末置于蒸汽喷雾机中，开机，患者坐于喷雾机正前方，距离喷雾机约25cm即可（也可以用热水瓶代替喷雾器，方法：将配方药物煮10分钟，然后将5～6层纱布浸泡在配方药物中1分钟，把装有70～80℃热水的水瓶盖打开，将纱布盖住瓶口，患者患侧颜面距离瓶口约5cm即可。如果温度太高可调节距离）。蒸汽熏蒸时间每次为5～8分钟。

第二十八节　偏头痛

一、临床表现

典型偏头痛发作前出现短暂的神经症状即先兆，最常见为视觉先兆，特别视野缺损、暗点、闪光，逐渐增大向周围扩散，以及视物变形和物体颜色改变等；其次为躯体感觉先兆，如一侧肢体或面部麻木、感觉异常等；先兆持续数分钟至1小时，复杂性偏头痛先兆持续时间较长。伴先兆症状同时或随后出现一侧颞部或眶后搏动性头痛，也可为全头痛、单或双侧额部头痛及不常见的枕部头痛等，常伴恶心、呕吐、畏光或畏声、易激惹、气味恐怖及疲劳感等，可见颞动脉突出，头颈部活动使头痛加重，睡眠后减轻。大多数患者头痛发作时间为2小时至1天，儿童持续2～8小时。头痛频率不定，50%以上的患者每周发作不超过1次。头痛消退后常有疲劳、倦怠、无力和食欲缺乏等，1～2天即可好转。

二、治疗方法

1. 艾灸疗法

【主穴】风池、天柱、阿是穴。

【操作】温和灸：点燃艾条的一端，沿督脉、患侧足太阳膀胱经、患侧组少阳胆经走行方向，距皮肤2~3cm，往返熏灸，以使患者局部有温热和舒适感为度。施灸时间15~20分钟。雀啄灸：温和灸后，重点在风池、天柱、阿是穴等穴位行雀啄灸，每穴3~5分钟，至皮肤出现红晕为度。每日治疗1次，连续治疗2周。

2. 穴位敷贴

【操作】川乌、白附子、生南星、川芎、细辛、樟脑、冰片各等份研碎为末，过120目筛制成，使用时取其粉末适量，以蜂蜜调成糊状，置于直径约1.5cm的胶布上，将药物连同胶布一起贴于两侧的太阳穴，每次贴敷6~8小时，每日1次，5次为1个疗程，疼痛停止后继续巩固治疗1个疗程。

3. 穴位注射

【主穴】丝竹空透率谷、风池、太阳、阿是穴。

【操作】用注射器抽取川芎嗪6mL，常规消毒穴位后，用5号牙科针尖由丝竹空刺入，进入皮下后，缓慢向率谷透刺，得气后回抽无血，边推药液边退针，推注药液3mL，拔针后压迫止血2分钟。然后缓慢刺入风池穴0.8~1.2寸，针尖向鼻尖方向，平补平泻，以出现向太阳穴放射的针感或局部得气为度，回抽无血推注药液3mL，拔针后压迫止血2分钟。一侧头痛取患侧，两侧头痛双侧交替取穴，痛处不在两侧者，取双侧风池穴。1次／天，每7天1个疗程。疗程间休息1天。

4. 耳穴压豆

【主穴】神门、颞、交感、胰胆、内分泌。

【操作】消毒皮肤和探棒后，用探棒在患者的一侧耳上准确选穴将王不留行用胶布贴于相应穴位，嘱患者每次按压不少于3次，每次3分钟，使局部产生热、酸、麻、胀、重等感觉，隔3天更换1次，两耳交替，10天为1个疗程。

5. 推拿疗法

【操作】患者取俯卧位，医者站于患者左侧，两掌跟自颈跟部分推至两上臂，掌根重推上背部膀胱经路线，多指轻揉颈部两侧紧张肌群，重压风池、肩井、肩中俞等穴，多指轻快扫散后枕部。患者仰卧，术者坐于头顶后，双拇指分推两侧眉弓，多指长时间扫散两侧颞部，掌根相对用力挤压头部两侧，按压攒竹、太阳、角孙、率谷，按压患侧眼球或眶上切迹，大鱼际推两侧胸锁乳突肌，再次扫散两颞部结束手法。对症加减：恶心呕吐者，加推膻中，开三门运三脘，重压前臂阴经路线，重压内关、神门；怕光者，轻揉眼眶周围，轻推眼球，压颤眼球，按眼周穴位。眩晕者，加仰卧拔伸颈部，并轻微左右旋转，缓缓放松；每逢遇经期头痛者，肾俞、八部位，以温热为佳，点压腹部天枢、气海、关元、子宫等穴，掌搓大腿内侧，按压三阴交、太冲。

6. 刮痧疗法

【操作】从头部患侧前发际开始，由前向后刮至风池穴，从太阳穴起，沿悬厘、率谷、浮白向后刮，从百会穴向下刮至天柱穴。每组刮痧约3分钟。手法由轻到重，在同一经脉上刮至皮肤发红，以出现红紫色为度。7天1次，共治疗4次。

7. 刺络拔罐

【操作】在太阳穴附近显露的浅静脉处常规消毒后，用中号三棱针刺破相应血络，以刺破血管靠近体表的管壁为度，不宜过深或过浅，然后迅速加拔火罐3～5分钟，出血量1～3mL。然后在患处查找触压疼痛点、敏感点（一般有结节）或显露的浅静脉，皮肤常规消毒后，用锋利的中号三棱针刺入，针尖达病灶（结节点）或刺破血络，以刺破血管靠近体表的管壁为度，挤捏出血0.5～2mL。每日1次，每7天为1个疗程。疗程间休息1天。

第二十九节　紧张型头痛

一、临床表现

典型病例多在20岁左右起病，随着年龄增长患病率增加；两性均可患病，女性多见。特征是几乎每日双侧枕部非搏动性头痛。通常为持续性钝痛，像一条带子紧束头部或呈头周缩箍感、压迫感或沉重感，无恶心、呕吐、畏光或畏声、视力障碍等前屈症状。许多患者可伴有头晕、失眠、焦虑或抑郁等症状。或为较频繁发作的头痛，头痛期间日常生活不受影响，可有疼痛部位肌肉触痛或压痛点，有时牵拉头发也有疼痛；颈肩背部肌肉有僵硬感，捏压时肌肉感觉舒适。

二、治疗方法

1. 穴位注射

【主穴】风池、翳风、百会、率谷、头维，均为双侧。

【操作】常规消毒穴位局部皮肤。风池穴向对侧眼眶内下方进针2.0～2.5cm，翳风穴针尖向对侧乳突方向深刺2.5～3.0cm，得气有酸胀感，回抽无血液后，每穴注入2%利多卡因5mL，地塞米松2.5mg、维生素B_1 100mg和维生素B_{12} 500μg的混合液1mL。百会、率谷、头维穴针头向下与皮肤呈45°刺入穴位深层，直达颅骨骨膜下，然后分别注入上述药液1mL，隔2天注射1次，共注射10次。

2. 推拿疗法

头部推拿法：

（1）患者取仰卧位，术者以食指或中指交叠点揉印堂、睛明、攒竹、太阳各30秒；双手拇指指腹呈"八"字状，自两侧睛明沿眉弓分推至两侧瞳子髎30遍，自印堂向上至发际推30遍。

（2）患者取仰卧位，术者以食指或拇指点揉头维、率谷、百会、四神聪各30秒；

用五指沿头部五经采用拿法10遍；用啄法作用于头顶部30次。

（3）患者取坐位，术者一指禅作用于颈部3条经（正中督脉经及棘突连线两侧旁开1.5寸，即膀胱经），各经自上而下各3~5遍；施法予肩部5分钟；拿揉风池、风府、阿是穴及条索状肌筋结节各30秒；最后提拿双侧肩井3~5次。

腹部推拿法：取穴及部位：神阙、任脉。手法：运法、按法、推法。

【操作】腹部掌运神阙穴：患者取仰卧位，医者位于患者左侧，用拱手状右手掌食、中、无名指的指面和掌根的大小鱼际部，沿垂直机体纵轴方向，对置地扣放在神阙穴的两侧，通过腕关节的伸屈活动，先使掌根的大小鱼际部着力，将腹部向右侧做弧形推动，继以手指的指面着力，将腹部向左侧做弧形回带，如此反复，周而复始地操作8次，时间约10分钟。

腹部指推任脉：患者取仰卧位，医者位于患者左侧，用双手拇指指腹的桡侧面偏峰，对置地按在巨阙穴处，双手的四指分别附于两侧固定，当患者呼气时先用一手拇指着力沿任脉循行推至神阙穴，在患者吸气时，医者将手收回原位，待患者再次呼气时，另一手拇指着力进行第2次推动，如此交替操作3~6次，时间约10分钟。

第三十节　眩晕

一、临床表现

以头晕、眼花为主症，轻者闭目可止，重者如坐车船，旋转不定，不能站立，或伴有恶心、呕吐、汗出、面色苍白等症状。

二、治疗方法

1. 艾灸疗法

【主穴】百会。

【操作】患者取正坐位，于后发际正中直上7寸，或两耳尖连线的中点处取百会穴。将患者百会穴周围头发向两侧分开（可剪掉少许头发），露出施灸部位，局部涂上凡士林油以黏附艾炷；于穴位上点燃麦粒大小的艾炷，待患者局部有灼热感时，医者用干棉球由轻力到重力压灭艾炷并停留片刻，此时患者自觉有热力向脑内传，然后去掉残余艾绒继续施灸，每次灸3~5壮，每天灸1次。最后涂上万花油。施灸后一般穴位处会有小灸痂，无须特殊处理，如无感染1周左右灸痂自行脱落。

2. 穴位注射

（1）颈源性眩晕：

【主穴】风池（双侧）、百会、颈2~7夹脊穴（一侧或两侧压痛点处）。

【药物】红花注射液5mL，2%利多卡因2mL，维生素B$_{12}$注射液0.5mg。

【操作】取一次性10mL注射器，配5号针头，吸取上述药液，局部皮肤常规消毒后快速刺入皮下，百会穴平刺，其他穴位平刺进针1寸，稍加捻转，有酸胀感回抽无血后缓慢注入药液1.5～2mL。每星期3次，6次为1个疗程。

（2）眩晕重症：

【主穴】双侧足三里。

【药物】柴胡注射液。

【操作】以5mL注射器，5～7号针头，抽取柴胡注射液4mL，双侧足三里穴位常规消毒后，垂直进针1.5寸左右，做提插捻转，得气后回抽无血后，各注入2mL。注射后嘱患者安静卧床休息、睡眠。注射后30～40分钟，局部有酸胀不适感，不用处理，可自行缓解。

3. 耳穴压豆

【主穴】心、肝、肾、肾上腺、皮质下、神门。

【配穴】高血压患者加降压沟；自主神经功能紊乱者加内分泌；颈椎病患者加颈。

【操作】选取穴位后，局部常规消毒，然后采用0.6cm×0.6cm的胶布将王不留行固定在耳穴部位，按压数分钟，每隔3天更换1次，双耳交替贴压。耳穴压豆治疗期间，嘱患者每天按压数次，时间为每次30～60秒，头晕严重时可在对侧耳穴同时压豆，以增强疗效。

4. 刮痧疗法

【主穴】百会、头维、正营、承灵、率谷、风池、风府。

【配穴】三椎、肩井、陶道、华佗夹脊、合谷、内关、足三里、气海、关元。

【操作】手持刮痧板（与皮肤呈45°斜角），从太阳起向后刮至后发际（风池），沿悬厘、率谷向后刮；头顶部（百会）向下刮至悬厘、率谷、大椎、肩井、陶道处，而后向外刮华佗夹脊、脾俞、肾俞、气海、关元，双侧合谷、内关、足三里均沿经络走行方向由上往下刮。手法：病情重、体质好的患者，刮痧宜用泻法或平补平泻法；病情轻、体弱年迈、精神紧张的患者宜用补法。皮肤上痧退后再进行下一次刮痧，通常每次选择3～5个部位。用泻法或平补平泻法进行刮痧时，每个部位一般刮拭时间为3～5分钟；用补法刮痧时，每个部位刮拭时间为5～10分钟，一般6次为1个疗程。

5. 推拿疗法

【操作】局部松解法：患者取坐位（高龄病重患者取仰卧位），以颈项肩背部为重点，医者运用常规推拿手法并以拔法为主，使颈项、肩背部肌肉松解舒展为宜。整复手法：根据体征、颈椎X线片、MRI改变及压痛点施以相应整复手法。

（1）抵颈前屈后仰法：患者取坐位，医者用左拇指指腹抵顶颈4～5棘突间或抵顶压痛点，自上而下，自下而上（颈2～6）按压；右手掌心按附头额部，让患者做前屈后仰慢动作。前屈5°～10°，后仰15°～30°（有时可以听到"咔咔"响声）。

（2）左右摇动旋转法：医者用左手夹持拿颈，用右手掌按扶头顶部，让患者做头颈部缓慢的左偏右偏摇动5～10次，再做顺时针、逆时针交替旋转动作（有时也可听到"咔咔"响声）；动作宜缓似太极，切忌朝一个方向旋转，如果感头晕则暂不宜做。

（3）拔伸牵颈旋转法：医者用左手掌尺侧提抵枕下颈部，右手掌心端提对侧下颌部（或用肘关节），向上用力拔伸牵颈，并缓慢左右旋转3～5次，左右旋转幅度5°～10°。

（4）抱颈旋转扳颈法：以患者右侧为例，患者取坐位，医者站在患者右侧，用左手掌握贴患者颈项部，以保护固定，右手掌心托住患者对侧下颌角，双手掌抱握紧贴颈部，令患者头颈稍前倾略偏对侧，感颈部放松时，做旋颈扳颈动作（多数可以听到弹响声，但不可强求响声）；颈上段有压痛点者，可以用短杠杆微调旋转整复手法，即应力放在目标段，根据病点方位，一手抵顶病变目标点，另一手做旋转整复动作。5次为1个疗程，每日1次。用于颈源性眩晕。

6. 足反射疗法

【操作】眩晕自疗保健所用的反射区有大脑、小脑、三叉神经、前额、内耳迷路等反射区。其中需重点加强按摩的是小脑、内耳迷路两个反射区（每次5～10分钟）。

（1）小脑（反射区有交叉）：位于双脚大拇趾趾腹根部靠近第2趾的一侧。按摩时方向要从外向内扣按后再由内往外扣按，采重刺激手法。

（2）大脑（反射区有交叉）：位于双脚大拇趾趾腹的全部。按摩方向是从上往下按摩。

（3）三叉神经（反射区有交叉）：位于双脚大拇趾近第2趾的一侧。按摩方向是由上往下按摩。

第三十一节　脑卒中（恢复期）

一、临床表现

脑卒中是一种严重威胁人类健康和生命的常见疾病，又称中风、脑血管意外，是由于缺血或出血引起的急性局部、短暂或持久性的脑损害，通常指包括脑出血、脑梗死、蛛网膜下腔出血在内的一组疾病。临床以突然昏仆、半身不遂、口舌歪斜、言语謇涩或不语、偏身麻木为主症。

二、治疗方法

1. 中药熏洗

【药物】当归20g，红花20g，桃仁20g，桂枝20g，伸筋草30g，木瓜20g，透骨草

30g，艾叶10g。

【操作】取上药置于煎煮容器，加水浸泡30分钟，煎沸15～30分钟，去药渣，药液倒入盆内。患处置于上方，覆以毛巾，先用蒸汽熏蒸15分钟，待药液温度适宜时，用毛巾吸取药液置于患处；温度降至40℃，将患肢放入药液内浸泡15分钟，至患处皮肤潮红为度，每日2次。

2. 穴位敷贴

【药物】阳气不足型用黄芪10g，巴戟天10g，鹿茸3g，淫羊藿10g，附子10g，丁香6g，花椒6g；痰阻经络型用白芥子15g，细辛6g，延胡索10g，甘遂3g；瘀阻经络型用麝香3g，冰片6g，丹参10g，血竭10g，水蛭10g，乳香10g，花椒6g，豆蔻10g。

【操作】将上述中药按照以上剂量配齐，粉碎过80目筛，按1份药、4份凡士林比例制成软膏，根据患者证型选取药膏，将神阙穴常规消毒后，将药膏贴在神阙穴上，用纱布固定，每天不少于4小时，隔天更换1次，1个月为1个疗程。

3. 推拿疗法

【操作】

（1）坐位：头面部，患肢对侧头皮施一指禅推法，约5分钟；太阳、迎香、地仓、牵正穴施揉法，约3分钟；百会、印堂、风池穴施点按法，约5分钟。

（2）仰卧位：上肢，从上往下施拿法，约2分钟，肌肉放松后施滚法，约5分钟，肩关节、肘关节、腕关节、指间关节活动法，约3分钟，最后施抖法、拍法；下肢，从上往下施拿法，约2分钟，肌肉放松后施滚法，约5分钟，髋关节、膝关节、踝关节、趾间关节活动法，约3分钟，最后施拍法。

（3）侧卧位：患者在上，在患者后背、腰部、臀部、下肢后外侧施滚法，约10分钟，再在上述部位施拍法，约2分钟，结束。每日1次，10次为1个疗程，3天后第2个疗程。

第三十二节　脑卒中（后遗症期痉挛性瘫痪）

治疗方法

1. 穴位注射

【主穴】患者上天泉（天泉上2寸，腋纹直上1寸，胸大肌上缘）、上尺泽（尺泽上2寸，肱二头肌腱外侧缘）上郄门（郄门上2寸，两筋之间）。

【操作】局部常规消毒，垂直进针，上天泉、上尺泽35mm，上郄门25mm，达到深度回抽无血，注入香丹注射液。药量：上天泉、上尺泽各3mL，上郄门2mL，然后边退针边注药，继续注药1~2m1，剩1/3深度时拔针。每周注射3次，20次为1个疗程。

2. 中药熏蒸

【药物】制草乌、红花、苏木、艾叶、透骨草、伸筋草、白芍、木瓜、乳香、没药各30g，制川乌、杜仲、续断、桑枝各60g。

【操作】加水1000mL，浸泡6~8小时，放入熏蒸器的熏气锅中，药液离治疗部位15~25cm为宜，熏蒸患者头部及偏瘫肢体痉挛侧，以患者耐受为度，注意避免皮肤烫伤。每次30~40分钟，1次/天，10天为1个疗程，连续3个疗程，疗程间隔3~4天。

3. 中药湿热敷

【药物】路路通、透骨草、伸筋草各30g，桑枝、虎杖、川乌、草乌各20g，桂枝、艾叶、红花各15g。

【操作】将上述药物装入纱布袋后放入锅中，加水约3000mL，浸泡1小时后大火煮沸，将毛巾投入中药锅中文火续煮30分钟，降温至适当温度时，将毛巾拧半干，敷在患侧肢体上，外以橡胶单包裹，保留30分钟，期间更换毛巾2次。每日湿热敷1次，15天为1个疗程。

4. 推拿疗法

【操作】平衡阴阳推拿法：

（1）针对患者上肢阴经循行的部位（即上肢屈肌分布的部位，痉挛优势侧），以疏通经络、放松肌痉缩为治则，手法以滚法、按揉为主，将患者上肢放在外旋、伸肘、伸腕、伸指位置并固定，沿手厥阴经循行路线。先做轻柔的揉法和滚法，后慢慢加重手法刺激量，直到患者肌腹部有酸胀感为度并持续3~5分钟，操作中手法要避开肌腱和关节的部位，以免加重痉挛。

（2）针对患者上肢阳经循行的部位（即上肢屈肌分布的部位，痉挛劣势侧）以重手法激发精气为主。将患者上肢放在内旋、伸肘、伸腕位置并固定，沿手少阳经循行路线先自上而下做快速擦法2~3分钟，再由轻到重自下而上做弹拨手法3~5遍，后再沿该经自下而上做重手法点按3~5遍，后重点点按合谷穴、阳溪穴、曲池穴等穴位以患者酸胀将要不能忍受为度。

（3）医者站于患者患侧上肢旁，一手固定患手指一手固定患手肘关节，缓慢将患者上肢肩关节屈曲90°，后缓慢伸开肘关节和手各指间关节，约1分钟后快速屈曲肘关节和手指，后再缓慢伸开肘关节和手各指间关节，如此反复3~5次。总治疗时间30分钟，1次/天。

第三十三节　脑卒中（吞咽障碍）

治疗方法

1. 穴位注射

【主穴】双侧风池。

【操作】常规消毒后，抽取丹香冠心注射液4mL，针尖朝向喉结方向刺入1.0～1.5cm，回抽无血液后，每侧缓慢推入药物1～2ml，有明显酸胀感为度，每日上午治疗1次。

2. 耳穴压豆

【主穴】神门、肝、肾、胃、贲门、咽喉、皮质下等穴。

【操作】常规消毒后，将备好的粘有王不留行籽药粒的0.5cm×0.5cm活血止痛膏固定于耳穴上，方向以患者穴压有针刺感，嘱每日按5～6次，按至耳朵发热为止。3天1次，两耳交替贴压，10次为1个疗程。

第三十四节　痴呆

一、临床表现

痴呆是一组不伴有明显意识障碍的获得性皮质高级功能，包括记忆、日常生活能力、已习惯的技能、正确的社交技巧和控制情绪反应能力的全面障碍，并呈进行性加重的后天获得性综合征。智能活动在达到相当水平后进行性衰退。痴呆的基本症状是记忆障碍、性格改变、情感障碍和局灶性脑部症状。尽管因引起痴呆的病因不同而呈现多种脑功能受损的临床表现，且在不同时期症状特点亦有不同，但总的来说，凡痴呆者，其症状应包括认知、记忆、行为障碍和精神紊乱等内容。

1. 遗忘期　此期的主要表现是记忆障碍。首先出现的是近期记忆减退，常将日常所做的事情和常用的一些物品遗忘。随着病情的发展，可出现远期记忆减退，即对发生已久的事情和人物的遗忘，面对生疏和复杂的事物容易出现疲乏、易思、焦虑或消极情绪，还会表现出人格方面的障碍，如不爱清洁、不修边幅、易躁、易怒和自私多疑。

2. 紊乱期　除记忆障碍继续加重外，患者可出现思维和判断力障碍、性格改变和情感障碍，患者的工作、学习新知识和社会接触能力减退，特别是原已掌握的知识和技巧出现明显的衰退。出现逻辑思维、综合分析能力减退，言语重复、计算力下降。有些患者还可出现癫痫、强直原少动综合征。此时患者常有较多的行为和精神活动障碍，有的因外出后找不到回家的路而走失；有的原来性格内向的患者现在变得易激惹、兴奋欣快、言语增多，而原来性格外向的患者则变得沉默寡言，对任何事情（原来熟悉的事物、工作和个人爱好）提不起兴趣。甚至出现人格改变，如不注重卫生、仪表，甚至丧失廉耻（如随地大小便）等。

3. 痴呆期　此期的患者除上述各项症状逐渐加重外，且有情感淡漠、哭笑无常、言语能力丧失，以至于不能生活自理，如穿衣、进食，终日无语而卧床，与外界（包括亲友）逐渐丧失接触能力。四肢出现强直或屈曲瘫痪，括约肌功能障碍。此外，此期患者常可并发全身系统疾病的症状，如肺部及尿路感染、压疮，以及全身性衰竭症状等，最终因并发症而死亡。

二、治疗方法

1. 穴位敷贴

【操作】选取黄芪、石菖蒲、川芎，混合研磨成细末。使用时三种药按1∶1∶1加黄酒，做成药丸状。贴敷大椎、神门、足三里、三阴交，用医用胶布将药丸固定在穴位上。每次贴敷6小时，每周2次。

2. 穴位注射

【主穴】双侧风池、内关、肾俞。

【操作】1%麝香注射液2mL，穴位注射双侧风池、内关、肾俞依次选用，每次2穴，每穴1mL，每日1次，1周治疗5天，周六、日休息，5次1个疗程，共6个疗程。

3. 耳穴压豆

【主穴】神门、脑、肾、枕。

【操作】医者用酒精棉球局部消毒后，左手手指托持患者耳郭，右手用镊子夹取方块胶布，中心粘上准备好的王不留行，对准穴位贴压其上。嘱患者或其家属每日揉按5次，每次5分钟。两耳交替贴用，每日1换。

4. 刮痧疗法

【操作】循经刮痧的重点在头、背部，刮痧的顺序是：沿督脉由神庭穴刮至哑门穴；由大椎穴刮至长强穴；沿足太阳膀胱经由眉冲穴刮至天柱穴；由大杼穴刮至秩边穴；沿胆经由颔厌至风池穴。

第三十五节　帕金森病

一、临床表现

本病发病高峰年龄在50～60岁，起病隐袭，逐渐进展。静止性震颤、肌强直、运动迟缓和姿势步态异常为本病四大主征。

1. 震颤　常为首发症状，典型表现为静止性震颤，节律为3.5～5.0Hz，多自一侧手部开始，拇指和其他手指震颤形成"搓丸样"动作。震颤逐渐扩展到同侧下肢及对侧肢体、下颌、唇、舌和颈部通常最后受累。震颤在情绪紧张时加剧，随意运动时减轻或停止。入睡后消失。少数患者无震颤，尤其是发病年龄在70岁以上者。部分患者合并姿势性或动作性震颤。

2. 肌强直　多从一侧上肢近端开始，逐渐发展至远端、对侧肢体。由于屈肌和伸肌同时受累，被动运动关节始终保持增高的阻力，故称"铅管样肌强直"；伴有震颤时，在均匀的阻力中出现断续停顿，如同转动的齿轮感，称为"齿轮样肌强直"，颈部和躯干肌强直形成屈曲体姿，行走时上肢协同摆动动作减少或消失。

3. 运动迟缓　随意运动和自动运动普遍减少，动作启动困难（如从坐位起立、转动体位），书写时字越写越小，称为"小写症"；面肌强直使表情肌活动减少和瞬目动作减少，呈现"面具脸"；发音声小呈单音调；重复运动的幅度降低、速度减慢，间断地出现运动不能，此现象称为"冻结"。

4. 姿势步态异常　早期表现行走时下肢拖曳，逐渐步态变小变慢，因躯干僵硬呈现头前倾，躯干前屈；晚期患者自坐位、卧位起立困难，行走时为防跌倒越走越快，不能及时停止，呈"慌张步态"。

5. 其他症状　可有自主精神紊乱现象，包括唾液和皮脂分泌增高，汗腺分泌亢进，排尿困难，几乎所有患者伴有便秘、交感神经功能障碍致直立性低血压；反复轻敲眉弓上缘可诱发眨眼不止；认知功能障碍极为常见，有20%～30%的患者伴有痴呆，但60岁以下少见；抑郁是常见的精神症状。

二、治疗方法

1. 艾灸疗法

【主穴】神阙。

【药物】制乳没、人参、猪苓、萆薢、续断、厚朴、两头尖，以上药材按照以下比例1：0.5：0.5：1：1：1：0.5配制。

【操作】嘱患者取仰卧位，脐部神阙穴常规消毒后，以温开水调面粉成面圈状绕脐1周后，将麝香末约0.02g纳入脐中，再取炼脐接寿散填满脐孔，用艾灶（艾灶底盘直径与面圈内径相同，约1.2cm，高约1.5cm）施灸20壮，灸后胶布固封脐中药末，再次治疗时换用新药，隔日治疗1次。

2. 穴位注射

【主穴】双侧三阴交、足三里。

【操作】穴位常规消毒后，用2mL一次性注射器套上6号针头，吸入维生素B_{12}注射液0.5mg，分别针刺入双侧足三里，得气后各注入0.25mg的药液，次日依法将药物分别注射双侧三阴交，两穴交替注射。

3. 推拿疗法

【操作】

（1）患者取坐位，术者先以轻手法按揉风池、风府，拿五经，掌根震击百会，拳背震击大椎及腰阳关，再由上而下直擦背部督脉3~5遍。揉太阳，分推坎宫，开天门，掐揉头维、四神聪及百会，梳理头针疗法中的舞蹈震颤区，扫散胆经，先左侧后右侧交替推抹桥弓各50次。掌擦患者前胸、肩背、腰骶部，以透热为度，再拿肩井，按揉极泉，以出现得气感为宜。

（2）直擦患者手三阴经线，由腋至腕部拿捏上肢，搓抹手指，掐揉甲根，摇肩抖肘，屈膝屈髋，按揉血海、三阴交。操作时注意手法用力宜由轻到重，以患者能耐受为度。注意初期给患者做被动运动时要考虑其年龄因素，范围宜小，用力轻巧柔和，不能超过各关节正常活动范围。

（3）辨证加减，气血两虚者加揉脾俞、胃俞、血海、照海、足三里；肝肾两虚者重擦督脉，揉肝俞、肾俞、命门、涌泉、至阴。每次治疗时间30分钟，每日1次，10次为1个疗程。治疗期间患者加强饮食营养，适当活动，保持情志舒畅。

第三十六节　失眠

一、临床表现

失眠通常指入睡困难或维持睡眠障碍（易醒、早醒和再入睡困难），导致睡眠时间减少或质量下降，不能满足生理需要，明显影响日间社会功能或生活质量。

二、治疗方法

1. 艾灸疗法

【主穴】百会、涌泉（双）。

【操作】患者取仰卧位，暴露百会穴及双足。点燃艾条，先灸百会穴15分钟，再灸涌泉穴15分钟。可采用雀啄灸、回旋灸等。每日1次，10次为1个疗程。

2. 穴位注射

【主穴】

（1）神门、安眠、心俞、膈俞。

（2）内关、三阴交、肝俞、脾俞。

两组交替选用。

【操作】患者取坐位，穴位周围严格消毒后，用10mL一次性注射器抽取丹参注射液8mL，在上述注射点注射，局部出现酸、麻、胀或放射感后，回抽无回血则可缓慢注入丹参注射液，每穴注射1mL。每睡前1次，10次为1个疗程，间隔2天，共治疗2个疗程。

3. 刮痧疗法

【主穴】头颈部为百会、四神聪、印堂、神庭、攒竹、太阳、角孙、风池、鱼腰；背部为神道、心俞；上肢部为神门；下肢部为三阴交。

【操作】以补刮为主，先以补法刮拭，后用平补平泻法。先由轻到重，在同一经脉上刮至皮肤发红为度。中医辨证，肝阳上亢，血压高者，加间使、行间、曲池，用泻法；脾胃不和者，加中脘、脾俞、胃俞，用补法。

4. 耳穴压豆

【主穴】耳神门、皮质下、神衰点。

【配穴】耳背取失眠穴，心、肝、肾、胃、脑点。

【操作】用耳穴探测仪器或用火柴梗按压，找到所取穴位敏感点。用75%乙醇棉球常规消毒，然后将已准备好的柏子仁耳穴贴（取10cm×10cm的医用胶布将柏子仁置于中间）对准敏感点贴于耳部穴位，并轻轻按揉1分钟左右，而后嘱患者每日按揉3～5次，以加强对穴位的刺激。4天换帖1次，4次为1个疗程。

5. 推拿疗法

【主穴】百会、头维、印堂、神庭、率谷、四神聪、安眠、肩井、神门。

【配穴】心脾两虚配脾俞、心俞、三阴交；阴虚火旺配大陵、太溪、太冲；胃腑不和配中脘、丰隆、厉兑、隐白；肝火上扰配行间、足窍阴、风池。

【操作】患者取仰卧位，术者先用右手拇指轻揉百会100次，再用一指禅法由印堂至百会交替推3分钟开天门、分法、拿五经、扫散法，约4分钟；双拇指自印堂起向内外依次揉睛明、鱼腰、丝竹空、太阳、四白等穴，中指点安眠、风池约3分钟；体表穴位点按：神门、内关、足三里、三阴交、心俞、肝俞、脾俞约5分钟。患者取坐位，术者右手5指均匀张开，中指吸定印堂穴，其余4指对称定鱼腰及头维穴，通过腕关节及前臂的摆动，均匀地向后摆推，至风池上，并点按风池，反复4～5遍。

6. 拔罐疗法

【操作】患者取俯卧位，先用右拇指腹在背俞穴上按压寻找阳性点，根据病情进行辨证。后在背部涂抹润滑介质，用大号罐行闪火法，在膀胱经心俞、膈俞、肝俞、胆俞、脾俞、胃俞、肾俞，督脉神道先各行闪罐30次，利用温热罐体循经往返熨罐2次、直行走罐各5～6次、旋转走罐3～4次，使背部出现潮红色，在阳性点区域进行摇罐10～15次使其出现痧样瘀斑后，用排罐法行坐罐，用小号罐在双安眠穴行摇罐10～15次后坐罐，治疗部位均留罐5分钟。头痛加太阳；心悸不安加膻中、内关；痰湿重加丰隆；脾胃不和加中脘、足三里；肝肾亏虚加三阴交、涌泉、关元。要求：手法轻柔，力度适中，治疗过程中要不断询问患者感受，以患者感觉舒服为宜。每3天1次，每次治疗15分钟，4次为1个疗程，疗程间休息3～4天。

7. 中药足浴

【药物】远志、红花各9g，枣仁、磁石、龙骨、桃仁各15g。

【操作】水煎2次，待温度适宜时将双足浸于药液中，使药液浸过足面。每晚睡前1次，每次浸泡30分钟，半个月为1个疗程。

8. 中药熏蒸

【药物】熟地黄20g，山药20g，茯苓15g，牡丹皮15g，山茱萸30g，五味子25g，枸杞子15g，酸枣仁15g，柏子仁15g，当归15g，龙齿30g，朱砂10g，黄连15g，炙甘草10g。

【操作】熏蒸仪器用中药熏蒸仪。患者躺在治疗舱内（头露舱外），温度控制在39～43℃，每次20分钟，每日熏蒸1次。

9. 足底按摩

【主穴】大脑反射区、小脑反射区、脑干反射区、腹腔神经丛反射区及涌泉。

【配穴】随证可加减心脏反射区、肾反射区、肝反射区、胆反射区及胃反射区。

【操作】按摩前患者先用温水泡脚5分钟，平卧床上，放松心情和四肢，操作者以指掌贴在患者足底部，从足跟始至足趾端用指掌上下来回搓动，直至足底发热，注意指掌要紧贴足底，用力要均匀深透，来回动作要连贯，然后用单食指扣拳垂直缓慢按压足底相应的反射区，每个反射区按压3～6分钟，每日治疗1次，10次为1个疗程。

第三十七节　神经衰弱

一、临床表现

神经衰弱的最突出特点是精神活动易兴奋和脑力易疲劳，易兴奋表现在日常生活中事无巨细均可使患者浮想联翩或回忆增多。患者极易被周围细微的事物变化所吸引，以至于注意力很难集中，且这种兴奋伴有不快感。脑力易疲劳体现在患者常感到没有精神和脑力迟钝，注意力不能持久集中，记忆差，以致影响正常工作。其他表现还有易激惹、易烦恼、紧张性头痛和肌肉酸痛，入睡困难，多梦，醒后感到头发沉和紧箍感，白天没精神，无精打采，打瞌睡。

二、治疗方法

1. 耳穴压豆

【主穴】神门、皮质下、内分泌、神经衰弱点。

【配穴】肝郁气滞型加肝、胆、三焦；痰热内扰型加胃、肺；心脾两虚型加心、脾、小肠；心肾不交型加心、肾；心胆气虚型加心、胆。

【操作】用定向磁棒在耳部探寻阳性反应点，即由所选穴位周围以均匀的压力向中心仔细探查，当患者出现皱眉、眨眼、疼痛、躲闪等反应，且与周围有明显差异者，即为穴位点，然后在耳郭局部常规消毒，将定向磁珠放在0.5cm×0.5cm医用脱敏胶布中央，贴敷在穴位上并给予轻轻按压，使耳郭有发热、胀痛感（即"得气"），嘱患者每日自行按压4~5次，每次每穴1分钟，3天后去掉，再贴压对侧耳穴，10次为1个疗程。疗程间休息1周。

2. 穴位注射

【主穴】足三里、安眠穴（位于翳风穴与风池穴连线的中点）。

【药物】维生素B_{12}注射液0.5mg（1mL）。

【操作】将穴位常规消毒，用2mL注射器，7号针头，吸入维生素B_{12}注射液1mL，将针分别刺入安眠穴、足三里穴，待出现针感、回吸无血，则各注入0.5mL药液（两侧穴位交替使用），出针后用棉球按压针孔。每日1次，10次为1个疗程，每疗程间隔3天，一般治疗1~3个疗程。

3. 穴位敷贴

【药物】

（1）当归、赤芍、川芎、桃仁、红花、桂枝、丁香、乳香各等份。

（2）白芷、砂仁、白术、木香各等份。

（3）吴茱萸等。

以上各组药物研成极细末，过100目筛，用白醋适量，调成厚糊状备用。

【主穴】内关、心俞、大椎、神阙、脾俞、肾俞、足三里、涌泉等，一般双侧取穴。

【配穴】痰热内盛加丰隆；心胆气虚加胆俞；肾阴虚加三阴交；心阴虚加神门；腹胀食欲缺乏加中脘、胃俞。

【操作】根据辨证配穴、药物归经选方。治疗时穴位常规消毒，然后将药糊敷于穴位上，并用胶布固定，24小时后取掉，每隔1~2天治疗1次。穴位敷贴处起水疱者应调整穴位或间隔治疗次数，一般10次为1个疗程。

4. 刮痧疗法

【操作】刮拭部位。头面部：百会、太阳、风府、风池、天柱；胸部：中府、膻中、期门、章门；背部：心俞、胆俞、脾俞、肾俞；上肢：曲池、内关；下肢：血海、足三里、三阴交。或以全头、督脉、足太阳膀胱经为主，取百会、四神聪、风池、大椎、肩井、心俞、肾俞，配内关、神门、合谷、足三里等穴。辨证加减：心肝火旺者加刮行间、太冲、三阴交；痰热内扰者加刮丰隆、足三里；心肾不交、阴虚火旺者加刮三阴交、涌泉，加强刮肾俞、命门；心脾两虚者加刮神门、内关，加强刮心俞、脾俞；气血两虚者加刮神门、内关、阳陵泉，加强刮胆俞、肝俞、心俞。刮拭手法：首先根据患者体质强弱、年龄大小、胖瘦、承受能力等不同而分别采用补法、泻法、补泻结合的刮拭手法，循督脉、足太阳膀胱经，重点刮拭百会、风池、风府、大椎，头部可直接隔着头发刮拭。接着刮颈侧至肩井一带，重点刮拭肩井穴。再沿脊柱及脊椎两侧线从风池、哑门至腰阳关、大肠俞刮拭。最后点按内关、神门、合谷、足三里等穴，摩揉百会穴。

5. 推拿疗法

【操作】枕头放平，患者取仰卧，全身肌肉放松，上下肢伸直。嘱患者思想集中在头颈部推拿手法的刺激上，医者坐于患者头后，进行操作。

（1）点揉印堂穴1分钟；一指禅推法从印堂穴到神庭穴往返3遍，然后由印堂穴推到太阳穴。用力由轻而逐渐加重，再由重转轻。

（2）顺时针点揉太阳穴1分钟；然后用掌根和掌平摩法，平摩由患者前额向太阳穴到本神穴处时，再到风池穴来回平推几次。

（3）用扫散法，自太阳→头维→耳郭上缘→耳后高骨→风池，5~8遍。

（4）用双手拇指平推患者颈部及两侧3遍，然后用左手固定左侧头部，用右拇指沿头部正中线督脉经，由前发际向后推到发际为止，特别用指按百会穴，手法由轻而重，再由重返轻。

（5）在患者头部取风府穴、风池穴用指按法；如有头痛，取太阳穴，可用一指禅推和指按法；如有失眠，可用一指禅推，从印堂沿眉弓到太阳穴左右各往返10次，轻按太阳穴和攒竹穴3分钟左右。

（6）拍背手法拍前额后结束。

以酸枣仁汤为介质，治疗时间每次20分钟左右，每日1次，10次为1个疗程，疗程完休息1周，再继续治疗；病程在1年以上者，治疗时手法稍加重。

6. 足反射疗法

【操作】首先给予患者心理安慰，开导患者消除紧张情绪，鼓励患者加强战胜疾病的信心。全足按摩，重点加强肾、输尿管、膀胱、甲状腺、甲状旁腺、头部等反射区及消化系统的反射区。如心悸严重可加心反射区；如伴有更年期综合征可加垂体反射区；如头痛失眠可加三叉神经反射区。在足反射疗法中，一般施以重手法，每个反射区必须得气，即有一定的感觉反应，但以患者能承受为限。应边操作边注意患者反应，以调整（加重或减轻）力度，每次治疗不得少于30分钟。10天为1个疗程。

第三十八节　抑郁症

一、临床表现

抑郁症的临床表现为情绪低落、缺乏愉悦、自卑、自责自罪、兴趣缺乏、疲劳、早醒、便秘、食欲缺乏、体重下降等，严重时有自杀意念和行为。有的患者还会转化为躁狂型发作，兴奋话多，自我夸大，严重时有易激惹、冲动及精神病性发作。

二、治疗方法

1. 艾灸疗法

【主穴】百会、膻中。

【操作】采用悬起温和灸法，每次20～30分钟，灸至穴位局部有红晕为度，1周3次，共治疗8周。

2. 穴位敷贴

【主穴】心俞、肝俞及双侧内关。

【药物】贴敷药膏由酒曲、红花、酸枣仁、沙棘藤组成，用量按4∶1∶2∶3投料，经科学加工提纯后加入氮酮渗透剂制成药膏，再装入渗透膜中。

【操作】使用前清洁局部皮肤，再用手指在穴位上摩擦10秒，以皮肤红热为度，将膜面对准穴位，适当加力加压半分钟即可。每48小时更换1次，每6周为1个疗程。

3. 穴位注射

【主穴】双侧肺俞、心俞、肝俞、脾俞、肾俞、膈俞。

【操作】常规消毒后，用5mL一次性注射器抽吸维生素B_{12}注射液，快速刺入穴位，针尖向脊柱方向，与皮肤呈45°斜刺0.5～0.8寸，待患者出现酸胀感时，回抽无血，缓慢推进注射液，每穴各注入液体1mL。拔针后，用棉签按压数分钟。隔日1次，2周为1个疗程。

4. 耳穴压豆

【主穴】神门、心、交感、肝、脾。随症加胃、三焦、胆、内分泌。

【操作】耳部消毒后，在神门、心、交感、肝、脾等穴区敏感点，用王不留行贴敷并按压，每日自行按压3次，每次1分钟，各穴位按压以能耐受为度，切勿强刺激，双耳交替使用，每周5次，30天为1个疗程。

5. 推拿疗法

【体位】患者取俯卧位，全身放松，呼吸自然，医者立其侧方；亦可取用坐位，伏于椅背，医者立其后方。部位：督脉、足太阳膀胱经背段，背部压痛点。

【手法】滚法、一指禅推法、按揉法、点法（指按法）、掌按法、提捏法、掌推法、擦法。

【操作】

（1）撑腰背部：用双手掌置于大椎与腰骶部正中，相对向下向外用力按压，然后两手掌分别置于肩背部与对腰骶部，同时用力向下撑腰背部各3遍，坐位者可不行此法。

（2）滚法：以滚法施于腰背部及两侧膀胱经，掌指关节滚法华佗夹脊及腰眼，自上而下，往返多次，以肺俞、厥阴俞、心俞、肝俞、胆俞、脾俞、胃俞、肾俞、大肠俞等为重点穴位。

（3）一指禅推腰背部诸穴：推腰背部督脉及膀胱经诸穴。

（4）掌揉法：以掌根揉两侧腰背部膀胱经。

（5）提捏督脉：以单手或双手的拇指与食指相对，将脊柱上皮肤用力提起，边移边提，一直从长强提至大椎，操作1～3遍。

（6）提捏膀胱经：用单手或双手的拇指与食指相对，将脊柱旁边的一条形肌肉用力提起，边移边提，边提边拿。先自上而下（从颈部以下做到臀部以上），再自下而上（从臀部以上做到颈部以下）操作。上下反复操作2遍。操作中注意对称提捏，不宜用力抓拧。

（7）点按及揉按背俞及背部压痛点：此为重点手法。将双手拇指指端放在大椎穴左右各旁开一横指的地方，用一定的力量揉按并持续数秒钟，下、左、右移1cm左右的距离再揉按，如此操作直至整个背部揉按完毕；如遇到疼痛敏感的部位可以适当加长按压时间，疼痛点提示此处经气郁滞不通，气血流通受阻。通过揉按可以疏利经气，部分缓解这些不适，经气郁滞患者常于此时出现嗳气。

（8）掌压法：用双手按压腰痛部脊柱（督脉所在）；坐位患者不可行。

（9）擦法：先用手掌横擦命门区，然后用小鱼际直擦督脉，接着用手掌直擦腰背部两侧膀胱经，最后擦整个腰背部，以微热为度。

【注意事项】行第7步时，自长强至大椎行推拿疏利，沿两侧膀胱经，后背部两侧，注意点按，寻找压痛点，并予重点揉按，患者常在此时出现嗳气，随着手法的进行，压痛点及嗳气渐消，患者胸闷消失，感觉非常舒适。第1次治疗，此步骤需用1小时，故用力柔和，不宜用急劲。一次手法之后，常需1周左右方可进行下1次，3～5次后，患者症状明显缓解。4次为1个疗程，间隔1个月，行下1个疗程。多次治疗之后，压痛点明显减少，嗳气亦消，病情趋于稳定。

6. 针刺拔罐

【主穴】百会、印堂、合谷、内关、心俞、肝俞、三阴交、足三里、期门、气海、血海、中脘。

【配穴】脏躁加劳宫、神门、曲池；气郁嗳气加太冲；奔豚气加膻中；咽喉异物感加天突、膻中、照海；肠鸣腹胀加天枢。辨证配穴：肝气郁结，加太冲、风池；心脾两虚加脾俞、间使、太阳。

【操作】毫针刺入主穴百会、印堂、合谷、内关、心俞、肝俞、三阴交、足三里、期门、气海、血海、中脘，配穴（根据临床取穴）得气后，脏躁、气郁嗳气、奔豚气及肝气郁结选用泻法进行调针。心脾两虚选用补法进行调针。然后将心俞、肝俞、足三里、中脘、期门、气海、血海穴位上的针拔入罐内，若病程时间长，留针留罐1.5小时，若病程时间短，留针留罐1小时，达到出水疱为止。取下罐和针，用针刺破水疱，让渗出淤血排出体外，用消毒棉花盖在渗出处，第2天用同样的方法继续拔渗出处，一直拔到渗出没有为止。1次／天，10次为1个疗程。

7. 足反射疗法

【操作】选取肾、输尿管、膀胱、消化系统、甲状腺、甲状旁腺、小脑、头部、垂体、肝、心、腹腔神经丛、生殖腺等反射区为重点。先全足施术，然后再选上述反射区，按照《足部反射区健康法学习手册》的方法进行操作，以"得气"为准。用平补平泻手法为主，每次30分钟，7天为1个疗程。

第二章　临床常见危重症疾病

第一节　急性心肌梗死

急性心肌梗死（acute myocardial infarction，AMI）是在冠状动脉病变的基础上，发生冠状动脉血供急剧减少或中断，以致供血区域的心肌产生持久而严重的缺血性损害，心肌组织代谢和血液营养成分及氧的供需不平衡，形成不可逆坏死。临床表现为持久的胸骨后剧烈疼痛、发热、白细胞计数和血清心肌酶增高以及心电图进行性改变，可发生心律失常、休克或心力衰竭，属冠心病的严重类型，需进行特别护理。

一、概述

（一）病因

冠状动脉粥样硬化造成管腔狭窄和心肌供血不足，而侧支循环尚未建立时，由于下述原因加重心肌缺血即可发生心肌梗死。

1. 冠状动脉完全闭塞　病变血管粥样斑块内破溃或内膜下出血，管腔内血栓形成或动脉持久性痉挛，使管腔发生完全的闭塞。

2. 心排血量骤降　休克、脱水、出血、严重的心律失常或外科手术等引起心排出量骤降，冠状动脉灌流量严重不足。

3. 心肌需氧、需血量猛增　重度体力劳动、情绪激动或血压剧升时，左心室负荷剧增，儿茶酚胺分泌增多，心肌需氧需血量增加。

AMI亦可发生于无冠状动脉粥样硬化的冠状动脉痉挛，也偶尔由冠状动脉栓塞、炎症、先天性畸形所致。

心肌梗死后发生的严重心律失常、休克或心力衰竭，均可使冠状动脉灌流量进一步降低，心肌坏死范围扩大。

（二）症状

1. 梗死先兆　多数患者于发病前数日可有前驱症状，心电图检查可显示ST段一时性抬高或降低，T波高大或明显倒置，此时应警惕患者近期内有发生心肌梗死的可能。

2. 症状

（1）疼痛：为此病最突出的症状。发作多无明显诱因，且常发作于安静时，疼痛部位和性质与心绞痛相同，但疼痛程度较重，持续时间久，有长达数小时甚至数天，用硝酸甘油无效。患者常烦躁不安、出汗、恐惧或有濒死感。少数患者可无疼痛，起病即表现休克或急性肺水肿。

（2）休克：20%的患者伴有休克，多在起病后数小时至1周内发生。患者面色苍白、烦躁不安、皮肤湿冷，脉搏细弱，血压下降<10.7kpa（80mmHg），甚至昏厥。若患者只有血压降低而无其他表现称为低血压状态。休克发生的主要原因有：由于心肌遭受严重损害，左心室排出量急剧降低（心源性休克）；其次，剧烈胸痛引起神经反射性周围血管扩张；此外，有因呕吐、大汗、摄入不足所致血容量不足的因素存在。

（3）心律失常：75%～95%的患者伴有心律失常，多见于起病1～2周内，而以24小时内为最多见，心律失常中以室性心律失常最多，如室性期前收缩，部分患者可出现室性心动过速或心室颤动而猝死。房室传导阻滞、束支传导阻滞也不少见，室上性心律失常较少发生。前壁心肌梗死易发生束支传导阻滞，下壁心肌梗死易发生房室传导阻滞，室上性心律失常多见于心房梗死。

（4）心力衰竭：梗死后心脏收缩力显著减弱且不协调，故在起病最初几天易发生急性左心衰竭，出现呼吸困难、咳嗽、烦躁、不能平卧等症状。严重者发生急性肺水肿，可有发绀及咳大量粉红色泡沫样痰，后期可有右心衰竭，右心室心肌梗死者在开始即可出现右心衰竭。

（5）全身症状：有发热、心动过速、白细胞增高和红细胞沉降增快等。主要由于坏死组织吸收所引起，一般在梗死后1～2天内出现，体温一般在38℃左右，很少超过39℃，持续一周左右。

（三）检查

1. 心电图

（1）特征性改变：①在面向心肌坏死区的导联上出现宽而深的Q波；②在面向坏死区周围心肌损伤区的导联上出现ST段抬高呈弓背向上型；③在面向损伤区周围心肌缺血区的导联上出现T波倒置。心内膜下心肌梗死一般无病理性Q波。

（2）动态性改变：

1）超急性期：发病数小时内，可出现异常高大两支不对称的T波。

2）急性期：数小时后，ST段明显抬高，弓背向上，与直立的T波连接，形成单向曲线，1～2日内出现病理性Q波，同时R波减低，病理性Q波或QS波常持久不退。

3）亚急性期：ST段抬高持续数日至两周左右，逐渐回到基线水平，T波变为平坦或倒置。

4）恢复期：数周至数月后，T波呈"V"形对称性倒置，此可永久存在，也可在数月至数年后恢复。

（3）判断部位和范围：可根据出现特征性改变的导联来判断心肌梗死的部位。如 V_1、V_2、V_3 和 V_4、V_5、V_6 反映左心室前壁和侧壁，Ⅱ、Ⅲ、aVF 反映下壁，Ⅰ、aVF 反映左心室高侧壁病变。

2. 超声心动图　可发现坏死区域心肌运动异常，了解心脏功能。

3. 血液检查

（1）血常规：起病 24~48 小时后白细胞可增至 $10~20×10^9/L$，中性粒细胞增多，嗜酸性粒细胞减少或消失，红细胞沉降率增快，均可持续 1~3 周。

（2）血清酶：血清心肌酶升高。磷酸肌酸激酶（creatine phosphokinase，CPK）及同工酶 MB（CK-MB）在 3~6 小时开始升高，24 小时达最高峰，2~3 天下降至正常。

（3）血清心肌特异蛋白的测定：血清肌钙蛋白 T 和 I 增高。

（四）治疗

治疗原则：保护和维持心脏功能，改善心肌血液供应，挽救濒死心肌，缩小心肌梗死范围，及时处理并发症，防止猝死。

1. 监护和一般治疗

（1）监护。

（2）休息：卧床休息 2 周。

（3）吸氧。

2. 对症处理

（1）解除疼痛：应尽早解除疼痛，一般可静注吗啡 3~5mg。

（2）控制休克：有条件的患者应进行血流动力学监测，根据中心静脉压、肺毛细血管楔压判定休克的原因，给予针对性的治疗。

（3）消除心律失常：心律失常是引起病情加重及死亡的重要原因。

（4）治疗心力衰竭：除严格休息、镇痛或吸氧外，可先用利尿剂，有效而安全。

（5）其他疗法：抗凝疗法、硝酸酯类药物、血管紧张素转化酶抑制剂（angiotensin converting enzyme inhibitor，ACEI）、β 受体阻滞剂、葡萄糖-胰岛素-钾（极化液）、抗血小板药物、他汀类药物。

3. 挽救濒死心肌和缩小梗死范围

（1）溶血栓治疗：应用纤溶酶激活剂激活血栓中纤溶酶原转变为纤溶酶而溶解血栓。目前常有的药物有链激酶、尿激酶和 tPA 等。

（2）冠状动脉内介入治疗。

4. 恢复期处理　可长期口服阿司匹林 100mg/d，有抗血小板聚集、预防再梗死的作用。广谱血小板聚集抑制剂噻氯匹定有减少血小板的黏附，抑制血小板聚集和释放凝血因子等作用，可预防心肌梗死后复发。剂量：250mg，每日 1~2 次，口服。病情稳定并无症状，3~4个月后，体力恢复，可酌情恢复部分轻工作，应避免过重体力劳动或情绪紧张。

（五）院前急救

流行病学调查发现，AMI死亡的患者中约50%在发病后1小时内于院外猝死，死因主要是可救治的致命性心律失常。显然，AMI患者从发病至治疗存在时间延误。其原因有：①患者就诊延迟；②院前转运、入院后诊断和治疗准备所需的时间过长，其中以患者就诊延迟所耽误时间最长。因此，AMI院前急救的基本任务是帮助AMI患者安全、迅速地转运到医院，以便尽早开始再灌注治疗；重点是缩短患者就诊延误的时间和院前检查、处理、转运所需的时间。

应帮助已患有心脏病或有AMI高危因素的患者提高识别AMI的能力，以便自己一旦发病立即采取以下急救措施：①停止任何主动活动和运动；②立即舌下含服硝酸甘油片（0.5mg），每5分钟可重复使用。若含服硝酸甘油3片仍无效则应拨打急救电话，由急救中心派出配备有专业医护人员、急救药品和除颤器等设备的救护车，将其运送到附近能提供24小时心脏急救的医院。随同救护的医护人员必须掌握除颤和心肺复苏技术，应根据患者的病史、查体和心电图结果做出初步诊断和急救处理，包括持续心电图和血压监测、舌下含服硝酸甘油、吸氧、建立静脉通道和使用急救药物，必要时给予除颤治疗和心肺复苏。尽量识别AMI的高危患者［如有低血压<100mmHg（13.33kPa）］、心动过速（>100次／分）或有休克、肺水肿体征，直接送至有条件进行冠状动脉血运重建的医院。

AMI患者被送达医院急诊室后，医师应迅速做出诊断并尽早给予再灌注治疗。力争在10~20分钟内完成病史采集、临床检查和记录1份18导联心电图以明确诊断。对ST段抬高的AMI患者，应在30分钟内开始溶栓，或在90分钟内开始行急诊经皮冠状动脉腔内成形术（percutaneous transluminal coronary angioplasty，PTCA）治疗。在典型临床表现和心电图ST段抬高已能确诊为AMI时，绝不能因等待血清心肌标志物检查结果而延误再灌注治疗的时间。

二、护理措施

（一）一般护理

1. 迅速建立静脉通路　遵医嘱给予溶栓、扩冠、抗凝及镇静药物治疗，缓慢静脉滴注。24小时更换输液部位，防止静脉炎发生，准备好口服药物（如肠溶阿司匹林、卡托普利、硝酸异山梨酯等），并且预置一个静脉留置针，以备24小时之内抽血用，避免不必要反复穿刺。

2. 建立重症记录单　随时记录患者的体温、脉搏、呼吸、血压及用药情况，以及神志、心律、心音变化。做好多参数监护，备好抢救物品，除颤器、气管插管盘置于床旁，出现严重并发症如心律失常、心力衰竭、休克时立即抢救。

3. 供给足够量的氧气　一般先给3～4L／min，病情平稳后，可给予低流量持续吸氧1～2L／min，如有以下情况，应持续给予氧气吸入。

（1）60岁以上的老年人。

（2）有左心衰或肺水肿的患者。

（3）有阵发性或持续性心前区疼痛的患者。

（4）有血压偏低或心律失常的患者。

（二）病情观察

1. 急性心肌再梗死的早期发现

（1）突然严重的心绞痛发作或原有心绞痛程度加重，发作频繁，时间延长或含服硝酸甘油无效并伴有胃肠道症状者，应立即通知医师，并加以严密观察。

（2）心电图检查：S–T段一时性上升或明显下降，T波倒置或增高。

2. 并发症观察

（1）心律失常：①RonT现象：室性期前收缩即期前收缩出现在前一心搏的T波上。②频发室性期前收缩，每分钟超过5次。③多源性室性期前收缩或室性期前收缩呈二联律。以上情况有可能发展为室性心动过速或心室颤动，必须及时给予处理。

（2）心源性休克：患者早期可以出现烦躁不安，呼吸加快，脉搏细速，皮肤湿冷，继之血压下降，脉压变小。

（3）心力衰竭：心衰早期患者突然出现呼吸困难、咳嗽、心率加快、舒张早期奔马律，严重时可出现急性肺水肿，易发展为心源性休克。

（三）饮食、休息与环境

1. 环境　有条件的患者应置于单人抢救室或心血管监护室给予床边心电、呼吸、血压的监测，尤其在前24小时内必须连续监测，室内应配备必要的抢救设备和药物，如氧气装置、吸引装置、人工呼吸机、急救车，各种抢救机械包以及除颤器、起搏器等。

2. 休息　AMI患者一般应完全卧床休息3～7天，一切日常生活由护理人员帮助解决，避免不必要的翻动，并限制探视，防止情绪波动。从第二周开始，非低血压者可鼓励患者床上做四肢活动，防止下肢血栓形成。两周后可扶患者坐起，病情稳定后可逐步离床，在室内缓步走动，对有并发症者应适当延长卧床休息时间。

3. 饮食　不宜过饱，坚持少量多餐。第一日只进流质饮食。食物以易消化、低脂肪、低盐、低胆固醇、少产气者为宜。禁食刺激性食品，禁止吸烟和饮茶。

4. 其他　保持大便通畅，大便时避免过度用力，便秘时可给予通便药物。加强患者的口腔及皮肤护理，防止口腔感染及压疮发生。

（四）健康指导

1. 积极治疗高血压、高脂血症、糖尿病等疾病。

2. 合理调整饮食，适当控制进食量，禁忌刺激性食物及烟、酒，少吃动物脂肪及胆固醇较高的食物。

3. 避免各种诱发因素，如紧张、劳累、情绪激动、便秘、感染等。

4. 注意劳逸结合，当病程进入康复期后可适当进行康复锻炼，锻炼过程中应注意观察是否有胸痛、呼吸困难、脉搏增快，甚至心律、血压及心电图的改变，一旦出现应停止活动，并及时就诊。

5. 按医嘱服药，随身常备硝酸甘油等扩张冠状动脉的药物，并定期门诊随访。

6. 指导患者及家属当病情突然变化时应采取简易应急措施。

（五）并发症护理

1. 疼痛患者绝对卧床休息，注意保暖，并遵医嘱给予解除疼痛的药物，如硝酸异山梨酯，严重者可选用吗啡等。

2. 心源性休克应将患者头部及下肢分别抬高30°～40°，高流量吸氧，密切观察患者生命体征、神志、尿量，必要时留置导尿管观察每小时尿量，保证静脉输液通畅，有条件者可通过中心静脉或肺微血管楔压进行监测。应做好患者的皮肤护理、口腔护理，按时翻身预防肺炎等并发症，做好24小时监测记录。

3. 加强心律失常与心力衰竭的护理。

4. 密切观察患者生命体征的变化，预防并发症，如乳头肌功能失调或断裂、心脏破裂、室壁瘤、栓塞等。

三、心律失常的护理

（一）发生机制

AMI心律失常的发生机制主要是由于心肌供血中断，缺血坏死的心肌组织引起心房心室肌内受体的激活，增加了交感神经的兴奋性，使血液循环及心脏内神经末梢局部儿茶酚胺浓度升高，缺血心肌发生过度反应，同时心脏的交感神经刺激增加了浦肯野纤维的自律性，儿茶酚胺加快了由钙介导的慢离子流的反应传导，从而导致心律失常的发生。AMI并发心律失常可引起血流动力学改变，使心排血量明显下降，严重时常危及患者生命。

（二）意义

心律失常是AMI严重并发症之一，发生率75%～95%，恶性心律失常即室性心动过速、心室颤动或心脏停搏在4～6分钟内就会出现不可逆性脑损害，如能早期发现早期救治，对降低死亡率至关重要。

这就要求护士应具有恶性心律失常的紧急判断能力，精湛的护理技术和熟练掌握各种异常心电图的识别，熟悉各种心律失常的抢救程序及用药特点，掌握各种抢救仪器的使用与保养，确保仪器处于完好状态，同时一旦确诊为急性心梗患者即入住监护室，并严密监测心电变化，准备充足的抢救药品与设备，以便及时发现和救治，降低患者死亡率，提高其生存质量。

（三）护理措施

1. 监护准备　患者入院后即行心电示波监测，并置于监护室专人看护，备好各种抢救仪器及设备，药品准备充分、齐全，除颤仪处于待机备用状态。

2. 掌握监护要领　护士要熟练掌握各异常心电图的特点，如出现窦性心动过缓，可用阿托品1mg静脉点滴。维持心率60～80次／分为宜，以免增加心肌耗氧量。

3. 危险指征及救护　频发室性早搏（每分钟超过5个）、多源性室性早搏、成对室性期前收缩或连发室性期前收缩常预示着心室颤动。护士要密切观察，发现异常迅速报告，并积极配合医生进行抢救。

出现Ⅱ度Ⅱ型及Ⅲ度房室传导阻滞伴有血流动力学障碍者，应迅速做好各项术前准备，及时安装人工心脏起搏器起搏治疗，以挽救患者生命。

四、早期活动的护理

AMI患者早期起床活动和早出院是近年的新趋势。早在1956年美国学者就提出，AMI后14日内进行早期活动，并对早期分级活动程度的有效性和安全性进行了评价。

近年来，AMI的早期康复活动也越来越受到人们的注意，改变以往分段式的活动观念，主张在无严重并发症的情况下早期活动并逐渐发展成为有计划的康复活动疗法。

（一）意义

1. 缩短住院期　美国康复学会建议将冠心病康复的不同发展阶段分4期，住院天数1～2周。据国内对26所医院的调查结果表明：AMI患者在没有并发症的情况下最短住院21天，最长为74天，平均36天。由于美国在20世纪60年代就开始重视AMI患者的早期康复活动，到20世纪70年代中期，住院从14天降至10天，目前主张无并发症AMI患者的住院期可缩短至6～7天。平均住院天数比中国少2周。显然这对节省患者的医疗费用，提高医院的病床周转率都将是有益的。

2. 提高生活质量　AMI后患者将长期处在悲观的情绪中，部分患者恢复工作，造成职业残疾，严重影响了其生活质量。有报道对27例AMI恢复早期（2周左右）的患者进行运动负荷试验（exercise stress test，EEF），患者生活质量得以明显改善。在精神上，患者因早期能够完成EEF而增加了自信心和安全感，减轻了心理负担。

3. 改善远期预后　早期康复训练可增加患者的运动耐量，改善心肌功能，提高心脏贮备和应激能力。AMI后1～2周参加体力活动和康复程序的患者，罕有发生严重并发症如心脏破裂、室壁瘤的形成及严重心律失常，3年内病死率和再发致命性心梗的危险性降低了25%。

（二）活动计划

任何康复活动计划都是根据患者具体情况制定，因人而异。首先制订一个普通康复计划，无并发症的患者可执行这个计划，有并发症的患者应视具体情况先做被动活动或轻微活动，待并发症控制、消除后再执行普通康复活动计划。

1. 一般AMI患者早期活动的时间，各国、各医院制订的康复活动计划有所不同。国内大多掌握的标准为：AMI患者绝对卧床休息1周，保持静态，避免搬动；第2周可坐起和离床站立，逐步室内行走。有的医院在心脏康复计划中，要求患者入院1～2天卧床，第4～5天采取坐位，第12～14天以沐浴。在美国心梗患者的活动时间比中国要早，一般当心电图稳定、没有胸痛的第2天便可坐起，第3～4天就可以在室内散步。

2. AMI患者溶栓治疗后的活动时间，有学者提出AMI患者在溶栓后24小时开始活动为最佳康复时间。

3. 关于老年AMI患者的活动时间，多数学者认为过早下床活动是非常危险的，应绝对卧床1～2周或至少2周。

（三）影响因素

1. 心脏破裂常发生在AMI后1周内。心脏破裂常发生在冠状动脉引起阻塞尚没有充分时间形成侧支循环的情况。

2. 无痛性AMI的心衰和休克的发生率80%以上出现在发病36小时内。

3. 关于猝死的诱因，有学者分析了21例猝死AMI患者，发现17例有明显诱因；猝死发生在1周之内8例，其中5例发生在排便后数分钟，3例于病后2～3天自行下床活动，引起心律失常而致死。

（四）注意事项

AMI发病1周之内为并发症多发期，有随时发生意外的可能。在此时进行康复活动有一定危险性，因此活动量要在心电监护下逐步增加，活动前应做好充分准备，活动中密切观察患者病情变化，活动后保证体力和精神上的休息是早期活动的关键。原则是从被动活动到自行活动，从半卧位到静坐位，并逐步增加每日活动量或延长每次活动的时间，循序渐进。

五、便秘的护理

AMI患者可因各种原因引起便秘，用力排便时可使腹内压猛增，增加心脏负荷，加重了心肌缺血和氧耗，导致严重的心律失常、室颤甚至猝死。因此对于AMI患者，尤其是急性期2～3周内的排便情况应引起高度重视，加强防止便秘和不可用力排便的宣传教育，指导正确排便，针对不同患者采取相应的措施，实施个体化护理。

（一）原因分析

1. AMI患者在急性期，由于绝对卧床休息，肠蠕动减慢，容易引起便秘。

2. 强烈疼痛和心肌梗死发生后的恐惧感，精神过度紧张，抑制了规律性的排便活动。

3. 排便方式的改变，大多数患者不习惯床上排便，有便意给予抑制，导致粪便在大肠内停留时间过长，水分被吸收过多，使大便干硬而引起便秘。

4. 进食过少，尤其是纤维素和水分摄入过少，肠腔内容物不足，不能有效刺激直肠黏膜引起排便反射。

5. 药物的应用，尤其吗啡、罂粟碱等药物的使用，抑制或减弱胃肠蠕动，导致排便困难。

（二）护理措施

1. 心理护理　AMI患者由于突然发病与剧烈疼痛，往往产生恐惧、紧张心理，又因进入监护病室，接触陌生的环境，高科技的仪器、设备，听见监护仪的报警声，而且没有家属陪护，会出现不可名状的焦虑。对此，应仔细观察患者的心理活动，主动介绍病室周围布局和疾病常识，耐心解答问题，使患者尽快适应环境，打消顾虑，树立信心和认识自我价值，以稳定的情绪、积极乐观的态度面对疾病，配合治疗，达到解除大脑皮层抑制排便动作的影响。

2. 加强宣传教育　向患者讲解AMI的相关知识，发生便秘的可能性，保持大便通畅的重要性及用力排便的危害性，帮助其建立正常的排便条件反射和排便功能。一般最适宜的排便应安排在早餐后15～30分钟，此时训练排便易建立条件反射，日久便可养成定时排便的好习惯。

3. 饮食指导　急性期饮食应以低脂、清淡、易消化食物为主，少食多餐为原则，避免过饱，选食纤维丰富的水果、蔬菜如芹菜、韭菜、香蕉等，食用鲜奶、豆浆、核桃、芝麻、蜂蜜等润肠食物，并保证每日饮水1000mL左右，禁忌烟、酒、茶、辣椒、可乐等刺激性的食品饮料。

4. 排便方法指导　由于环境及排便习惯、方式的改变，多数患者开始时不习惯卧床排便或有人在旁。此时，护理人员要耐心向患者反复说明在床上排便的重要性，以取得患者配合，一旦有便意及时告知护士，以便护士及时给予帮助和护理。床上排便时用屏风遮挡，患者应取较舒适的体位，如患者不能适应卧床排便，可将床头抬高20°～30°，以增加患者的舒适感。排便时叮嘱患者放松情绪，张口哈气以减轻腹压，勿屏气和用力排便，必要时可预防性含服抗心肌缺血药物，并做好床边监护，以免发生意外。

5. 按摩通便　每日3次按摩患者腹部，将两手搓热放在以脐部为中心的腹壁上，由升结肠向横结肠、降结肠、乙状结肠做环行按摩，每次10分钟，以促进肠蠕动，促使粪便排出。

6. 缓泻剂的应用　根据患者便秘的程度给予相应的处理。可给予果导片、蓖麻油、麻仁润肠丸等药物，每晚服用。也可给予开塞露通便，每次1~2个。患者取侧卧位，把药物挤入直肠后嘱患者做深呼吸，放松腹肌，使药液在直肠中保留5~10分钟后再慢慢排便。用泻药后，密切观察患者的排便情况，防止因排便次数增多而致腹泻，引起脱水和电解质紊乱，同时对肛周皮肤变红时给予皮肤处理，避免压疮发生。

7. 顽固性便秘患者　可选用1∶2∶3灌肠液，行小剂量低位灌肠，可起到良好的润滑作用，促进顺利排便。一般不给老年人大剂量灌肠，以免因结肠突然排空引起意外。

第二节　急性冠状动脉综合征

急性冠状动脉综合征（acute coronary syndromes，ACS）是冠状动脉在原有病变的基础上，由于血栓形成或痉挛而极度狭窄甚至完全闭塞，冠脉血流急剧减少，心肌严重缺血，而导致的一组症候群。在临床上主要包括不稳定心绞痛（unstable angina pectoris，UAP）、急性ST段升高性心肌梗死（ST segment elevation myocardial infarction，STEMI）、急性非ST段升高性心肌梗死（non-ST segment elevation myocardial infarction，NSTEMI）这三类疾病。急性冠状动脉综合征具有发病急、病情变化快、病死率高的特点，所以患者来诊后均需进行监护，以达到最大限度降低患者住院病死率，这对急诊护理抢救工作提出了新的挑战。

一、概　述

（一）概念

急性冠状动脉综合征（acute coronary syndromes，ACS）是指急性心肌缺血引起的一组临床症状。ACS根据心电图表现可以分为无ST段抬高和ST段抬高型两类。无ST段抬高的ACS包括不稳定性心绞痛（unstable angina pectoris，UA）和无ST段抬高的心肌梗死（NSTEMI）。冠状动脉造影和血管镜研究的结果揭示，UA、NSTEMI常常是由于粥样硬化块破裂，进而引发一系列导致冠状动脉血流减少的病理过程所致。许多试验表明，溶栓治疗有益于ST段抬高型ACS，而无ST段抬高者溶栓治疗则未见益处。因此区别两者并不像以前那样重要了，而将两者一并讨论。

UA主要有三种表现形式，即静息时发生的心绞痛、新发生的心绞痛和近期加重的心绞痛。新发生的心绞痛疼痛程度必须达到加拿大心脏学会（Canadian of Cardiovascucar Societs，CCS）心绞痛分级至少Ⅲ级方能定义为UA，新发生的慢性心绞痛疼痛程度仅达CCS心绞痛分级Ⅰ~Ⅱ者并不属于UA的范畴。

（二）病理生理

ACS的病理生理基础是由于心肌需氧和供氧的失衡而导致的心肌相对供血不足，主要由5个方面的原因所导致。

1. 不稳定粥样硬化斑块破溃后继发的血栓形成导致相应冠脉的不完全性阻塞，是ACS最常见的原因，由血小板聚集和斑块破裂碎片产生的微栓塞是导致ACS中心肌标志物释放的主要原因。

2. 冠脉存在动力性的梗阻，如变异性心绞痛，这种冠脉局部的痉挛是由于血管平滑肌和（或）内皮细胞的功能障碍引起，动力性的血管梗阻还可以由室壁内的阻力小血管收缩导致；另外一种少见的情况是心肌桥的存在，即冠脉有一段行走心肌内，当心肌收缩时，会产生"挤奶效应"导致心脏收缩期冠脉受挤压而产生管腔狭窄。

3. 由内膜增生而非冠脉痉挛或血栓形成而导致的严重冠脉狭窄，这种情况多见于进展期的动脉粥样硬化或经皮穿刺冠脉介入治疗（percutaneous coronary intervention，PCI）后的再狭窄。

4. 冠脉的炎症反应（某些可能与感染有关，如肺炎衣原体和幽门螺旋杆菌），与冠脉的狭窄、斑块的不稳定以及血栓形成密切相关，特别是位于粥样硬化斑块肩部被激活的巨噬细胞和T-淋巴细胞可分泌基质金属蛋白酶，可导致斑块变薄和易于破裂。

5. 继发性UAP，这类患者有着冠脉粥样硬化导致的潜在狭窄，日常多表现为慢性稳定型心绞痛，但一些外来的因素可导致心肌耗氧量的增加而发生UAP，如发热、心动过速、甲亢、低血压、贫血等情况。

冠状动脉粥样斑块破裂、崩溃是ACS的主要原因。斑块破裂后，血管内皮下基质暴露，血小板聚集、激活，继而激活凝血系统形成血栓，阻塞冠状动脉；此外，粥样斑块在致炎因子作用下，可发生炎细胞的聚集和激活，被激活的炎细胞释放细胞因子，激活凝血系统，并刺激血管痉挛，其结果是使冠状血流减少，心肌因缺血、缺氧而损伤，甚至坏死。心肌损伤坏死后，一方面心脏的收缩、舒张功能受损，心脏的射血能力降低，易发生心力衰竭；另一方面，缺血部位心肌细胞静息电位和动作电位均发生改变，与正常心肌细胞之间出现电位差，同时因心梗时患者交感神经兴奋性增高，心肌组织应激性增强，极易出现各种期前收缩、传导阻滞，甚至室颤等心律失常。

二、临床表现

（一）症状

UAP引起的胸痛的性质与典型的稳定型心绞痛相似，但程度更为剧烈，持续时间长达20分钟以上，严重者可伴有血流动力学障碍，出现晕厥或晕厥前状态。原有稳定型心绞痛出现疼痛诱发阈值的突然降低；心绞痛发作频率的增加；疼痛放射部位的改变；出现静息痛或夜间痛；疼痛发作时出现新的伴随症状如恶心、呕吐、呼吸困难等；原来可以使疼痛缓解的方法（如舌下含化硝酸甘油）失效，以上皆提示不稳定心绞痛的发生。

老年患者以及伴有糖尿病的患者可不表现为典型的心绞痛症状而表现为恶心、出汗和呼吸困难，还有一部分患者无胸部的不适而仅表现为下颌、耳部、颈部、上臂或上腹部的不适，孤立新出现的或恶化的呼吸困难是UAP中心绞痛等同发作最常见的症状，特别是在老年患者。

（二）体征

UAP发作或发作后片刻，可以发现一过性的第三心音或第四心音以及乳头肌功能不全所导致的收缩期杂音，还可能出现左室功能异常的体征，如双侧肺底的湿啰音、室性奔马律，严重左室功能异常的患者可出现低血压和外周低灌注的表现，此外，体格检查还有助于发现一些导致继发性心绞痛的因素，如肺炎、甲亢等。

（三）心电图

在怀疑UA发作的患者，心电图（electrocardiogram，ECG）是首先要做的检查，ECG正常并不排除UA的可能，但UA发作时ECG无异常改变的患者预后相对较好。如果胸痛伴有两个以上的相邻导联出现ST的抬高≥1mm，则为STEMI，宜尽早行心肌再灌注治疗。胸痛时ECG出现ST段压低≥1mm、症状消失时ST的改变恢复是一过性心肌缺血的客观表现，持续性的ST段压低伴或不伴胸痛相对特异性差。

相应导联上的T波持续倒置是UA的一种常见ECG表现，这多反映受累的冠脉病变严重，胸前导联上广泛的T波深倒（≥2mm）多提示LAD的近端严重病变。因陈旧心梗ECG上遗有Q波的患者，Q波面向区域的心肌缺血较少引起ST的变化，如果有变化常表现为ST段的升高。

胸痛发作时ECG上ST的偏移（抬高或压低）和（或）T波倒置通常随着症状的缓解而消失，如果以上ECG变化持续12小时以上，常提示发生非Q波心梗。心绞痛发作时非特异性的。ECG表现有ST段的偏移≤0.5mm或T波倒置≤2mm。孤立的Ⅲ导联Q波可能是一正常发现，特别是在下壁导联复极正常的情况下。

在怀疑缺血性胸痛的患者，要特别注意排除其他一些引起ST段和T波变化的情况，在ST段抬高的患者，应注意是否存在左室室壁瘤、心包炎、变异性心绞痛、早期复极、预激综合征等情况。中枢神经系统事件以及三环类抗抑郁药或吩噻嗪可引起T波的深倒。

在怀疑心肌缺血的患者，动态的心电图检查或连续的心电监护至关重要，因为Holter显示85%~90%的心肌缺血不伴有心绞痛症状，此外，还有助于检出AMI，特别是在联合连续测定血液中的心脏标志物的情况下。

（四）生化标志物

既往心脏酶学检查特别是CK和CK–MB是区分UA和AMI的手段，对于CK和CK–MB轻度升高不够AMI诊断标准的仍属于UA的范畴。新的心脏标志物TnI和TnT对于判断心肌的损伤，较CK和CK-MB更为敏感和特异，时间窗口更长，既往确诊为UA的患者，有1／5～1／4 TnI或TnT的升高，这部分患者目前属于NSTEMI的范畴，预后较真正的UA患者（TnI／TnT不升高者）要差。肌红蛋白检查也有助于发现早期的心梗，敏感性高而特异性低，阴性结果有助于排除AMI的诊断。

（五）核素心肌灌注显像

对于怀疑UA的患者，在症状持续期MIBI注射行心肌核素静息显像发现心肌缺血的敏感性及特异性均高，表现为受累心肌区域的核素充盈缺损，发作期过后核素检查发现心肌缺血的敏感性降低。症状发作期间行核素心肌显像的阴性预测值很高，但是急性静息显像容易遗漏一部分ACS患者（大约占5％），因此不能仅凭一次核素检查即做出处理决定。

三、诊　断

（一）危险分层

1. 高危患者

（1）心绞痛的类型和发作方式：静息性胸痛，尤其既往48小时内有发作者。

（2）胸痛持续时间：持续胸痛20分钟以上。

（3）发作时硝酸甘油缓解情况：含硝酸甘油后胸痛不缓解。

（4）发作时的心电图：发作时动态性的ST段压低≥1毫米。

（5）心脏功能：心脏射血分数<40％。

（6）既往患心肌梗死，但心绞痛是由非梗死相关血管所致。

（7）心绞痛发作时并发心功能不全（新出现的S3音、肺底啰音）、二尖瓣反流（新出现的收缩期杂音）或血压下降。

（8）心脏TnT（TnI）升高。

（9）其他影响危险因素：分层的因素还有高龄（>75岁）、糖尿病、C反应蛋白（C-reaction protein，CRP）等炎性标志物或冠状动脉造影发现是三支病变或者左主干病变。

2. 低危患者特征

（1）没有静息性胸痛或夜间胸痛。

（2）症状发作时心电图正常或者没有变化。

（3）肌钙蛋白不增高。

（二）UAP诊断

UAP诊断依据：

1. 有不稳定性缺血性胸痛，程度在CCSⅢ级或以上。

2. 明确的冠心病证据：心肌梗死、PTCA、冠脉搭桥、运动试验或冠脉造影阳性的病史；陈旧心肌梗死心电图表现；与胸痛相关的ST-T改变。

3. 除外急性心肌梗死。

四、治疗

（一）基本原则

首先对UAP／NSTFEMI患者进行危险度分层。低危患者通常不需要做冠状动脉造影，合适的药物治疗以及危险因素的控制效果良好。治疗药物主要包括阿司匹林、肝素（或低分子肝素）、硝酸甘油和β-受体阻滞剂，所有的患者都应使用阿司匹林。血小板糖蛋白Ⅱb／Ⅲa受体拮抗剂（GBⅡb／Ⅲa受体拮抗剂）不适用于低危患者。低危患者的预后一般良好，出院后继续服用阿司匹林和抗心绞痛药物。

高危患者通常最终都要进入导管室，虽然冠脉造影的最佳时机还未统一。目前针对UAP／NSTEMI，存在两种不同的治疗策略，一种为早期侵入策略，即对冠脉血管重建术无禁忌证的患者在可能的情况下尽早行冠脉造影和据此指导的冠脉血管重建治疗；另一种为早期保守治疗策略，在充分的药物治疗的基础上，仅对有再发心肌缺血者或心脏负荷试验显示为高危的患者（不管其对药物治疗的反应如何）进行冠脉造影和相应的冠脉血管重建治疗。

近年来多数学者倾向于早期侵入策略，其理由是该策略可以迅速确立诊断，低危者可以早期出院，高危则可以得到有效的冠脉血管重建治疗。没有条件进行介入治疗的社区医院，早期临床症状稳定的患者保守治疗可以作为UAP／NSTEMI的首选治疗，但对于最初保守治疗效果不佳的患者则应该考虑适时地进行急诊冠状动脉造影，必要时需介入治疗。在有条件的医院，高危UAP／NSTEMI患者可早期进行冠状动脉造影，必要时行PCI／CABG。在早期冠状动脉造影和PCI／CABG之后，静脉应用血小板GPⅡb／Ⅲa受体拮抗剂可能会使患者进一步获益，并且不增加颅内出血的并发症。

（二）一般处理

所有患者都应卧床休息，开放静脉通道并进行心电、血压、呼吸的连续监测，床旁应配备除颤器。对于有发绀、呼吸困难或其他高危表现的患者应该给予吸氧。并通过直接或间接监测血氧水平确保有足够的血氧饱和度。若动脉血氧饱和度降低至<90％时，应予以间歇高流量吸氧。手指脉搏血氧测定是持续监测血氧饱和度的有效手段，但对于无低氧危险的患者可不进行监测。应定期记录18导联心电图以判断心肌缺血程度、范围的动态变化。酌情使用镇静剂。

（三）抗血栓治疗

抗血小板和抗凝治疗是UAP／NSTEMI治疗中的重要一环，它有助于改变病情的进展和减少心肌梗死、心肌梗死复发和死亡。联合应用阿司匹林、肝素和一种血小板Ⅱb／Ⅲa受体拮抗剂代表着最高强度的治疗，适用于有持续性心肌缺血表现和其他一些具有高危特征的患者以及采用早期侵入措施治疗的患者。

抗血小板治疗应尽早，目前首选药物仍为阿司匹林。在不稳定性心绞痛患者症状出现后尽快给予服用，并且应长期坚持。对因过敏或严重的胃肠反应而不能使用阿司匹林的患者，可以使用噻吩吡啶类药物（氯比格雷或噻氯匹定）作为替代。在阿司匹林或噻吩吡啶药物抗血小板治疗的基础上应该加用普通肝素或皮下注射低分子肝素。有持续性缺血或其他高危的患者，以及计划行经皮冠状动脉介入（percutaneous coronary intervention，PCI）的患者，除阿司匹林和普通肝素外，还应加用一种血小板GPⅡb/Ⅲa受体拮抗剂。对于在其后24小时内计划做PCI的不稳定心绞痛患者，也可使用阿昔单抗治疗12～24小时。

（四）抗缺血治疗

1. 硝酸酯类药物　本类药物可扩张静脉血管、降低心脏前负荷和减少左心室舒张末容积，从而降低心肌氧耗。另外，硝酸酯类扩张正常的和硬化的冠状动脉血管，且抑制血小板的聚集。对于UAP患者，在无禁忌证的情况下均应给予静脉途径的硝酸酯类药物。根据反应逐步调整剂量。应使用避光的装置以$10\mu g/min$的速率开始持续静脉点滴，每3～5分钟递增$10\mu g/min$，出现头痛症状或低血压反应时应减量或停药。

硝酸酯类血流动力学效应的耐受性呈剂量和时间依赖性，无论何种制剂在持续24小时治疗后都会出现耐药性。对于需要持续使用静脉硝酸甘油24小时以上者，可能需要定期增加滴注速率以维持疗效，或使用不产生耐药的硝酸酯类给药方法（较小剂量和间歇给药）。当症状控制以后，可改用口服剂型治疗。静滴硝酸甘油的耐药问题与使用剂量和时间有关，使用小剂量间歇给药的方案可以最大限度地减少耐药的发生。对需要24小时静滴硝酸甘油的患者应周期性地增加滴速维持最大的疗效。一旦患者症状缓解且在12～24小时内无胸痛以及其他缺血的表现，应降低静滴的速度而转向口服硝酸酯类药物或使用皮肤贴剂。在症状完全控制达数小时的患者，应试图给予患者一个无硝酸甘油期避免耐药的产生，对于症状稳定的患者，不宜持续24小时静滴硝酸甘油，可换用口服或经皮吸收型硝酸酯类制剂。另一种减少耐药发生的方法是联用一种巯基提供剂如卡托普利或N-乙酰半胱氨酸。

2. β受体阻滞剂　β受体阻滞剂的作用可因交感神经张力、左室壁应力、心脏的变力性和变时性的不同而不同。β受体阻滞剂通过抑制交感神经张力、减少斑块张力达到减少斑块破裂的目的。因此β受体阻滞剂不仅可在AMI后减少梗死范围，而且可有效地降低UAP演变成为AMI的危险性。

3. 钙通道阻断剂　钙通道阻断剂并不是UAP治疗中的一线药物，随机临床试验显示，钙通道阻断剂在UAP治疗中的主要作用是控制症状，钙通道阻断剂对复发的心肌缺血和远期死亡率的影响，目前认为短效的二氢吡啶类药物如硝苯地平，单独用于急性心肌缺血反而会增加死亡率。

4. 血管紧张素转换酶抑制剂（angiotensin converting enzyme inhibitor，ACEI）ACEI可以减少急性冠状动脉综合征患者、近期心肌梗死患者或左心室收缩功能失调患者、有左心室功能障碍的糖尿病患者，以及高危慢性冠心病患者的死亡率。因此，ACS患者以及用β受体阻滞剂与硝酸酯类不能控制的高血压患者如无低血压均应联合使用ACEI。

（五）介入性治疗

UAP／NSTEMI中的高危患者早期（24小时以内）干预与保守治疗基础上加必要时紧急干预比较，前者明显减少心肌梗死和死亡的发生，但早期干预一般应该建立在使用血小板糖蛋白Ⅱb／Ⅲa受体拮抗剂和（或）口服氯吡格雷的基础之上。

冠状动脉造影和介入治疗（PCI）的适应证：

1. 顽固性心绞痛，尽管充分的药物治疗，仍反复发作胸痛。

2. 尽管充分的药物治疗，心电图仍有反复的缺血发作。

3. 休息时心电图ST段压低，心脏标志物（肌钙蛋白）升高。

4. 临床已趋稳定的患者出院前负荷试验有严重缺血征象，如最大运动耐量降低，不能以其他原因解释者；低做功负荷下几个导联出现较大幅度的ST段压低；运动中血压下降；运动中出现严重心律失常或运动负荷同位素心肌显像示广泛或者多个可逆的灌注缺损。

5. 超声心动图示左心室功能低下。

6. 既往患过心肌梗死，现有较长时间的心绞痛发作者。

五、护理措施

患者到达急诊科，护士是第一个接待者，护士必须在获得检查数据和医生做出诊断之前，选择必要的紧急处置措施。急诊护士尤其应在ACS综合征患者给予适时、有效的治疗方面发挥作用。护士需要在医疗资源有限的环境下，在患者床边判定紧急情况，减少延误。作为急诊护士还要具备心脏病护理技术，能处置AMI，用电子微量注射泵进行输液，识别心律失常和准确处理严重心脏危象。

（一）病情观察

1. ACS患者病情危重、变化迅速、随时都可能出现严重的并发症。

2. 要认真细致地观察患者的精神状况，面色、意识、呼吸、注意有无出冷汗、四肢末梢发凉等。

3. 经常询问患者有无胸痛、胸闷，并注意伴随的症状和程度，尤其是夜间。

4. 常规持续心电、血压监护，严密观察心率（律）、心电图示波形态变化，对各种心律失常及时识别，并报告医生及时处理。

5. 有低血压者给予血压监护直到血压波动在正常范围。

6. 有心力衰竭者应给予血氧饱和度监测，以保证血氧饱和度在95%～99%。

7. 急性心肌梗死患者还要定时进行心电图检查和心肌酶的检测，了解急性心肌梗死的演变情况。

8. 在监护期间，应注意患者有无出血倾向。观察患者的皮肤、黏膜、牙龈有无出血。观察患者尿的颜色。询问患者有无腹痛、腰痛、头痛现象。对行尿激酶溶栓治疗的急性心肌梗死患者，更应严密观察。

（二）病情评估

ACS的患者常需急诊入院，将患者送入监护室后，急诊科护士迅速地评估患者是否有高度危险性或低度危险性非常重要。根据评估情况严格按照急诊护理路径，迅速采取相应措施。

1. 危险评估　迅速地评估患者是否有高度或低度危险的ACS，这是对当今护士的最大挑战。

（1）有研究表明，约33%的AMI的患者在发病初期无胸痛的表现，然而这些被延迟送入医院的患者有更高的危险性，因为无典型胸痛的患者很少能及时得到溶栓、血管成形术或阿司匹林、β阻滞剂、肝素等药物治疗。

（2）每年大约460万具有急性冠脉局部缺血症状的患者来到急诊科，其中只有大约25%的患者确诊后被允许入院。

（3）在急诊科疑为ACS的患者中，只有约1/3有"真的病变"。

急诊护理决定性的作用在于快速完成对患者的评估，并且在早期对ACS高危人群提供及时的紧急看护照顾，使病情缓解。据统计，每年有100万人发生AMI，约25%的患者在到达急诊科前死亡。那些到达医院的患者仍有死亡可能。

2. 早期危险评估的7分危险评分量表

（1）年龄>65岁。

（2）存在3个以上冠心病危险因素。

（3）既往血管造影证实有冠状动脉阻塞。

（4）胸痛发作时心电图有ST段改变。

（5）24小时内有2次以上心绞痛发作。

（6）7天内应用了阿司匹林。

（7）心肌坏死标记物升高。

具有上述危险因素的患者出现死亡、心肌梗死或需血管重建的负性心脏事件的可能性增高。评分越高危险性越大，且这些患者从低分子肝素、血小板GP Ⅱb／Ⅲa受体拮抗剂和心脏介入等治疗中获益也越大。这一评分系统简单易行，使早期对患者进行客观的危险分层成为可能，有利于指导临床对患者进行及时正确的治疗。

（三）急救护理

1. 早期干预原则　在急诊情况下，一旦胸痛患者明确了ACS的诊断，快速和有效的干预即迅速开始。在美国心脏病学会和美国心脏联合会制定的ACS治疗指南中曾推荐：患者应在发病10分钟内到达急诊科，对所有不稳定心绞痛患者给予吸氧、静脉输液、连续的心电图（electrocardiogram，ECG）监护。并依据临床表现将患者分为高度危险、中度危险和低度危险。高度危险患者严格管理，低度危险患者必须按监护程序治疗，并定期随访，急诊护士和医师必须精确地估定患者的危险层次。

2. 干预时间分期　早期干预分为4个节段，称为4Ds。时间（症状，Symptom），症状开始时间点，它代表着冠状动脉闭塞的时间，虽然它是个比较好的指标，但不是完美的时间点。

时间1（门口，Door）：患者入急诊科的时间点。

时间2（资料，Data）：患者进行初步检查及心电图等材料的时间点。

时间3（决定，Decision）：决定是否进行溶栓治疗或进一步检查。

时间4（药物，Drug）：开始用药物或治疗的时间点。

其中时间1~2：6~11分钟；2~3：20~22分钟；3~4：20~37分钟。

GISSI-2研究中，不足30%的患者在症状发生后3小时才得到治疗。耽搁时间在3~5小时，其主要原因是：

（1）患者本身的耽搁：患者在就医问题上耽搁时间是延误时间的一个主要因素，其原因多在患者发病的初期症状较轻、未意识到病情的严重性，或地处偏僻，交通不便。

（2）运送患者的过程：患者发病后运送至医院途中，也要耽搁一些时间，据估计一般约为30分钟到数小时。

（3）医院内耽搁：患者到达医院以后耽搁时间是相当普遍的。在多数研究中，从患者到达医院至实施溶栓治疗，耽搁45~90分钟。

在症状发作不到1小时内接受治疗的患者6周病死率为3.2%；在症状发作4小时接受治疗的患者6周病死率为6.2%。事实上非常早期的综合治疗（包括市区及郊区）可减少50%心肌梗死的发病率。"4Ds"在减少从发病到处理的时间延误方面发挥了积极作用。

3. 急诊过程耽搁　ACS患者急诊就诊耽搁主要在：

（1）患者到医院接受医师检查时。

（2）对患者进行胸痛评估时，因为这需要仔细观察。

（3）做ECG时。

（4）在当诊断技师不能及时识别ST变化，ECG报告延迟传递到内科医师时。

为了避免这些急诊耽搁，有些医院尝试由急诊科护士做ECG，并直接由医师快速阅读 ECG。还可自行设计护理观察记录文书，既节省了护士书写的时间，又提高了护理质量 标准。

4. 一般急救措施

（1）立即让患者采取舒适体位，并发心力衰竭者取半卧位。

（2）常规给予吸氧，3~5L／min。

（3）连接好心电监护电极和测血压的袖带（注意电极位置应避开除颤区域和心电图胸前导联位置）。开启心电监护和无创血压监护。必要时给予血氧饱和度监护。

（4）协助给患者做全导联心电图作为基础心电图，以便对照。

（5）在左上肢和左下肢建立静脉通路，均留置Y型静脉套管针（以备抢救和急诊介入手术中方便用药）。

（6）备好急救药品和除颤器。

（7）抗凝疗法：给予嚼服肠溶阿司匹林100~300mg，或加用氯吡格雷片75mg，1次／d，皮下注射低分子肝素等。

（8）介入疗法：对于ACS患者的治疗尤其是急性心肌梗死，尽快重建血运极为重要，对行急诊PCI的患者应迅速做好术前各项准备。

5. 急诊经皮冠状动脉介入治疗（percutaneous coronary intervention，PCI）的术前准备

（1）首先向患者及家属介绍介入诊断和治疗的目的、方法及优点。

（2）检查血常规，血凝全套，心肌酶谱，甲、乙、丙肝抗体，抗HIV等，术区备皮，做碘过敏皮试。

（3）让患者排空膀胱，必要时留置导尿管。

（4）嚼服肠溶阿司匹林0.3克，口服氯吡格雷片300mg，备好沙袋、氧气袋，全程监护，护送患者到导管室。

6. 急诊PCI术后监护

（1）患者返回病房后，护士立即进行心电、血压的监护，注意心率（律）变化。

（2）急诊PCI患者术后常规留置动脉鞘管6~12小时。嘱患者术侧肢体伸直制动，防止鞘管脱出、折断和术侧肢体的血栓形成。观察术区有无渗血，触摸双侧足背动脉搏动情况，皮肤颜色和肢体温度的变化。协助按摩术侧肢体。

（3）动脉鞘管拔管前向患者说明拔管的简要过程，消除紧张心理。医生拔管时，护士应准备好急救药品，如阿托品、多巴胺等，观察患者心电监护和血压。拔管后，穿刺部位进行加压包扎，观察有无渗血，保持局部清洁无菌，严格交接班并做好记录。

（四）心肌耗氧量与护理

在ACS发病的极早期患者心肌脆弱，电活动极不稳定，心脏供血和耗氧量之间的矛盾非常突出，因此在发病早期，尤其是24小时以内，限制患者活动，降低心肌耗氧量，缓解心肌供血和需求之间的矛盾，对保证患者平稳度过危险期，促进心肌恢复，具有非常重要的意义。

1. 心肌耗氧量 影响心肌耗氧量的主要因素有心脏收缩功能、心室壁张力、心肌

体积。Katz提出以二项乘积（D-P）作为心肌耗氧量的指标，其公式为最大血压乘以心率。由于该指标计算方法简单，可重复性好，临床研究证实其与心肌耗氧量的真实情况相关性好，已被广泛应用于临床。

2. 排便动作　各种干预因素都可以引起D-P的增加，排便时患者需要屏住呼吸，使膈肌下沉，收缩腹肌，增加腹压，这一使力的动作，加上卧位排便造成的紧张、不习惯等因素，会导致血压升高和心率加快，从而加重心脏负担，使心脏的氧供和氧耗之间失衡，增加心律失常的发生危险。因此在护理中：

（1）必须确实保证ACS患者大便通畅，如给予缓泻剂、开塞露等。

（2）另有研究表明，坐位排便的运动强度低于卧位排便，故对无法适应卧位排便的患者在监护的情况下试行坐位排便，以缓解其焦虑情绪。

（3）在患者排便期间必须加强监护，要有护士在场，以应付可能出现的意外情况。

3. 接受探视　患者接受探视时D-P增加明显。亲友的来访使患者情绪激动，交感神经兴奋，心脏兴奋性增强，心肌耗氧量增加，尤其是来访者表现得过度紧张和不安时更是如此。因此在护理中：①应尽可能地减少探视的次数。②对来访者应事先进行教育，说明避免患者情绪波动对患者康复的意义。③对经济有困难的患者，应劝其家属暂不谈及经费问题。

4. 音乐疗法　曾有研究表明，对心肌梗死及不稳定心绞痛患者进行音乐疗法，可使其情绪稳定，交感神经活动减少，副交感神经活动增强，从而使心肌耗氧量减少。但有些研究没有得出类似的结果，其原因可能是对象和乐曲的选择有问题，很难想象一个乐盲和一个音乐家对同一首曲子会有同样的反应，也很难想象一个人在听到音乐和听到哀乐时会有一样的心情。因此在进行音乐疗法时应加强针对性。

第三节　心律失常

正常心律起源于窦房结，频率为60~100次／分钟（成人），比较规则。窦房结冲动经正常房室传导系统顺序激动心房和心室，传导时间恒定（成人0.12~1.21秒）；冲动经束支及其分支以及浦肯野纤维到达心室肌的传导时间也恒定（≤0.10s）。心律失常指心律起源部位、心搏频率与节律以及冲动传导等任一项异常。"心律失常"或"心律不齐"等词的含义偏重于表示节律的失常，心律失常既包括节律异常又包括频率的异常。常见的有窦性心律不齐、心动过速、心动过缓、期前收缩、心房颤动、心脏传导阻滞等。

一、分类

心律失常分类方法繁多，较简明的有以下两类。

（一）按病理生理分类

1. 激动起源失常

（1）窦性心律失常：①窦性心动过速；②窦性心动过缓；③窦性心律不齐；④窦性停搏；⑤窦房传导阻滞。

（2）异位心律失常：

1）被动性：①逸搏：房性、结性、室性；②异位心律：房性、结性、室性。

2）主动性：①期前收缩：房性、结性、室性；②异位心律：阵发性心动过速：房性、结性、室性；扑动与颤动：房性、室性；"非阵发性"心动过速：结性、室性；③并行心律：房性、结性、室性。

2. 激动传导失常

（1）生理性传导阻滞–干扰与脱节：房性、结性、室性。

（2）病理性传导阻滞：①窦房传导阻滞；②房内传导阻滞；③房室传导阻滞：第一度房室传导阻滞、第二度房室传导阻滞、第三度（完全性）房室传导阻滞；④室内传导阻滞：分为完全性房室传导阻滞和不完全性束支传导阻滞，前者又分为完全性左束支传导阻滞和完全性右束支传导阻滞。

3. 传导途径异常　预激综合征。

（二）临床分类

心律失常按其发作时心率的快慢可分为快速性和缓慢性两大类。

1. 快速性心律失常

（1）期前收缩：房性、房室交界性、室性。

（2）心动过速：①窦性心动过速。②室上性：阵发性室上性心动过速、非折返性房性心动过速、非阵发性交界性心动过速。③室性：室性心动过速（阵发性、持续性）、尖端扭转型、加速性心室自主心律。

（3）扑动和颤动：心房扑动、心房颤动、心室扑动、心室颤动。

（4）可引起快速性心律失常的预激综合征。

2. 缓慢性心律失常

（1）窦性心动过缓、窦性停搏、窦房传导阻滞、病态窦房结综合征。

（2）房室交界性心律。

（3）心室自主心律。

（4）引起缓慢性心律失常的传导阻滞：①房室传导阻滞：一度、二度（Ⅰ型、Ⅱ型）、三度。②心室内传导阻滞：完全性右束支传导阻滞、完全性左束支传导阻滞、左前分支阻滞、左后分支阻滞、双侧束支阻滞、右束支传导阻滞并发分支传导阻滞、三分支传导阻滞。

二、发病机制

（一）快速性心律失常

1. 冲动传导异常——折返　折返是发生快速心律失常最常见的机制。形成折返激动的条件是：

（1）心脏的两个或多个部位的电生理的不均一性（即传导性或不应性的差异），这些部位互相连接，形成一个潜在的闭合环。

（2）在环形通路的基础上一条通道内发生单向阻滞。

（3）可传导通道的传导减慢，使最初阻滞的通道有时间恢复其兴奋性。

（4）最初阻滞的通道的再兴奋，从而可完成一次折返的激动。

冲动经过这个环反复循环，引起持续性加速心律失常。折返心律失常能由期前收缩发动和终止，也能由快速刺激终止（称为超速抑制）。这些特点有助于区别折返性心律失常和触发活动引起的心律失常。

2. 自律性增高　窦房结和异位起搏点的自律性增强。窦房结或其某些传导纤维的自发性除极明显升高，该处所形成的激动更可控制整个心脏导致心动过速，或提前发出冲动形成期前收缩。多发生于以下病理生理状态：

（1）内源性或外源性儿茶酚胺增多。

（2）电解质紊乱（如高血钙、低血钾）。

（3）缺血缺氧。

（4）机械性效应（如心脏扩大）。

（5）药物：如洋地黄等。

3. 触发活动　在某些情况下，如局部儿茶酚胺浓度增高、低血钾、高血钙、洋地黄中毒等，在心房、心室或希氏-浦肯野组织能看到触发活动。这些因素导致细胞内钙的积累，引起动作电位后的除极化，称为后除极化。当后除极化的振幅继续增高时，能达到阈水平和引起重复的激动。连续触发激动即可形成阵发性心动过速。

（二）缓慢性心律失常

1. 窦房结自律性受损　如因炎症、缺血、坏死或纤维化可致窦房结功能衰竭，起搏功能障碍，引起窦性心动过缓，窦性停搏。

2. 传导阻滞

（1）窦房结及心房病变，可引起窦房传导阻滞及房内传导阻滞。

（2）房室传导阻滞是由于房室结或房室束的传导功能降低，窦房结的兴奋激动不能如期向下传导而引起。可分为生理性和病理性2种，病理性常见于风湿性心肌炎、白喉及其他感染、冠心病、洋地黄中毒等，生理性多系迷走神经兴奋性过高。

三、临床表现与诊断

（一）临床表现

心律失常常见于各种原因的心脏病患者，少数类型也可见于无器质性心脏病的正常人。其临床表现是一种突然发生的规律或不规律的心悸、胸痛、眩晕、心前区不适感、憋闷、气急和手足发凉等。严重时可产生晕厥、心源性休克，甚至心搏骤停而危及患者生命。有少部分心律失常患者可无症状，仅有心电图改变。

各种类型的心律失常对脑部血液循环的影响并不相同。在房性及室性期前收缩时，脑血流量降低8%～12%，其中室性期前收缩使脑血流量降低的程度较房性期前收缩更大；偶发的期前收缩对脑循环血量影响较小，而频发的期前收缩对脑血液循环影响更大。室上性阵发性心动过速使脑血流量下降约14%；快速心房颤动时，脑血流量降低约23%；室性阵发性心动过速时影响还要加大，脑血流量下降40%～75%。如果患者平时健康，心律失常所引起的脑血流量减少可使患者出现一过性脑缺血，有的不发生症状。

但对于老年患者，如果原有脑动脉硬化，本来脑血流量已经减少，当心律失常发生后，脑血流量进一步减少，更加重了脑缺血的症状，患者往往出现晕厥、抽搐、昏迷，甚至出现一过性或永久性脑损害征象，如失语、失明、瘫痪等。

当心律失常发生时，肾血流量发生不同程度的减少。多发性房性期前收缩或室性期前收缩，肾血流量减少8%～10%；房性阵发性心动过速时肾血流量减少约18%；室性阵发性心动过速时肾血流量减少约60%；快速房颤时，肾血流量减少约20%；如果发生严重的心律失常，肾血流量进一步减少，可能有利于保护其他重要器官。由于肾血流量的减少，患者可出现少尿、蛋白尿、氮质血症，甚至导致肾功能衰竭。

各种心律失常均可引起心脏冠状动脉血流量的减少。经测定房性期前收缩使冠状动脉血流量减少约5%；室性期前收缩使冠状动脉血流量减少约12%；频发室性期前收缩使冠状动脉血流量减少约25%；房性阵发性心动过速使冠状动脉血流量减少约35%；室性阵发性心动过速使冠状动脉血流量减少达60%；冠状动脉正常的人，可以耐受快速的心律失常所引起的冠状动脉血流量的降低，而不发生心肌缺血。如果冠状动脉原来有硬化、狭窄时，即使轻度的心律失常也会发生心肌缺血，甚至心力衰竭。因此，这类患者常出现心绞痛、气短、肺水肿、心力衰竭的症状。

（二）诊断

1. 病史　详细的病史可对诊断提供有用的线索，尤其对病因诊断意义更大。
2. 体检　听心音、测心率，对心脏的体征做细致检查，有助于诊断。
3. 心电图　是最重要的诊查技术。判断心电图的要点：
（1）节律是否规则，速率正常、过快或过慢。
（2）P波的形态和时限是否正常。

（3）QRS波的形态和时限。

（4）PR间期的速率和节律性。

（5）ST段正常、下降或抬高。

（6）T波向上或向下。

4. 其他辅助检查　动态心电图、运动试验、食管心电图描记、临床电生理检查等。

四、治疗

心律失常的治疗应包括发作时治疗与预防发作。除病因治疗外，尚可分为药物治疗和非药物治疗两方面。

（一）病因治疗

病因治疗包括纠正心脏病理改变、调整异常病理生理功能（如冠脉动态狭窄、泵功能不全、自主神经张力改变等），以及去除导致心律失常发作的其他诱因（如电解质失调、药物不良反应等）。

（二）药物治疗

药物治疗缓慢心律失常一般选用增强心肌自律性和（或）加速传导的药物，如拟交感神经药（异丙-肾上腺素等）、迷走神经抑制药物（阿托品）或碱化剂（乳酸钠或碳酸氢钠）。治疗快速心律失常则选用减慢传导和延长不应期的药物，如迷走神经兴奋剂（新斯的明、洋地黄制剂）、拟交感神经药间接兴奋迷走神经（甲氧明、去氧肾上腺素）或抗心律失常药物。

目前临床应用的抗心律失常药物已有数10种，常按药物对心肌细胞动作电位的作用来分类。Ⅰ类药抑制0相除极，曾被称为膜抑制剂，按抑制程度强弱及对不应期和传导速度的不同影响，再分为Ⅰa、Ⅰb和Ⅰc亚类，分别以奎尼丁、利多卡因和恩卡尼作为代表性药物。Ⅱ类为肾上腺素能β受体阻滞剂；Ⅲ类延长动作电位时限和不应期，以胺碘酮为代表性药物；Ⅳ类为钙内流阻滞剂，以维拉帕米为代表性药物。

抗心律失常药物治疗不破坏致心律失常的病理组织，仅使病变区内心肌细胞电生理性能如传导速度和（或）不应期长短有所改变，长期服用均有不同程度的不良反应，严重的可引起室性心律失常或心脏传导阻滞而致命。因而临床应用时宜严格掌握适应证，并熟悉几种常用抗心律失常药物的作用，包括半衰期、吸收、分解、排泄、活性代谢产物、剂量和不良反应。

（三）非药物治疗

非药物治疗包括机械方法兴奋迷走神经、心脏起搏器、电复律、电除颤、体内自动电除颤器、射频消融和冷冻或激光消融以及手术治疗等。反射性兴奋迷走神经的方法有压迫眼球、按摩颈动脉窦、捏鼻用力呼气和屏住呼吸等。心脏起搏器多用于治疗缓慢心律失常，以低能量电流按预定频率有规律地刺激心房或心室，维持心脏活动；亦用于治疗折返性快速心律失常和心室颤动，通过程序控制的单个或连续快速电刺激终止折返形成。直流电复律和电除颤分别用于终止异位性快速心律失常发作和心室颤动，用高压直流电短暂经胸壁作用或直接作用于心脏，使正常和异常起搏点同时除极，恢复窦房结的最高起搏点。为了保证安全，利用患者心电图上的R波触发放电，避开易损期除极发生心室颤动的可能，称为同步直流电复律，适用于心房扑动、心房颤动、室性和室上性心动过速的转复。治疗心室扑动和心室颤动时则用非同步直流电除颤。电除颤和电复律疗效迅速、可靠而安全，是快速终止上述快速心律失常的主要治疗方法，但并无预防发作的作用。

五、护理措施

（一）病情观察

1. 心律　当心电图或心电示波监护中发现以下任何一种心律失常，应及时与医师联系，并准备急救处理。

（1）频发室性期前收缩（每分钟5次以上）或室性期前收缩呈二联律。

（2）连续出现两个以上多源性室性期前收缩或反复发作的短阵室上性心动过速。

（3）室性期前收缩落在前一搏动的T波之上（RonT现象）。

（4）心室颤动或不同程度房室传导阻滞。

2. 心率　当听心率、测脉搏1分钟以上发现心音、脉搏消失，心率低于40次／分钟或心率大于160次／分钟的情况时，应及时报告医师并做出及时处理。

3. 血压　如患者血压低于80mmHg（10.6kPa），脉压小于20mmHg（2.7kPa），面色苍白，脉搏细速，出冷汗，神志不清，四肢厥冷，尿量减少，应立即进行抗休克处理。

4. 阿-斯综合征　患者意识丧失，昏迷或抽搐，此时大动脉搏动消失，心音消失，血压测不到，呼吸停止或发绀，瞳孔放大。

5. 心脏骤停　突然意识丧失、昏迷或抽搐，此时大动脉搏动消失，心音消失，血压为0，呼吸停止或发绀，瞳孔放大。

6. 听诊的应用　利用听诊器可以对下列心律失常做出诊断：

（1）窦性心律不齐、窦性心动过速、窦性心动过缓。

（2）期前收缩：根据患者期前收缩的心音强弱及其后的间歇时间的长短，来判定期前收缩是房性或是室性。

（3）心房颤动和心房扑动：根据心音强弱不一，节律不齐可以诊断房颤。

但是，利用听诊器判断心律失常仍有它的局限性，在临床上有些心律失常是无法用听诊器发现的，如预激综合征、Ⅰ度房室传导阻滞、室内传导阻滞等。对于期前收缩，用听诊器也很难诊断其起源和性质。

（二）对症处理

1. 阿-斯综合征抢救配合

（1）可叩击心前区或进行胸外心脏按压，通知医师，并备齐各种抢救药物及用品。

（2）静脉推注肾上腺素或阿托品等药物。

（3）心室颤动时积极配合医师做电击除颤，或安装人工心脏起搏器。

2. 心脏骤停抢救配合。

（三）一般护理

1. 休息　对于偶发、无器质性心脏病的心律失常，不需卧床休息，注意劳逸结合，对有血流动力学改变的轻度心律失常患者应适当休息，避免劳累。严重心律失常者应卧床休息，直至病情好转后再逐渐起床活动。

2. 生活方式　压力过大常可引起患者心率增快，并触发某种心律失常。放松疗法有助于预防或控制压力引起的心律失常。运动、沉思及瑜伽功等有助于调节自主神经张力。由于香烟中的尼古丁也可以导致心律失常，故应积极戒烟。限制摄入咖啡等其他刺激性饮料，它们可使心率加快。

3. 营养及饮食　无机钙、镁和钾在调节心脏活动中起了关键性作用。当机体缺乏这些物质时，就会出现心律失常（但是过量也会引发一些问题，特别是钙）。静脉内使用镁剂可以纠正心动过速及其他一些心律失常。可以从坚果、蚕豆、大豆、麸糠、深绿色蔬菜和鱼中获得镁。许多水果和蔬菜中含有钾。注意摄入太多的盐类和饱和脂肪酸会耗尽肌体的镁、钾储备；同样使用大量的利尿剂或泻药，也可造成低钾、低镁。

4. 药疗护理　根据不同抗心律失常药物的作用及不良反应，给予相应的护理，如利多卡因可致头晕、嗜睡、视力模糊、抽搐和呼吸抑制，因此静脉注射累积不宜超过300mg／2h；普罗帕酮易致恶心、口干、头痛等，故宜饭后服用；奎尼丁可出现神经系统方面改变，同时可致血压下降、QRS波增宽，QT间期延长，故给药时须定期测心电图、血压、心率，若血压下降、心率慢或不规则应暂时停药。

（四）简便疗法

1. 面部寒冷刺激　海狮潜入冰冷的水下是通过自主神经反射使心率快速减慢，保护自己。人类也有自主神经反射，它对终止偶发的心动过速十分重要。发生心律失常时，将面部浸入冷水中，有可能使心动过速停止。

2. 深呼吸后屏气，可使迷走神经兴奋，也可终止心动过速。

3. 轻压颈部右侧突出的颈动脉（颈动脉窦），有助于终止心动过速。但老年人慎用，颈动脉窦过敏者禁用，有时可致心脏停搏。

4. 对于室上性心律失常，可试用"迷走神经兴奋法"治疗。坐下向前弯腰，然后屏住呼吸做吹气动作，像吹气球一样。

总之，作为护士应该知道患者所患的是什么病，容易发生的是哪一种心律失常，有什么预防和治疗方法。这样才能在患者出现病情变化时，做出准确的抢救护理，从而提高抢救的成功率。

第四节 高血压危象

在急诊工作中，常常会遇到一些血压突然或显著升高的患者，伴有症状或有心、脑、肾等靶器官的急性损害，如不立即进行降压治疗，将产生严重并发症或危及患者生命，称为高血压危象。其发病率占高血压患者的1%～5%。

一、概述

以往的文献和教科书中有关高血压患者血压急速升高的术语有：高血压急症、高血压危象、高血压脑病、恶性高血压、急进型高血压等。不同的作者所给的定义以及包含的内容有所不同，有些甚至比较混乱。美国高血压预防、检测、评价和治疗的全国联合委员会第七次报告（JNC7）对高血压急症和次急症给出了明确的定义。高血压急症指血压急性快速和显著持续升高同时伴有急性靶器官损害。如果仅有血压显著升高，但不伴靶器官新近或急性功能损害，则定义为高血压次急症。广义的高血压危象包括高血压急症和次急症；狭义的高血压危象等同于高血压急症。

值得注意的是，高血压急症与高血压次急症均可并发慢性器官损害，但区别两者的唯一标准是有无新近发生的或急性进行性的严重靶器官损害。高血压水平的绝对值不构成区别两者的标准，因为血压水平的高低与是否伴有急性靶器官损害或损害的程度并非成正比。例如，孕妇的血压在210／120mmHg（28.0／16.0kPa）可能会并发子痫，而慢性高血压患者血压高达220／140mmHg（29.3／18.7kPa）可能无明显症状，前者隶属于高血压急症，而后者则被视为高血压次急症。临床上，有些高血压急症患者可能过去已经有高血压（原发性或继发性），而有些患者可能首次就诊才发现高血压。

二、病因与发病机制

（一）病因

高血压急症的病因临床上主要包括：①急性脑血管病：脑出血、脑动脉血栓形成、脑栓塞、蛛网膜下腔出血等；②主动脉夹层动脉瘤；③急性左心衰竭伴肺水肿；④急性冠状动脉综合征（不稳定心绞痛、急性心肌梗死）；⑤先兆子痫、子痫；⑥急性肾衰竭；⑦微血管病性溶血性贫血。

高血压次急症的病因临床上主要包括：①高血压病3级（极高危）；②嗜铬细胞

瘤；③降压药物骤停综合征；④严重烧伤性高血压；⑤神经源性高血压；⑥药物性高血压；⑦围术期高血压。

（二）促发因素

高血压危象的促发因素很多，最常见的是在长期原发性高血压患者中血压突然升高，占40%~70%。另外，25%~55%的高血压危象患者有可查明原因的继发性高血压，肾实质病变占其中的80%。高血压危象的继发性原因主要包括：

1. 肾实质病变　原发性肾小球肾炎、慢性肾盂肾炎、间质性肾炎。
2. 涉及肾脏的全身系统疾病　系统性红斑狼疮、系统性硬皮病、血管炎。
3. 肾血管病　结节性多动脉炎、肾动脉粥样硬化。
4. 内分泌疾病　嗜铬细胞瘤、库兴综合征、原发性醛固酮增多症。
5. 药品　可卡因、苯异丙胺、环孢素、可乐定、苯环己哌啶。
6. 主动脉狭窄。
7. 子痫和先兆子痫。

（三）发病机制

各种高血压危象的发病机制不尽相同，某些机制尚未完全阐明，但与下列因素有关。

1. 交感神经张力亢进和缩血管活性物质增加　在各种应激因素（如严重精神创伤、情绪过于激动等）作用下，交感神经张力、血液中血管收缩活性物质（如肾素、血管紧张素Ⅱ等）大量增加，诱发短期内血压急剧升高。

2. 局部或全身小动脉痉挛

（1）脑及脑细小动脉持久性或强烈痉挛导致脑血管继之发生"强迫性"扩张，结果脑血管过度灌注，毛细血管通透性增加，引起脑水肿和颅内高压，诱发高血压脑病。

（2）冠状动脉持久性或强烈痉挛导致心肌明显缺血、损伤甚至坏死等，诱发急性冠脉综合征。

（3）肾动脉持久性或强烈收缩导致肾脏缺血性改变、肾小球内高压力等，诱发肾衰竭。

（4）视网膜动脉持久性或强烈痉挛导致视网膜内层组织变性坏死和血-视网膜屏障破裂，诱发视网膜出血、渗出和视神经盘水肿。

（5）全身小动脉痉挛导致压力性多尿和循环血容量减少，反射性引起缩血管活性物质进一步增加，形成病理性恶性循环，加剧血管内膜损伤和血小板聚集，最终诱发心、脑、肾等重要脏器缺血和高血压危象。

3. 脑动脉粥样硬化　高血压促成脑动脉粥样硬化后，斑块或血栓破碎脱落易形成栓子，微血管瘤形成后易于破裂，斑块和（或）表面血栓形成增大，最终致动脉闭塞。在血压增高、血流改变、颈椎压迫、心律不齐等因素作用下易发生急性脑血管病。

4. 其他引起高血压危象的相关因素　尚有神经反射异常（如神经源性高血压危象等）、内分泌激素水平异常（如嗜铬细胞瘤高血压危象等）、心血管受体功能异常（如降压药物骤停综合征等）、细胞膜离子转移功能异常（如烧伤后高血压危象等）、肾素-血管紧张素-醛固酮系统的过度激活（如高血压伴急性肺水肿等）。此外，内源性生物活性肽、血浆敏感因子（如甲状旁腺高血压因子、红细胞高血压因子等）、胰岛素抵抗、一氧化氮合成和释放不足、原癌基因表达增加以及遗传性升压因子等均在引起高血压急症中起一定作用。

三、诊断

接诊严重的高血压患者后，病史询问和体格检查应简单而有重点，目的是尽快鉴别高血压急症和次急症。应询问高血压病史、用药情况、有无其他心脑血管疾病或肾脏疾病史等。除测量血压外，还应仔细检查心血管系统、眼底和神经系统，了解靶器官损害程度，评估有无继发性高血压。如果怀疑继发性高血压，应在治疗开始前留取血液和尿液标本。实验室检查至少应包括心电图和尿常规。

高血压急症患者通常血压很高，收缩压>210mmHg（28.0kPa）或舒张压>140mmHg（18.7kPa）。但是，鉴别诊断的关键因素通常是靶器官损害，而不是血压水平。妊娠妇女或既往血压正常者血压突然增高、伴有急性靶器官损害时，即使血压测量值没有达到上述水平，仍应视为高血压急症。

单纯血压很高，没有症状和靶器官急性或进行性损害证据的慢性高血压患者（其中可能有一部分为假性高血压患者），以及因为疼痛、紧张、焦虑等因素导致血压进一步增高的慢性高血压患者，通常不需要按高血压急症处理。

四、治疗

治疗的选择应根据对患者的综合评价诊断而定，靶器官的损害程度决定血压下降到何种安全水平以限制靶器官的损害。

（一）一般处理

高血压急症应住院治疗，重症应收入CCU或ICU病房。酌情使用有效的镇静药以消除患者恐惧心理。在严密监测患者血压、尿量和生命体征的情况下，视临床情况的不同，应用短效静脉降压药物。定期采血监测内环境情况，注意水、电解质、酸碱平衡情况，肝、肾功能，有无糖尿病，心肌酶是否增高等，计算单位时间的出入量。降压过程中应严密观察靶器官功能状况，如神经系统的症状和体征，胸痛是否加重等。勤测血压（每隔15~30分钟1次），如仍然高于180／120mmHg（24.0~16.0kPa），应同时口服降压药物。

（二）降压目标

近年来，随着对自动调节阈的理解，临床上得以能够正确地把握高血压急症的降压幅度。尽管血压有显著的可变性，但血压的自动调节功能可维持流向生命器官（脑、心、肾）的血流在很小的范围内波动。例如，当平均动脉压低到60mmHg（8.0kPa）或高达120mmHg（16.0kPa），脑血流量可被调节在正常压力范围内。然而，在慢性高血压患者，其自动调节的下限可以上升到平均动脉压的100～120mmHg（13.3～16.0kPa），高限可达150～160mmHg（20.0～21.3kPa），这个范围称为自动调节阈。达到自动调节阈低限时发生低灌注，达到高限则发生高灌注。与慢性高血压类似，老年患者和伴有脑血管疾病的患者自动调节功能也受到损害，其自动调节阈的平均低限大约比休息时平均动脉血压低20%～25%。对高血压急症患者最初的治疗可以将平均动脉血压谨慎地下降20%的建议就是由此而来。

降压目标不是使血压正常，而是渐进地将血压调控至不太高的水平，最大限度地防止或减轻心、脑、肾等靶器官损害。在正常情况下，尽管血压经常波动［平均动脉压60～150mmHg（8.0～20.0kPa）］，但心、脑、肾的动脉血流能够保持相对恒定。慢性血压升高时，这种自动调节作用仍然存在。但调节范围上移，血压对血流的曲线右移，以便耐受较高水平的血压，维持各脏器的血流。当血压上升超过自动调节阈值之上时，便发生器官损伤。阈值的调节对治疗非常有用。突然的血压下降，会导致器官灌注不足。在高血压危象中，这种突然的血压下降，在病理上会导致脑水肿以及中小动脉的急慢性炎症甚至坏死。患者会出现急性肾衰、心肌缺血及脑血管事件，对患者有害无益。对正常血压者和无并发症的高血压患者的脑血流的研究显示，脑血流自动调节的下限大约比休息时平均动脉压低20%～25%。因此，初始阶段（几分钟到2小时内）平均动脉压的降低幅度不应超过治疗前水平的20%～25%。平均动脉压在最初30～60分钟内下降到110～115mmHg（14.7～15.3kPa），假如患者能很好耐受，且病情稳定，超过24小时后再把血压降至正常。无明显靶器官损害患者应在24～48小时内将血压降至目标值。

上述原则不适用于急性缺血性脑卒中的患者。因为这些患者的颅内压增高、小动脉收缩、脑血流量减少，此时机体需要依靠平均动脉压的增高来维持脑的血液灌注。此时若进行降压治疗、特别是降压过度时，可导致脑灌注不足，甚至引起脑梗死。因此一般不主张对急性脑卒中患者采用积极的降压治疗。关于急性出血性脑卒中并发严重高血压的治疗方案目前仍有争论，但一般认为平均动脉压>130mmHg（17.3kPa）时应该使用经静脉降压药物。

（三）处理原则

高血压次急症不伴有严重的靶器官损害，不需要特别的处理，可以口服抗高血压药物而不需要住院治疗。

高血压急症在临床上表现形式不同，治疗的药物和处理方法也有差异。高血压急症伴有心肌缺血、心肌梗死、肺水肿时，如果血压持续升高，可导致左室壁张力增加，左室舒张末容积增加，射血分数降低，同时心肌耗氧量增加。此时宜选用硝普钠或硝酸甘油以迅速降低血压，心力衰竭亦常在血压被控制的同时得到控制。此时若加用利尿剂或阿片类药物，可增强其降压效果，也可以两种药物联合应用。此外，开通病变血管也是非常重要的。此类患者，血压的目标值是使其收缩压下降10%～15%。

高血压急症伴有神经系统急症是最难处理的。高血压脑病是排除性诊断。需排除出血性和缺血性脑卒中及蛛网膜下腔出血。以上各种情况的处理是不同的。

1. 脑出血　在脑出血急性期，如果收缩压大于210mmHg（28.0kPa），舒张压大于110mmHg（14.7kPa）时方可考虑应用降压药物，可选拉贝洛尔、尼卡地平，但要避免血压下降幅度过大，一般降低幅度为用药前血压的20%～30%为宜，同时应脱水治疗降低颅内压。

2. 缺血性脑卒中　一般当舒张压大于130mmHg（17.3kPa）时，方可小心将血压降至110mmHg（14.7kPa），一般选用硝普钠、尼卡地平、酚妥拉明。

3. 蛛网膜下腔出血　首选降压药物以不影响患者意识和脑血流灌注为原则，可选尼卡地平，因为尼卡地平具有抗缺血的作用。蛛网膜下腔出血首期降压目标值在25%以内，对于平时血压正常的患者维持收缩压在130～160mmHg（17.3～21.3kPa）。

4. 高血压脑病　目前主张选用尼卡地平、酚妥拉明、卡托普利或拉贝洛尔。高血压脑病的血压值要比急性缺血性脑卒中低。高血压脑病平均压在2～3小时内降低20%～30%。

高血压急症伴肾脏损害是非常常见的。有的患者尽管血压很低，但伴随着血压的升高，肾脏的损害也存在。尿中出现蛋白、红细胞、血尿素氮和肌酐升高，都具有诊断意义。非诺多泮是首选，它没有毒性代谢产物并可改善肾脏功能。高血压急症伴肾脏损害要在1～12小时内使平均动脉压下降20%～25%，平均动脉压在第1小时下降10%，紧接2小时下降10%～15%。

高血压急症伴主动脉夹层需特殊处理。高血压是急性主动脉夹层形成的重要易患因素，此症死亡率极高（90%），因而降压治疗必须迅速实施，以防止主动脉夹层的进一步扩展。治疗时，在保证脏器足够灌注的前提下，应使血压维持在尽可能低的水平。首先静脉给药的β阻滞剂如艾司洛尔或美托洛尔，它可以减少夹层的发展，同时给予尼卡地平或硝普钠，其目标血压比其他急症低许多。高血压伴主动脉夹层首期降压目标值将血压降至理想水平，在30分钟内使收缩压低于120mmHg（16.0kPa）。药物治疗只是暂时的，最终需要外科手术。但也有部分主动脉夹层的患者需长期用药物维持。

儿茶酚胺诱发的高血压危象，此症的特点是β肾上腺素张力突然升高。这类患者通常由于突然撤掉抗高血压药物造成。如撤除可乐定后反弹性血压升高；摄入拟交感类药物并发的高血压及嗜铬细胞瘤等。由于儿茶酚胺升高导致的高血压急症，最好用α受体阻滞剂，如酚妥拉明，其次要加用β受体阻滞剂。

怀孕期间的高血压急症，处理起来要非常谨慎和小心。硫酸镁、尼卡地平及肼屈嗪是比较好的选择。在美国，口服硝苯地平和β受体阻滞剂是次要的选择。妊娠高血压综合征伴先兆子痫使收缩压低于90mmHg（12.0kPa）。

围术期高血压处理的关键是要判断产生血压高的原因并去除诱因，去除诱因后血压仍高者，要降压处理。围术期的高血压的原因，是由于原发性高血压、焦虑和紧张、手术刺激、气管导管拔管、创口的疼痛等造成。手术前，降压药物应维持到手术前1天或手术日晨，长效制剂降压药宜改成短效制剂，以便麻醉管理。对于术前血压高的患者，麻醉前含服硝酸甘油、硝苯地平，也可用艾司洛尔300～500ug／kg静注，随后25～100μg／（kg·min）静点，或者用乌拉地尔首剂12.5～25.0mg，3～5分钟，随后5～40mg／h静点。拔管前可用尼卡地平或艾司洛尔，剂量同前。

侧颈动脉高度狭窄的患者可能不宜降压治疗。近来的研究表明，对双侧颈动脉至少狭窄70%的患者，脑卒中危险随着血压下降而增加。阻塞到这种程度的患者通常已损害了脑灌注，此时血液要通过狭窄的颈动脉口可能依赖相对较高的血压。国外有学者通过对8000多名近期脑卒中或暂时性局部缺血发作（transient ischemic attack，TIA）患者的研究，证实颈动脉狭窄的脑卒中或TIA患者，脑卒中危险与血压直接相关；对颈动脉疾病发病率低的脑卒中或TIA患者，这一线性关系更加明显。单侧颈动脉狭窄没有改变血压和脑卒中危险之间的直接关系，而双侧颈动脉高度狭窄却逆转了这一关系。在颈动脉内膜切除术后这种反向关系消失。这些结果表明对双侧颈动脉高度狭窄的患者，降血压治疗可能不太合适。

因此，尽管逐渐降低血压是脑卒中二级预防的关键，但更应通盘考虑这个问题，如还有脑循环的异常和其他危险因素，而不只是降低血压。

五、护理措施

（一）病情观察

1. 如发现患者血压急剧升高，同时出现头痛、呕吐等症状时，应考虑发生高血压危象的可能，立即通知医师并让患者卧床、吸氧，同时准备快速降压药物、脱水剂等，如患者抽搐、躁动，则应注意安全。

2. 对有心、脑、肾并发症患者应严密观察血压波动情况，详细记录出入液量，对高血压危象患者监测其心率、呼吸、血压、神志等。

（二）急救护理

1. 此类患者往往有精神紧张，烦躁不安，应将患者安置在安静的病室中，减少探视，耐心做好患者的解释工作，消除紧张及恐惧心理，必要时给予镇静止痛药物。

2. 给予低钠饮食，适当补充钾盐，不宜过饱，积极消除诱发危象发生的各种诱因，防止危象反复发作。

3. 迅速降低血压，选用药物为作用快、维持时间短，将血压降至160／100mmHg（21.3／13.3kPa）为宜，降压过快过多会影响脑及肾脏的血供。

4. 同时要控制抽搐，降低颅内压、减轻脑水肿，预防肾功能不全。

5. 根据不同类型高血压急症，予以相应的护理。

第五节　心脏骤停与心肺脑复苏

心跳、呼吸骤停的原因大致可分三类：意外伤害、致命疾病和不明原因。如果心跳停止在先称为心脏骤停；因为心脏骤停发生的即刻心电表现绝大多数为心室纤颤，故称为室颤性心脏停搏；继发于呼吸停止的心脏停搏称为窒息性心脏停搏。

心脏停搏即刻有四种心电表现：室颤（ventricular fibrillation，VF），无脉搏室速（ventricular tachycardia，VT），无脉搏电活动（pulseless electrical activity，PEA）和心电静止。及时、有效的基础生命支持（basic life support，BLS）和高级心血管生命支持（advanced cardiorascula life support，ACLS）使得心脏停搏的患者有希望再度存活。ACLS的基础是高质量的BLS，从现场目击者高质量的心肺复苏术（cardiopulmonary resuscitation，CPR）开始，对于室颤和无脉搏室速，应在几分钟内给予电除颤。对于有目击的室颤，目击者CPR和早期除颤能明显增加患者的出院生存率。

心肺脑复苏（cardio pulmonary cerebral resuscitation，CPCR）是对心脏停搏所致的全身血循环中断、呼吸停止、意识丧失等所采取的旨在恢复患者生命活动的一系列及时、规范、有效急救措施的总称。早年所谓的复苏主要指CPR，即以人工呼吸、心脏按压等针对呼吸、心搏停止所采取的抢救措施。20世纪70年代开始强调CPR时要考虑到脑，现代观点认为脑是复苏的关键器官，因为即使CPR成功，但如果脑发生不可逆损伤亦不能称之为完全复苏。现代心肺复苏技术起始于1958年

Safar发明了口对口人工呼吸法，经实验证实此法简便易行，可产生较大的潮气量，被确定为呼吸复苏的首选方法。1960年Kouwenhoven等发表了第一篇有关心外按压的文章，被称为心肺复苏的里程碑。二者与1956年Zoll提出的体外电除颤法构成了现代复苏的三大要素。熟练掌握这些复苏基本技术是急诊医护人员的必备技能。

近十几年来，人们先后制定了许多心肺复苏方面的文件，在这方面，了解其内涵，对指导临床非常重要。其中心肺复苏指南强调的是方向，给临床应用有很大的灵活性，与"标准"的内涵明显不同。其次，心肺复苏指南突出的特征是以循证医学为准则，强调引用文献来源的合法权威性。心肺复苏指南的更改和确定原则，也兼顾了对将来可能的影响作用，如安全性、价格、有效性和可操作性等。

一、现场识别与救治

心脏停搏后，体循环几乎立即停止，数秒钟内意识丧失，意识丧失前后多有抽

搐、青紫、口吐白沫等表现，称为心源性脑缺血综合征；十余秒钟后出现叹息样呼吸，30～60秒呼吸停止。如果呼吸突然停止，一般在数分钟后意识丧失，心跳停止。无意识、无脉搏、无自主呼吸是心跳呼吸骤停的主要识别标志。

现场心肺复苏中的主要救治手段被浓缩为ABCD四个步骤，即开通气道（airway）、人工呼吸（breathing）、人工循环（circulation）、除颤（defibralation），其中穿插着生命体征的评估，主要包括：神志是否清楚？气道是否通畅？有无自主呼吸？有无自主循环？

1. 评估意识　现场目击者发现有人倒地，首先确认现场是否安全（应设法将其转移到安全环境中），接着检查患者有无反应，拍其双侧肩膀并大声问："你怎么样？你听得见吗"，最好呼其姓名。如果患者无反应或者受伤需医疗救助，立即呼救，拨打急救电话，如120，可以叫附近的人帮助，然后尽快返回继续查看患者的病情。

2. 呼叫并启动急诊医疗服务体系（emergency medical service system，EMS）　目击者参与援助患者就成为现场救援者。如果一名救援者发现一个无反应的成人，首先通知EMS，如果现场附近有自动体外除颤仪（automated external defibrillator，AED）应立即取来，开始CPR或除颤；有2名或更多救援者在场，其中一人开始CPR，另一人通知EMS，并取AED。

应根据可能的原因选择最合适的救助行动。如果判断原因可能为心源性，立即拨打急救电话，然后开始CPR和除颤。如果判断为溺水者或其他原因的窒息（原发性呼吸系统疾病），应当在打电话通知EMS系统前先给予5个周期（约2分钟）的CPR。

3. 开通气道，检查呼吸　专业指南推荐目击者用仰头举颏法开通气道，不推荐抬颈或推举下颌的方法，因可能引起脊柱移位。对于医务人员也推荐仰头举颏法开通气道。

医务人员怀疑患者有颈椎损伤时，可使用推举下颌的方法开通气道。为了保证CPR过程中气道的开放，如果推举下颌不能有效开通气道，则仍然使用仰头举颏法。

在检查通气环节中，当气道开通后，可以通过看、听、感觉呼吸，如果为业余救援者不能确定是否有正常呼吸或虽为专业人员但10秒内不能确定是否有呼吸，则立即给2次人工呼吸。如果为业余救援者不愿也不会人工呼吸，可以立即开始胸部按压。实际操作过程中经常无法判断患者是否存在正常呼吸。

对逐渐减慢的叹息样呼吸应判断为无效呼吸，立即给予人工呼吸。CPR的培训应强调如何识别叹息样呼吸，指导救援者立即实施人工呼吸和CPR。

4. 进行人工呼吸　现场的CPR操作中，口对口人工呼吸是主要的人工通气方式。推荐每次吹气1秒以上，为的是均匀、缓和通气。施救者应采用正常吸气后吹气而非深吸气后吹气；如有条件，可以用口对屏障过滤器呼吸、口对鼻和口对造瘘口通气。更好的方法是使用气囊面罩通气，每次通气历时1秒以上，提供足够的潮气量使胸廓起伏。没有气管插管的患者，每当给予30次胸部按压后给2次呼吸，每次吸气持续1秒。

气道开放（气管插管）后的通气方法：建议在2名急救者实施CPR的过程中，对已开放气道的患者，不再进行周期性CPR（即中断胸部按压进行通气）。相反，按压者不间断地行胸部按压100次／分，通气者每分钟8～10次呼吸。特别强调限制潮气量及呼吸频率，防止过度通气。建议2名急救者大约每2分钟交换1次，以防按压者过度疲劳，影响按压质量。

目前认为胸部按压的重要性超过了人工呼吸，为此，新指南给出了以下建议：

（1）在室颤性心脏猝死的最初几分钟内，人工呼吸可能不如胸部按压重要，因为此时血液中的氧浓度还是很高。在心脏性猝死的早期，心肌及脑的氧供减少主要是由于血流减少（心排血量）而不是血液中氧下降。在CPR过程中，胸部按压提供血流，急救者应保证提供有效的胸部按压，尽量减少中断。

（2）当CPR开始几分钟后血氧不断被利用时，通气和胸部按压对延长室颤性猝死患者的生命同样很重要。对窒息性死亡的患者，如儿童或溺水者，人工呼吸更为重要，因为其心脏骤停时血氧已经很低。

（3）在CPR过程中，肺血流量锐减，所以在较低潮气量和呼吸频率的情况下，仍能维持足够的通气血流比值。急救者不应给予过度通气（呼吸次数太多或呼吸量太大），过度通气既无必要甚至有害，因为它增加胸腔内压，减少静脉血回流入心脏，减少心排血量和生存率。

（4）应尽量避免幅度过大和过于用力地进行人工呼吸，因其可引起胃部膨胀，产生并发症。以下要点用于指导人工呼吸：每次呼吸持续1秒以上；保证足够潮气量使胸廓产生起伏；避免快速、用力吹气；建立人工气道后，2人CPR，每分钟8～10次通气，不要尝试通气和胸部按压同步，不要为了通气而中断胸部按压。

（5）在成人CPR过程中，推荐潮气量500～600mL（6～7mL／kg）。

5. 检查脉搏（仅对医务人员）　救援者如果是医务人员，应该检查脉搏（目前的专业指南不推荐非医务人员目击者检查脉搏）。如果在10秒内未触到脉搏，应立即给予胸外按压。可以根据其他循环体征如叹息样呼吸、无咳嗽反应、无活动反应判断循环停止。为了简化心肺复苏训练，应指导救援者掌握一旦患者无呼吸、无反应就表明心脏骤停。

如果无呼吸但有脉搏，应给予单纯人工呼吸（仅对医务人员）。专业指南建议人工呼吸10～12次／分，或每5～6秒1次呼吸。给予人工呼吸时，约每2分钟重新评价脉搏，但每次花费的时间不要超过10秒。

6. 胸部按压　胸部按压技术是现代心肺复苏技术的核心。胸部按压通过改变胸腔压力和直接按压心脏产生一定的动脉血压，从而产生一定量的脑和冠状动脉血流。

胸部按压的操作要点如下：

（1）患者平卧于硬的平面上。

（2）操作者以垂直向下的力量按压。

（3）按压部位：胸骨下半段。

（4）按压频率：100次／分。

（5）按压深度：4～5cm。

（6）按压–通气比例：成人CPR 30∶2，婴儿和儿童在2名熟练急救者操作时可采用15∶2的比例。

（7）完成气管插管后的按压与通气：如有2名急救者，不再进行周期性CPR（即中断胸部按压进行通气），按压者持续100次／分的胸按压，不需停顿进行通气，通气者提供8～10次／分的呼吸。

（8）按压者的替换：如果有2名或以上急救者，每2分钟替换1次，并努力在5秒内完成替换。

（9）尽可能不间断按压：每5个30∶2CPR后确认生命体征和心律的时间一次不应超过10秒；特殊情况如气管插管或除颤等操作，一次中断时间亦不应超过10秒。

心肺复苏指南强烈推荐在CPR过程中不要搬动患者，除非患者在危险的环境或受伤患者需要手术干预。在患者被发现的地方复苏并尽量减少中断，这种CPR更好。

二、口对口人工呼吸

口对口人工呼吸是一种快速有效的向肺部供氧的措施。但需明确口对口人工呼吸只是一个临时措施，因为吸入氧的浓度只有17%，对于长时间的心肺复苏，这远达不到足够动脉血氧合的标准。因此，当初始处理未能获得自主呼吸时，应给予面罩给氧或气管插管以获足够的氧气供应。另外，气管内插管还可提供一条给药途径，尤其是在静脉通路未建立时更有价值。

（一）注意事项

1. 如果吹气过多或过快，吹入的压力高于食管；且由于气流在气管内的文氏效应，故产生一种使气管壁向内的作用力，这种力促使毗邻的食管张开；二者综合作用，使气流冲开食管，引起腹部胀气。

2. 通气良好的指标是有胸部的扩张和听到呼气的声音。

3. 若感到吹气不畅，应重新调整头部及下颌的位置；若仍不畅通，应考虑有无其他原因的气道阻塞。

4. 规定有效吹气2次即可。还应注意逐渐增强吹气压力，防止发生腹胀。

5. 吹气后，施术者头应转向患者胸部方向，观察患者的呼吸情况，并防止施术者吸入患者呼出的含高二氧化碳的气体。

6. 口对口呼吸时不能太用力，以免造成牙龈出血。

（二）通气生理

在没有气管插管的情况下，口对口呼吸或面罩通气使气流在胃和肺内的分布，取决于食管开放压和肺胸顺应性。由于肺胸顺应性下降，为了避免胃膨胀，必须保持较低的吸气气道压，气道压增加主要是由于舌和会厌组织所致的部分气道梗阻。较长的吸气时间可保证较大潮气量和较低的吸气气道压。为保证成人潮气量达0.8～1.2升，吸气常需持续1.5～2.0秒。为此，目前强调在基础生命支持时，须在胸外按压的间隙进行缓慢的吹气。压迫环状软骨（Sellick手法）防止胃胀气极为有用。

人工呼吸的效果监测主要是根据动脉血气分析，对于心搏停止的患者过度通气在某种程度上说是必需的，这主要是心搏停止后代谢酸中毒的一种代偿反应。一般来说，动脉血pH应当维持在7.30～7.45，由于肺动脉内分流低氧血症是不可避免的，因此复苏患者应吸入100%氧气，短期用高浓度的氧气对人体无明显害处。

动脉血气分析并不能完全反映复苏时组织酸碱平衡和氧供应情况，但对于了解通气情况和肺内气体交换仍是必需的，而混合静脉血气分析和潮气末二氧化碳水平更能反映组织灌注情况，造成这种差别的原因主要是由于复苏时心排出量很低。由于心排出量低，肺的灌注也低，二氧化碳运输至肺也就少，最终导致组织及静脉血中二氧化碳蓄积和酸中毒。此时，动脉血氧分析不能完全反映组织灌注情况，甚至提供错误的信息，并常常掩盖组织缺血的严重程度。

（三）争议

自20世纪60年代以来，主要依据Safar的实用经验，口对口人工呼吸取代了体位复苏、翻转躯体、提放上肢和马背颠簸等古老的通气技术，被推崇为心肺脑标准复苏术的ABC步骤之一。但近来发现其不仅对普及心肺复苏术有负面影响，而且实际作用也受到怀疑。

1. 即使经过良好的复苏训练，也很难达到美国心脏协会标准。一项研究表明：青年医学生129人按美国心脏协会标准进行心脏按压，只有15人达到80次／分的频率，达到100次／分的则更少，平均为56次／分。如果要兼顾口对口人工呼吸，更会影响有效按压的时间。

2. 口对口人工呼吸对血气的优良作用，均来自麻醉时不中断循环的研究结果，而在心脏骤停循环中断或低循环状态的实际情况可能两样。研究发现急救者吹出的气体含氧量为16.6%～17.8%，稍低于空气氧含量（21%），但CO_2含量为3.5%～4.1%，大大高于空气CO_2含量（0.03%）。吸入高浓度CO_2（5%），即使同时吸入高浓度氧气（95%），也明显抑制心脏功能。其次心脏骤停早期的自发性叹气样呼吸对血氧和CO_2的影响远优于口对口人工呼吸。单纯胸外按压无须用任何辅助呼吸，亦可引导通气，产生5～7L／min的通气量，在心脏骤停4分钟内仍可维持有效血氧浓度。另外，Berg等对心脏骤停6分钟以上的动物进行了比较单纯胸外按压、胸外按压加辅助呼吸与未做心肺复苏的效果。发现前两者的24小时生存率明显高于后者，但前两者的24小时生存率无显著差异。还有学者对3053例院前心脏骤停者，比较旁观者进行单纯胸外按压、胸外按压加辅助呼吸与未做心肺复苏的效果。发现前两者入院后的复苏成功率分别为15%和

16%，无显著统计学差异，但明显优于未做心肺复苏者（6%）。

3. 心脏骤停后消化道括约肌张力下降，气道分泌使阻力迅速增高，加之平卧位肺顺应性降低，口对口人工呼吸很容易使气体进入消化道。有报道人工呼吸时反胃、吸入性肺炎的发生率高达10%～35%。

因此，目前认为除抢救儿童、有过气道病变和气道梗阻的心脏骤停、溺水和呼吸停止等特殊情况外，口对口人工呼吸至少不是早期抢救心脏骤停的关键措施，在单人实施心肺复苏时应不再强求。

三、胸外按压

在心肺复苏过程中，有效的人工通气必须与有效的人工循环同时进行，二者缺一不可。胸外心脏按压所产生的心排血量一般只有正常情况下的25%或更少，且这部分搏出的血液大多流向头部，常常能满足脑的需要，至少是在短期内能满足。心肌的灌注则相当差，复苏时的冠状动脉血流低于正常情况下的10%，且心肌灌注不良常常是心律失常的主要原因。心肌灌注不足主要是由于复苏时舒张压过低所致。

胸部按压技术即对胸骨下部分连续的、有节奏的按压。这种按压使胸内压力广泛增大和（或）心脏直接受压，导致血液循环。当胸外按压同时进行适当的人工呼吸时，通过按压循环到肺的血液将可能接受足够的氧气来维持生命。

胸部按压时患者必须置于水平仰卧位。这是因为即便按压恰当，到达的脑血流也是减少的。当头抬高于心脏时，脑血流将进一步减少或受限。如果患者躺在床上，应最好放一与床同宽的木板于患者身下以避免胸外按压效果的减少。

通过确定胸骨下半部决定手放的位置。可以采用以下方法，抢救者也可以选择确认下部胸骨的其他替换办法。

1. 抢救者的手置于靠近自己一侧的患者肋骨下缘。

2. 手指沿肋下缘向上移动至下胸部中央肋骨与下胸骨相接的切迹处。

3. 一只手的手掌根部置于胸骨的下半部，另一只手叠放于其上以使双手平行。抢救者手掌根部的长轴应放在胸骨的长轴上，这样可维持按压的主要力量作用于胸骨并减少肋骨骨折的概率。

4. 手指可以伸展或者交叉放置，但应保持不挤压胸部。

（一）正确的按压技术

遵照以下指南完成有效的按压。

1. 肘固定，臂伸直，两肩的位置正对手以使每次胸部按压正直向下作用于胸骨。如果按压不是垂直向下，躯干有旋转的倾向，部分力量可能无效，胸部按压的效果就会减小。

2. 在正常体形的成人，胸骨应该下压近4～5cm。偶遇非常单薄者，较小程度的按压足以产生可摸到的颈动脉或股动脉搏动。对有些人下压胸骨4～5cm可能不够，需稍增加胸骨下压才能产生颈动脉或股动脉的搏动。能产生颈动脉或股动脉可触到的搏动的按压力量能判别最佳胸骨按压。但这只能由2名抢救者完成。单个抢救者应该遵循4~5cm的胸骨按压方法。

3. 胸部按压压力消除后使血液流入胸部和心脏。在每次按压后必须使压力完全消除，使胸恢复到正常位置。当按压时间为压-放周期的50%时动脉压最大。因此，应鼓励抢救者保持长的按压时间。这在快速率胸部按压（每分钟100次）时比每分钟60次的按压更容易实现。

4. 双手不应离开胸壁，也不应以任何方式改变位置，否则会失去正确的手位。当然，为了对心肺停止患者的有效复苏，人工呼吸和胸部按压必须联合应用。

（二）胸外按压的影响因素

1. 按压位置　胸外按压是获得最大心排血量的决定因素。有人提出正确的方法是术者跪或站在患者的一侧，双手上下交叉，放在患者胸骨的下半部分。压迫的位置不必太精确，只要把双手放在剑突上方即可。如果压在剑突上有可能造成肝撕裂，并且胸腔挤压的效果不明显。对于不准许将手放在胸骨上的一些患者，放在胸壁的其他部位效果也不错，如左右半胸各放一只手。每次挤压一般应使胸骨下降4~6cm，如果方法正确，做起来并不困难。正确的挤压方法是将肘关节伸直，上身向前倾，将身体的重量直接传递到手掌，30~50kg的力量已足够。另外将患者置于比较硬的支持物上（如木板）进行胸外按压比较容易和有效，当然最好还是把患者放在床上进行复苏。

2. 按压频率和压力及速率　胸外按压最合适的速率、压力和频率目前还存在争议。早期的研究结果表明按压频率每分钟在40~120次，血流量无显著变化，但近来的研究却表明在此范围内随着胸外按压频率的增加输出量也增加，但若超过120次／分，冠脉血流量下降，因此目前推荐频率为80~120次／分。其次，压迫持续的时间也很重要，在较慢的压迫频率时，向下压持续的时间占总时间的50%~60%，较短时间的压迫更能提高心排出量，但是当压迫频率比较快时，这种差别则不明显。

快速冲击性的心外按压，即提高起始阶段的压迫速率，可获得较高的收缩压和舒张压，心脑灌注也增加。另外胸外按压的压力也是很重要的，压力越大心排血量越高。

根据能量守恒定律，胸外按压作用于胸部的能量等于推动血液循环的总能量。前者等于作用力与按压距离的乘积；而作用力又等于加速度与质量的乘积。所以，胸外按压时推动血液循环的总能量与按压的加速度、胸部的质量和按压的距离成正比。据此产生了一些新的复苏方法，如主动提拉胸部和背部的吸盘式按压法，加大按压的幅度和距离，强有力的冲击式按压法（提高加速度）等。这些都是依据上述原理发明的复苏手段。

3. 按压／通气比率　胸部按压中断可影响复苏效果，因此，胸部不间断地按压被认为可增加生存率，这在动物实验和临床CPR回顾性研究中均得到证实。在CPR最初几分钟仅胸外按压有效，胸外按压中断常与通气（吹气）有关。有研究证实，15：2即胸部按压15次、吹气2次可导致过度通气，而过度通气会引起神经系统损伤，胸部也不能完全松弛，对复苏不利。为减少过度通气，也不至于中断胸外按压。故目前在实施CPR时，将胸外按压与通气比由过去15：2改为30：2，而对婴幼儿则可为15：2。

（三）胸外心脏按压的并发症

1. 骨折　以胸、肋骨骨折最多见，高龄患者几乎不可免。肋骨骨折可发生在任何部位，多见于近侧端，以肋骨与肋软骨交界处最多。一旦一处发生骨折，很快出现第二处、第三处……最多达15处以上，见于长时间复苏操作或动作粗暴。肋骨骨折本身可能对复苏效果影响不大，可按规定继续做胸外心脏按压。但其骨折端因不断按压刺激胸膜、肺脏甚至心脏，导致气胸、血气胸、心包积液、心包填塞、心房或心室穿破等。肋骨骨折的部位，一般多在第三、四、五肋，以第三肋最多。常见于着力点太高、用力不均匀、老年人。胸骨骨折较少，有人做复苏后尸检19例，胸骨骨折有5例，占24%。

2. 心、肺、大血管损伤　除上述因肋骨骨折外，尸检还见到心包广泛瘀血、心内膜下出血、心肌血肿、食管破裂、气管撕裂、纵隔气肿以及升主动脉或胸腔内大静脉破裂等。复苏后肺水肿也比较多见，与CPR持续时间及心脏复跳时间长短无关。

3. 腹腔脏器损伤。虽然腹腔脏器损伤较少，也不容忽视。肝脏损伤占3%，脾脏损伤占1%，胃肠损伤更少，但引起的大出血却常是很严重的，多因按压位置过低所致。

4. 栓塞　形成栓塞的栓子往往是骨髓栓子或脂肪栓子；在肺的发生率分别为7%和13%；还可能发生在其他部位。然而，发生栓塞者不一定有明显的骨折，却常由肋、胸骨裂缝骨折后，骨髓内容物进入血管引起。

5. 其他损伤　如胸壁创伤、皮下气肿、肾上腺出血、后腹膜出血等。

（四）胸部按压指南

1. 有效胸部按压　是CPR产生血流的基础。

2. 有效胸外按压的频率　为100次／分，按压深度4～5cm，允许按压后胸骨完全回缩，按压和放松时间一致。

3. 尽可能减少胸外按压的停止时间和停止次数。

4. 推荐按压通气比例　为30：2，这是专家们的一致意见，而没有明确的证据。需进一步研究决定最佳按压通气比例，以获得最理想的生存率和神经功能恢复。每分钟实际按压次数决定于按压的频率、次数、开放气道的时间、吹气的时间以及允许自动体外除颤器（automated external defibrillator，AED）分析的时间。

5. 单纯胸外按压CPR　在CPR过程中，维持正常的通气血流比值必须有一定的分钟通气量。虽然最好的CPR方式是按压和通气协同进行，但是对于非专业急救人员，如果他们不能或不愿意进行紧急吹气，还是应该鼓励他们只进行单纯按压的CPR。

四、电除颤及起搏

直流电除颤是目前复苏成功的重要手段，如果应用适当，终止心律失常的成功率是很高的。除颤器可在短短的10毫秒内进行数千伏的单相除极，放出的能量一般都能达到360J。除颤的操作方法是比较简单的，将除颤器能量设置到需要水平，然后充电到电极板。电极板所放的位置并不是重要因素，而保证有足够的导电糊（或盐水纱垫）和施加一定的压力则是非常重要的，因为这些简单的措施可增加传递到患者体内的能量。一般是将一个电极板置在右锁骨下，另一个是在心尖外侧（如果用扁平的电极板则置左肩胛骨下方）。

在心脏停搏即刻四种心电表现中，VF和VT可通过电击转化为正常窦性节律，称为电击心律；而PEA和心电静止电击治疗无效，称为非电击心律。经皮起搏对心动过缓者有效，对无收缩状态的心脏无效。因此，在心脏骤停时不推荐使用经皮起搏治疗。

（一）早期电除颤

早期电除颤对于挽救心搏骤停患者生命至关重要，因为：①心搏骤停最初发生的心律失常绝大部分是心室颤动（ventricle fibrillation，VF）；②除颤是终止VF最有效的方法；③如果没有及时救治，除颤成功的概率迅速下降，几分钟内VF即转化成心电静止（直线）。

在美国实施的公众除颤计划使心脏停搏患者生存率增加，但也有一些社区装备AED后，心搏骤停患者生存率反而下降，研究者认为这是由于忽视了及时CPR的重要性。室颤发生后每过一分钟，心室颤动致心搏骤停患者的生存机会下降7%～10%。如果及时实施CPR，则每分钟只下降3%～4%，使患者生存率增加2～3倍。CPR可以为脑和心脏输送一定的血液和氧分，可以延长VF的除颤时间窗。因此，目前认为心脏骤停4～5分钟以上开始抢救者应先做CPR 2分钟（5个30：2 CPR）；心脏骤停即刻开始抢救者应该优先除颤，如果除颤仪器未到现场或未准备好应先做CPR，一旦准备完毕立即除颤。

仅有基本CPR不可能终止VF和恢复有效灌注心律。因此，急救人员必须能够迅速地联合运用CPR和自动体外除颤器（automated external defibrillator，AED）。心脏骤停一旦发生，急救人员必须采取以下步骤为患者争取最大的生存机会：①呼叫EMS；②立即进行CPR；③尽早使用AED。缺少其中任何一项都会减少心搏骤停患者的生存机会。

（二）除颤的操作步骤

1. 确认除颤时机　除颤时机的掌握至关重要。专业指南对除颤时机的说明是：VF或VT，心脏停搏即刻或3～4分钟以内，应立即或尽早除颤；VF或VT，心脏停搏4～5分钟以上或时间不能确定，应先做2分钟CPR（5个30：2CPR），然后除颤；非电击心律（PEA和心电静止）除颤无效，因此仅做胸部按压和人工通气。

2. 确定除颤能量　除颤器按波形不同可分为单相波和双相波两种类型。单相波除颤器较早应用于临床，现已逐步被双相波除颤器所替代。两种波形除颤器除颤能量水平不同，能量相当或更低的双相波除颤器较单相波除颤器能更安全有效地终止VF，但没有证据表明哪种波形除颤器具有更高的自主循环恢复率和存活出院率。单相波除颤仪首次除颤能量为360J，如果需要继续除颤，能量仍然为360J。双相切角指数波除颤器首次除颤能量为150～200J，双相波除颤器首次除颤能量为120J，如果不熟悉双相波除颤器的具体种类，可以一律使用200J除颤。

3. 充电和放电　明确了除颤时机和除颤能量后，充电和放电只是按照仪器说明进行的操作。有关的注意事项是操作者应熟悉所用的设备，熟练掌握充电和放电的动作及按钮的部位；除颤电极置放的部位为心尖和心底两处（详细阅读除颤器或AED说明），单相波除颤两个电极位置不可更换，而双相波则是可以更换的；应保证电极板与皮肤的充分接触，以免放电时产生火花和灼伤，主要方法是在电极板上涂抹导电糊，要涂抹均匀，厚度适中。以往也有人用生理盐水纱布垫在皮肤与电极之间除颤，但如果盐水过多容易造成两个电极间的短路。放电前操作者身体不要接触患者身体，并向在场人员明示"现在除颤，大家请闪开"，确认没有人身体接触患者身体或病床后，双手同时按下两侧的放电钮，听到放电的声音后本次除颤便完成。

（三）自动体外除颤器（automated external defibrillator，AED）

AED是计算机控制的智能化除颤器，它能够通过声音和图像提示来指导非专业急救人员和医务人员对VF、VT进行安全的除颤。非专业急救人员需要经过有效的培训来掌握其正确的使用方法。AED的具体使用：

1. 自动节律分析　AED的有效性和安全性已经被证实，在许多领域的临床试验中被广泛检验。其节律分析功能是极其精准的。当接通电源并将电极与人体接通时，AED会自动检测心电节律并分辨可电击心律，语音提示将会告知急救者是否需要实施电击除颤。

2. 电极放置　正规除颤AED右侧电极板放在患者右锁骨下方，左电极板放在与左乳头齐平的左胸下外侧部。其他可以放置电极的位置还有胸壁的左右外侧旁线处的下胸壁，或者左电极放在标准位置，其他电极放在左右背部上方。

3. 除颤波形的分析　VF的分析在预测治疗效果和进一步改良治疗方案方面是否有用仍存在争议。有人认为，高幅度的VF除颤复律成功概率较高，而低幅度的VF除颤成功概率可能较低，应先做高质量的CPR或辅以复苏药物应用。

五、心肺复苏药理学

（一）给药途径的选择

1. 静脉通路　在复苏时建立静脉通道非常重要，虽然许多静脉都可用做输液通道，但还是应当选择膈肌以上的静脉，如肘上静脉、贵要静脉、颈内静脉及锁骨下静脉。因为在胸外按压时，血流优先向头部流动，所以采用大隐静脉或股静脉进行输液可以使药物进入中央循环的时间延迟（约为4秒）。如能摸得到上肢静脉，还是应尽可能选择上肢静脉，以便缩短药物进入中央循环的时间。

但是在复苏时往往伴有显著的静脉痉挛，所以常常看不到上肢静脉，此时还可进行颈内和颈外静脉插管，锁骨下静脉也可选用，但这条途径并发症的发生率很高，且在胸外按压时很难进行锁骨下静脉插管。

另外在静脉给药时，对于较小容积的药物，应在推注后，再给予约20mL的液体，以保证药物能达到中央循环，防止药物滞留于外周血管中。

2. 气管内给药　如果由于技术上的原因不能迅速建立静脉通道，一些药物可经气管内给药，如肾上腺素、阿托品、利多卡因等，经气管内给药吸收比较快且安全，药物剂量与静脉相同。但碳酸氢钠不能经气管给药。给药方法为将药物稀释成10mL左右，气管内滴入，然后进行两次较深的通气，以促进药物在肺内的均匀分布。

近来也有研究表明气管内给药起作用的时间迟于静脉给药，所以提示在临床上静脉给药仍为首选。

3. 心内注射　关于心内注射问题，目前认为只适用于开胸进行心脏按压和胸外按压不能经气管和静脉给药的患者。其主要的并发症是冠状动脉撕裂、心肌内注射和心包填塞。有学者研究表明采用胸骨旁途径进行心内注射，有11%注入心室肌内，有25%伤及大血管。

心内直接注射肾上腺素的效果与静脉途径给药效果一样，疗效无明显增加。当心内注射时，应首选剑突下途径，其次为胸骨旁途径。

4. 其他途径　骨髓腔内给药，也是一种途径，一般选择胫骨和髂骨。还有采用鼻腔内给药，如在应用肾上腺素前，先用酚妥拉明，以扩张鼻黏膜血管。

（二）肾上腺素

1. 机制　由于复苏剂量的肾上腺素能同时激动 α 和 β 肾上腺素能受体，从而使外周血管收缩（α 受体作用）和心率加快及心肌收缩力增强（β 受体作用）。周围血管收缩不但有助于提高复苏的成功率，而且舒张压升高可增加心肌灌注。近来的研究还显示，肾上腺素可使脑和心脏以外的血管床收缩，在不改变右房压和脑压的同时，使主动脉收缩压和舒张压增加，从而使脑和心脏的灌注压增加。

2. 用法　心肺复苏时应尽快给予肾上腺素静脉注射，首次应用标准剂量为1mg。由于肾上腺素代谢很快，可每3～5分钟重复注射1次，或者是持续静滴。如果未建立静脉通道，可经气管内给药，即将适当剂量的肾上腺素溶于10mL的液体中滴入气管内。

对于心脏骤停后自主循环恢复的患者，要注意肾上腺素的高敏性，应及时减少剂量，以免诱发心室颤动。因为自主循环存在与否，机体对肾上腺素的反应明显不同。心跳停止时，较大剂量的肾上腺素也可能无反应；心跳恢复后，很小剂量的肾上腺素也可能导致心室颤动。这也许与心跳恢复前后心肌的肾上腺素能受体的调整有关。

（三）碳酸氢钠

复苏中经常使用碳酸氢钠，但它在复苏中的作用还存在着很大的争议。近来主张复苏早期不用碳酸氢钠，而应以建立有效的人工通气，消除体内CO_2蓄积为主要手段。

1. 在复苏中的作用　尽管予以碳酸氢钠可暂时纠正代谢性酸中毒，但过早或过量应用可导致高钠血症、高渗状态、重度的动脉系统碱血症，还可能出现中心型或周围型的CO_2产生增加，从而有可能加重细胞内和脑内酸中毒，这些情况是很危险的，可降低复苏的成功率。

2. 应用原则　由于循环不良使动静脉血气分离，动脉血CO_2分压正常或不高而静脉血常为高CO_2分压和酸中毒，所以动脉血气分析不能反映组织酸碱失衡的真实情况。因此心脏骤停后使用碳酸氢钠的原则是宜晚不宜早，在正确剂量的范围内宜小不宜大，速度宜慢不宜快。碳酸氢钠还可使肾上腺素失活，并与氯化钙沉淀，所以不能与这些药在同一静脉通道中应用。

（四）抗心律失常药

抗心律失常药在室速或室颤电复律后心律的维持方面有重要价值，这些药的作用不是直接作用于窦房结，使之保持窦性心律，而是提高室颤的阈值，同时可增加转复后心脏停搏的发生率。因此，在室颤患者复苏的初期一般不主张给予抗心律失常药。

（五）液体的应用

心肺复苏时液体的选择应用生理盐水，一般不用葡萄糖，后者可在缺氧条件下代谢成乳酸，加重组织的酸中毒。晶体液还有助于使浓缩的血液稀释而有利于循环。对于血容量不足的患者，在复苏过程中给予1~2升生理盐水或其他扩容剂有助于升高血压，但对于血容量正常的患者，补液无益。

（六）推荐方法

1. 肾上腺素　1mg静脉推注、每3分钟1次仍是首选。

2. 血管升压素　对于难治性室颤，与肾上腺素相比，血管升压素作为CPR一线药物效果可能不错。2个剂量的血管升压素+1mg肾上腺素优于1mg肾上腺素，2种药物合用效果可能会更好。对于无脉电活动，肾上腺素、血管升压素均未被证明有效。

3. 碱性药物　在CPR时，没有足够的证据支持可使用碱性药缓冲剂。在高级生命支持时，使用碳酸氢钠是安全的。对高钾血症所致的心脏停搏或威胁生命的高血钾，应用碳酸氢钠是有效的。对三环类抗抑郁药导致的心脏毒性（低血压、心律失常），使用碳酸氢钠可预防心脏停搏。

4. 镁　心脏停搏时的镁治疗未能改善自主循环重建或出院生存率。镁可能对缺镁致室性心律失常或扭转性室速有效。

5. 阿托品 对恢复自主循环方面没有显示出有益。在将要停搏的心脏缓慢心率时，每隔3~5分钟静脉注射1mg可能有效。

6. 氨茶碱 目前研究表明，使用氨茶碱没有显示对重建自主循环有效，也未被证明能提高出院生存率。但在心脏停搏时使用氨茶碱是安全的，可以考虑在心率非常慢的心脏停搏时用氨茶碱，或在肾上腺素无效的心脏停搏患者使用大剂量氨茶碱，有时会有效。

六、心肺复苏其他问题

（一）其他一些复苏方法

1. 胸前捶击 胸前捶击可用于治疗室速。在19项研究中，有14项显示胸前捶击使室速转为窦性占49%，5项显示无效者占41%，引起室速恶化者占10%。对于室速，如除颤器快速到位，可选择除颤；如无除颤器，可选择胸前捶击。

以往主张测定脉搏后应拳击患者胸骨中段一次，认为此法适用于心脏骤停1分钟以内的患者，有重建循环的作用。一次叩击约可产生5焦耳的能量，可使停搏的心脏重新起搏。但是在动物实验中发现，拳击可使快速室性心动过速转为室颤或心脏停搏。急性心肌梗死ST段抬高明显时，若拳击正好落在ST段末期亦可使室速转为室颤。在尚有微弱心搏时，拳击也有引起心室停搏或室颤的危险，且对缺氧性停搏拳击无效。胸前部叩击的成功率很低。其用法主要为：

（1）对猝死原因不明的患者，不推荐应用。即使应用，在无心电监护的条件下，也只能用一次。因为拳击并不是同步的，如拳击刺激落在心脏易损期，则第2拳有可能将转复的心律再度变为室颤。

（2）对于已被证实为室性心动过速的患者，单次叩击有可能转为窦性心律。

（3）对于严重心动过缓的患者，重复叩击有可能引起自主性心脏收缩。

（4）如有心电监护，可根据心电情况反复进行，同时迅速准备电除颤。

正确方法为在患者胸部20~30cm上方，用握紧拳头的鱼际平面快速叩击胸骨中部。对于清醒患者，一般不用这种方法。

2. 咳嗽复苏 1976年Griley等提出了咳嗽复苏的概念，发现剧烈咳嗽能够产生接近正常的主动脉搏动压。以后研究又证实咳嗽可维持意识清楚达93秒之久。咳嗽时主动脉压增加，而在咳嗽间期下降，增加了冠状动脉的灌注梯度。咳嗽时所产生的生理效应导致胸泵学说的产生。胸泵学说的建立，又为咳嗽在临床上的应用奠定了理论基础。

咳嗽复苏法就是在患者发生严重心律失常（室速、极度心动过缓、三度房室传导阻滞），只要意识尚清楚，嘱咐患者剧烈咳嗽，能为抢救赢得时间。

3. 腹部按压法 采用绷带束缚腹部或连续腹部按压或在同步胸外按压及通气复苏术的同时增加腹部压均可增加主动脉压和颈动脉压以及颈动脉血流。可能有以下几种机制。

（1）压迫腹部可减少心外按压时右心房血液向下腔静脉反流。

（2）因腹部受压限制了膈肌下移，防止胸内压力分散，可增高胸内主动脉和胸外主动脉的压力阶差，增加主动脉的血流量。

（3）压迫腹部可压迫腹主动脉，减少下半部的供血，增加上半部的供血。

压迫腹部可增加右房压，且可导致心肌灌注压下降。此外，压迫腹部也有一些并发症，如肝撕裂伤及内出血等。临床实验还没有证实腹部加压可增加患者的生存率。

（二）无脉搏的电活动与心脏停止

1. 无脉搏的电活动　无脉搏的电活动是指电机械分离和其他异源性心率，包括假性心肌电机械分离、室性自发心率、室性逸搏、除颤后室性自发心率、过缓或停搏心律。与这些心律失常相关的临床状态，如果早期识别常可纠正。而这些心律失常则定义为无可触的脉搏但又有心电活动存在，同时这些心电活动不是心室颤动或室速。当有一定规律的电活动存在无脉时，临床传统上称为电机械分离。此时有一定规律的心肌动作电位除极化，但同时无肌纤维收缩出现，无机械收缩存在。最近超声心动图及内置导管的研究发现，使人们对心电机械分离有了重新认识，并提出了假性心肌电分离的概念。这证明电活动与机械分离收缩相伴随，但这些收缩太弱以至于不能产生血流压力，所以常规检查脉搏和测血压难以察觉。

其他无脉搏有电活动情况，在心跳停止后观察到的是一些超过了狭义的心电机械分离的心律失常。这种心律失常出现后，大多数临床研究都发现存活率极低，特别是一旦发生，就像大面积心肌梗死时发生的那样，这些节律代表了趋于坏死的心肌最后电活动或可预示着特别严重的心律失常。例如严重高钾血症、低温、缺氧、先前存在酸中毒及多种药物过量，也可表现为一个多样、复杂的有电活动而无脉搏的临床现象。过量应用三环类抗抑郁药、肾上腺素能受体阻滞剂、钙拮抗剂、洋地黄及其他药物，都可导致无脉电活动。这些药物过量需行特殊的治疗。

在无脉电活动时必须采取的主要措施是探寻可能的原因。这种电活动可能由于几个原因造成，特别是当出现心搏骤停时，有一些原因必须考虑到。低血容量是引起无血压电活动的最常见原因，通过快速诊断和适当治疗，引起低血容量的原因常能正确被认识，这包括出血和其他原因液体丢失引起的低容量。其他引起无脉心电活动的原因有心包填塞、张力性气胸及大面积肺梗死。

无脉电活动的非特殊治疗包括肾上腺素和阿托品等。其他的治疗还包括正确的气道管理和进一步增加通气，这是由于低通气量和低氧常常也是引起无脉电活动的原因，由于无脉电活动常由低血容量造成，医师可给予补液试验治疗。并立即用多普勒超声进行检查，是否存在有血流。这些检出有血流的患者应更积极治疗，可按严重低血压进行处理。这些患者需要扩容时，应用去甲肾上腺素、多巴胺或联合上三项治疗。早期体外起搏可能是有益的。尽管大多数无脉电活动的预后很差，在此时复苏仍不应放弃。

2. 心脏停止　在出现心脏停止时，复苏组长必须快速并积极思考各种诊断和治疗方案。心脏停止时要持续CPR、气管插管、肾上腺素和阿托品治疗。临床医师对全中心脏停止跳动患者都常规用阿托品，偶尔因此引起的过高水平副交感作用导致通气和体外起搏难以起效。电击可以导致副交感能释放，所以心脏静止时常规电击，"反正也不会再造成更坏的心律了"的说法是非常不可取的。因此，电击将减少患者恢复为自主心律的仅有机会。有研究还显示对停跳心脏电击对提高存活率无效。另外当心电监护为一条直线时，复苏者就应调整导联，选择其他导联或转动除颤电极90°，以确定节律是否确实是电静止。由操作者失误导致的"假性心脏停搏"，远多于类似停止的室颤造成的"假性心脏停搏"。

自1986年有研究证实在院前心脏停搏病例中，很少对起搏有反应。为获得有效的机会，有学者认为体外起搏应尽早实施。然而院前急救者很少能及时达到这一目的，心脏停搏时只在一个很短的时间内对起搏有反应，因此要求起搏要快，这些患者包括突发心动过速-心脏停搏的患者及除颤动后迷走神经释放引起的心脏停搏等。

没有证据显示对心脏停止患者常规体外起搏或在院前ACLS工具箱中放置便携式除颤器具是正确的。而非心源性心脏停止的患者，体外起搏结合除颤监护可能是有价值的。在这种特殊情况下医师对心脏停止的患者起搏要早做，并同时给予药物治疗。

心脏停止常表示死亡的到来，不仅仅是需治疗心律失常。当持久的心脏停止患者，经气管插管，静脉通道建立，合适CPR和抗心律失常相关药物应用后仍未恢复，进一步的抢救已无必要。

（三）复苏的终止

临床上进行心肺复苏时，通常是患者心搏骤停后立即行CPR 20～30分钟，未见自主循环恢复，评估脑功能有不可逆的丧失，即宣告终止CPR。也有的学者将开始心肺复苏前循环及呼吸已停止15～20分钟来界定终止心肺复苏的时间。

1. 死亡的概念　目前死亡有很多相关概念，例如：①社会学死亡（植物人）；②法律死亡；③临床死亡；④生物学死亡；⑤大脑皮质死亡，为大脑半球新皮质的不可逆性损害，有自主呼吸和脑电图活动；⑥脑死亡，无自主呼吸，脑干反射消失，意识丧失，瞳孔散大固定大于30分钟，脑电图直线；⑦心脏死亡，无脉搏和心跳，连续复苏1小时，ECG无电活动。

猝死和心脏停搏有何区别？一般来讲，猝死是回顾性诊断，强调的是结果；心脏停搏是时限性诊断，强调的是原因。如一个短期出现心脏停搏的患者，进行心肺复苏，如果患者抢救成功，该患者的诊断应为心脏停搏；如果抢救没有成功，则可诊断猝死。

2. 假死　假死是指机体仍保存有生命力但是其细胞活动速度极其缓慢，甚至细胞内所有显微镜下可见的活动完全停止的一种状态，这种状态是可逆的，在适当的条件下，机体仍可以恢复其生命活力。我们所熟悉的静止状态、迟钝、冬眠都是假死的表现形式。生物机体在假死状态下能量的产生和能量的消耗都会发生戏剧性的减少，甚至会具有一些特殊的抵抗环境压力的能力，例如极端的温度、缺氧以及一些物理损伤。

假死时由于呼吸、心跳等生命指征十分衰微，从表面上看几乎完全和死人一样，如果不仔细检查，很容易误认为已经死亡，甚至将"尸体"处理或埋葬。只是其呼吸、心跳、脉搏、血压十分微弱，用一般方法查不出，这种状态称作假死。假死常见于各种机械损伤，如缢死、扼死、溺死等；各种中毒，如煤气（CO）中毒、安眠药、麻醉剂、鸦片、吗啡中毒等；触电、脑震荡、过度寒冷、糖尿病等。在上述情况所做死亡的判断，要小心谨慎。

如果人体也能被诱导进入这样的假死状态，对于医学而言有十分巨大的意义，如急救医疗人员可以用这种技术让严重创伤甚至失血性心脏停搏的患者进入假死状态，从而争取时间进行外科手术而避免患者组织恶化；外科医生进行复杂的心脏和大脑手术可以用这种技术保护重要脏器功能，减少损伤。如果可将人类生命保存在一个可逆的假死状态，并且在唤醒后不会受到已经逝去时间的影响，在航空航天医学中也是一件非常有意义的研究。

3. 超长CPR 有学者认为超长CPR的时间需大于30分钟，它包括开始复苏前心搏骤停的时间和复苏抢救的时间。如果临床复苏中有一度或反复出现自主循环，此时超长CPR 应从自主循环恢复时最后一次算起大于30分钟为宜。至于上限超长到多少，从严格意义上 讲没有确切的时限，要依患者的具体情况而定，如曾报道CPR长达5～6小时，乃至有的 学者主张24小时者亦有之。

从目前的资料分析，超长CPR的应用主要在下列4个方面：

（1）特殊病因导致的心搏骤停：如溺水、低温（冻伤）、强光损伤、药物中毒等，实施超长CPR成功率较高；以及一些尚未深入研究的特殊疾病，如肺栓塞、哮喘、变态反应、脓毒症、内分泌代谢疾病等。

（2）特殊群体的心搏骤停：尤其是5岁以下儿童终止心肺复苏时需特别谨慎。因小儿对损伤的耐受力较成人强，即使神经系统检查已经出现无反应状态，某些重要的脑功能仍可恢复。

（3）特殊医疗环境下的心搏骤停：主要是指在手术麻醉的状态下实施CPR。可能是有麻醉低代谢的前提，加之监护与治疗设施齐备，以及训练有素的复苏人员参与，国外学者谓之为超长CPR理想场所。

（4）特殊器械介入抢救的心搏骤停：其中无创的方法有：背心式CPR，主动加压-减压CPR，分阶段胸腹加压-减压CPR，阻抗阀门。有创方法有：主动脉内球囊反搏、体外循环、开胸心脏按压等。

总之，在复苏过程中，各种基本征象都必须持续一定时间，对判断才有意义，已成为人们的共识。美国心脏协会曾提出，只有基础生命支持及进一步心脏生命支持失败，才是医学干预无效而终止复苏的标准。

七、脑复苏

（一）脑损伤发生的分期

心脏骤停导致脑血流停止，产生全脑缺血和损伤。在临床上可分为四期。

1. 心脏骤停前缺氧 实际上大部分患者在心脏骤停前就存在严重的缺氧，已经存在脑损伤。

2. 心脏骤停 即临床死亡至复苏前的损伤与来诊时间有关。

3. 心肺复苏期的损伤 指有效心肺复苏至心跳恢复之间的损伤，这与医护人员的素质有关。

4. 复苏后综合征 是指复苏后所出现的代谢紊乱和血流动力学改变所造成的进一步损伤，这是目前研究的热点之一。

（二）脑血流灌注和"无血流恢复"现象

有时虽然心肺复苏成功，但是患者已存在严重的不可逆转的缺血性脑病，这主要是由于长期的脑缺血，或者自主循环建立后脑循环未能及时恢复。

临床经验表明，有时颈动脉虽有良好搏动，脑组织仍因缺氧而死亡，关键在于脑血流的灌注是否满意，这取决于动脉平均压与颅内血流平均压之差。从理论上应认为增加颈动脉血流量时必定也相应增加脑流量，但事实证明效果恰好相反。在临床研究中发现尽管一期复苏满意，并证实颈动脉有良好的搏动，但脑组织却未获得满意的血流灌注。颈动脉的主干在其远端分为颈外动脉和颈内动脉，前者对颅外组织如舌及面颊部供血，脑组织的血液灌注依靠颈内动脉。所以，增加颈内动脉的血流才能改善脑组织的血液灌注。

近来有学者提出，心脏骤停后脑血管可瞬间出现扩张，但随即在很短时间内出现收缩，这种后期血管收缩现象称为"无血流恢复"现象。

（三）"窃血"现象

全脑缺血时由于不同部位对缺血的耐受性不同，或恢复再灌注后得到氧供较好的缘故，一部分脑细胞功能保持良好，一部分脑细胞死亡，而在这两极中间的部分，存在一些细胞功能丧失，但并未死亡的脑细胞，形成脑缺血性半月影区。

当发生再灌注时，缺血性半月影区得不到血流的充分供给，而血液灌注较好的区域由于缺血半月影区内血管痉挛而得到了更多的血液供应，即"窃血"现象。

（四）过度通气

呼吸支持多由人工机械通气完成。临床上早已发现二氧化碳分压从正常降至20mmHg（2.7kPa），脑血流量将减少40%~50%，颅内压同时降低。有资料认为它可改善氧供应，减轻组织酸中毒，恢复脑血管主动调节功能，减轻脑水肿。尤其在心肺复苏前4小时，过度通气在纠正呼吸性酸中毒和降低颅内压方面可能效果显著，但可引起脑血管收缩，所以，现在多数学者仍认为应保持二氧化碳在25～35mmHg（3.3～4.7kPa）内的范围内较合适。

（五）短暂高血压和血液稀释

临床上促进再灌注来解决复苏后综合征的方法有诱发短暂高血压和血液稀释。注意诱发高血压只是短暂的，通常时间只有5～15分钟，以血管活性药物控制，时间过长可加重脑水肿。通常并发血液稀释，利用低分子右旋糖酐调节红细胞比积。肝素化或链激酶也有应用临床的报道，一些实验研究表明可以减轻复苏后脑损伤。

（六）低温疗法

轻度低温疗法改善心脏停搏患者转归。对发生于医院外心脏停搏的成年患者，如诱因为室颤，其意识丧失，有自主循环，应进行低温治疗，体核温度应降至32～34℃，持续时间应为12～24小时。这种低温治疗可能对于因其他心律失常而致的心脏停搏或发生于医院内的心脏停搏患者也有益处。

1. 作用机制　有几种可能的机制使轻度低温在心脏停搏再灌注后能改善神经系统转归。在正常脑组织中，脑温度>28℃时，每降低1℃，脑氧代谢率能减少6%，这在一定程度上是由于减少了正常的电活动。轻度低温被认为能抑制许多与再灌注损伤相关的化学反应。这些反应包括产生自由基，释放兴奋性的氨基酸，能导致线粒体损害和细胞凋亡（程序化的细胞死亡）的钙离子转移、脂质过氧化、DNA损坏和炎症等，这些反应可导致脑内敏感部位（如海马回和小脑）一些神经元的死亡。尽管具有潜在的益处，但低温治疗也可能产生不良作用，例如心律失常、高血糖、感染和凝血障碍。

2. 常规低温疗法　在以往脑复苏的方法中最常提到的是降低脑部温度，以降低脑部代谢率，抑制脑水肿。低温脑复苏作用机制很可能是多个机制的复合。但这种方法可遗留一些问题，如心律失常，血液黏稠度增加，脑血流减慢等，这对促进脑再灌注不利。对此争论的实质是应用时机的问题，一般认为在稳定再灌注前提下的低温疗法是可取的。还有学者认为单纯进行头部降温，很难降低脑部的温度，因为全身的血液温度还较高，且血流速度很快，故提出应进行全身低温。

3. 亚低温疗法　新近发现亚低温（33.0～34.5℃）可达到与中度低温相同的效果，且全身副作用更少，更易实施和控制。用介入性血液变温器或体外环流换温器，可稳步和稳定降温，不至于体温过低或波动较大。

（七）其他脑复苏方法

1. 纳洛酮　纳洛酮是特异性阿片受体拮抗剂，在心肺脑复苏中应用受到重视。它通过血脑屏障与边缘体的阿片受体结合，抑制β内啡肽与阿片受体的结合，从而抑制内源性内啡肽所产生的生物学效应，有助于脑复苏。常用剂量为10μg／kg，必要时可重复给药。

2. 高压氧治疗　高压氧可提高血氧张力，增加血氧含氧的氧储备，提高血氧弥散，减轻脑水肿，降低颅内压，改善脑电活动。通常在3个大气压下吸纯氧。此时血中物理溶解氧比常压下呼吸空气时增加21倍，且颅内压可能降低40%～50%。并有资料表明高压氧疗法有可能加速复苏患者的苏醒。

3. 脑辅助循环灌注　近来有学者提出采用体外循环机或血液泵对脑进行辅助循环灌注，将有广阔的应用前景。

第六节　急性呼吸窘迫综合征

急性呼吸窘迫综合征（acute respiratory distress syndrome，ARDS）是指严重感染、创伤、休克等肺内外疾病后出现的以肺泡-毛细血管损伤为主要表现的临床综合征，是急性肺损伤（acute lung injury，ALI）的严重阶段或类型。其临床特征为呼吸频速和窘迫，难以纠正的进行性低氧血症。

一、发病机制

ARDS发病的共同基础是肺泡-毛细血管的急性损伤。肺损伤可以是直接的，如胃酸或毒气的吸入，胸部创伤等导致内皮或上皮细胞物理化学性损伤，更多见的则是间接性肺损伤。虽然肺损伤的机制迄今未完全阐明，但已经确认它是全身炎症反应综合征（systemic inflammatory response syndrome，SIRS）的一部分。

（一）全身炎症反应

临床上严重感染、多发创伤是导致急性肺损伤和ARDS最主要的病因，其中主要的病理生理过程是SIRS。在ARDS的复杂的病理生理机制中包含着对损伤的炎性反应和抗炎性反应两者之间微妙的平衡与失衡关系。事实上，机体对损伤产生的炎性反应物质会被内源性抗炎性物质所对抗，这种在SIRS和代偿性抗炎症反应综合征（compensatory anti-inflammatory syndrome，CARS）之间的平衡是机体对损害因素适当反应的关键。如果出现过度SIRS反应，则可能发展为多脏器功能障碍综合征（multiple organ dysfunction syndrome，MODS），如果发生过度CARS，则可能导致免疫抑制或感染并发症，因此在ARDS危重患者中，这两种拮抗的反应综合征可能决定了患者的最终命运。

（二）炎症细胞

几乎所有肺内细胞都不同程度地参与ARDS的发病，最重要的效应细胞是多形核白细胞（polymorphonuclear leukocyte，PMN）、单核巨噬细胞等。ARDS时，PMN在肺毛细血管内大量聚集，然后移至肺泡腔。PMN呼吸暴发和释放其产物是肺损伤的重要环节。

近年发现肺毛细血管内皮细胞和肺泡上皮细胞等结构细胞不单是靶细胞，也能参与炎症免疫反应，在ARDS次级炎症反应中具有特殊意义。

（三）炎症介质

炎症细胞激活和释放介质是同炎症反应伴随存在的，密不可分。众多介质参与ARDS的发病，包括：①脂类介质如花生四烯酸代谢产物、血小板活化因子（platelet activating factor，PAF）；②活性氧如超氧阴离子（O^{2-}）、过氧化氢（H_2O_2）等；③肽类物质如PMNs／AMs蛋白酶、补体底物、参与凝血与纤溶过程的各种成分等。近年对肽类介质尤其是前炎症细胞因子和黏附分子更为关注，它们可能是启动和推动ARDS"炎症瀑布"、细胞趋化、跨膜迁移和聚集、炎症反应和次级介质释放的重要介导物质。

（四）肺泡表面活性物质（pulmonary surfactant，PS）

研究表明肺泡表面活性物质具有降低肺泡表面张力、防止肺水肿、参与肺的防御机制等功能。ARDS过程中，PS的主要改变为功能低下、成分改变和代谢改变等。

另外，细胞凋亡与一些细胞信号转导通路和ARDS的发病密切相关，如口膜受体、G蛋白、肾上腺素能受体、糖皮质激素受体等。同时还发现核转录因子、蛋白激酶（MAPK等）的活化参与ARDS发病机制。

二、临床表现

ARDS临床表现可以有很大差别，取决于潜在疾病和受累器官的数目与类型，而不取决于正在发生的肺损伤。

1. ARDS多发病迅速，通常在受到发病因素攻击（如严重创伤、休克、败血症、误吸有毒气体或胃内容物）后12～48小时发病，偶有长达5天者。一旦发病后，很难在短时间内缓解，因为修复肺损伤的病理改变通常需要1周以上的时间。

2. 呼吸窘迫是ARDS最常见的症状，主要表现为气急和呼吸次数增快。呼吸次数大多在25～50次／分，其严重程度与基础呼吸频率和肺损伤的严重程度有关。

3. 难以纠正的低氧血症、严重氧合功能障碍。其变化幅度与肺泡渗出和肺不张形成的低通气或无通气肺区与全部肺区的比值有关，比值越大，低氧血症越明显。

4. 无效腔／潮气比值增加，≥0.6时可能与更严重的肺损伤相关（健康人为0.33～0.45）。

5. 重力依赖性影像学改变，在ARDS早期，由于肺毛细血管膜通透性一致增高，可呈非重力依赖性影像学变化。随着病程进展，当渗出突破肺泡上皮防线进入肺泡内后，肺部斑片状阴影主要位于下垂肺区。

三、诊断标准

ARDS诊断标准如下。

1. 有原发病的高危因素。

2. 急性起病，呼吸频数和（或）呼吸窘迫。

3. 低氧血症，急性肺损伤时$PaO_2 / FiO_2 \leq 300mmHg$（4.0kPa），ARDS时$PaO_2 / FiO_2 \leq 200mmHg$（26.7kPa）。

4. 胸部X线检查两肺浸润阴影。

5. 肺动脉楔压$\leq 18mmHg$（2.4kPa）或临床上能除外心源性肺水肿。

凡符合以上五项可诊断为ALI或ARDS。由于ARDS病程进展快，一旦发生多数病情已相当严重，故早期诊断十分重要，但迄今尚未发现有助于早期诊断的特异指标。

四、治疗

ARDS应积极治疗原发病，防止病情继续发展。更紧迫的是要及时纠正患者严重缺氧。在治疗过程中不应把ARDS孤立对待，而应将其视为MODS的一个组成部分。在呼吸支持治疗中，要防止呼吸机所致肺损伤（ventilation-associated lung injury，VILI）、呼吸道继发感染和氧中毒等并发症的发生。

（一）呼吸支持治疗

1. 机械通气 机械通气是ARDS治疗的主要方法，是近年来发展较为迅速的领域，机械通气以维持生理功能为目标，选用模式应视具体条件及医师经验，参数设置高度个体化。目前多主张呼气末正压通气（positive end expiratory pressure，PEEP）水平稍高于压力-容积曲线的下拐点作为最佳PEEP选择。近年来基于对ARDS的病理生理和VILI的新认识，一些新的通气策略开始应用于ARDS的临床治疗。主要有：

（1）允许性高碳酸血症策略：为避免气压-容积伤，防止肺泡过度充气，而故意限制气道压或潮气量，允许$PaCO_2$逐渐升高达50mmHg（6.7kPa）以上。

（2）肺开放策略：肺开放策略指的是ARDS患者机械通气时需要"打开肺，并让肺保持开放"，实施方法有多种，包括应用压力控制通气、反比通气（inverse ratio ventilation，IRV）及加用高的PEEP等，近年来也有学者主张用高频振荡法来实施肺开放策略。

（3）体位：若一侧肺浸润较明显，则取另一侧卧位，俯卧位更加有效，有效率达64%～78%，其主要作用是改善通气血流比值和减少动-静脉分流和改善膈肌运动。

其他新的通气方式包括部分液体通气、气管内吹气和比例辅助通气等也在ARDS的治疗中得到应用。

2. 膜式氧合器 ARDS经人工气道机械通气、氧疗效果差，呼吸功能在短期内又无法纠正的场合下，有人应用体外膜肺模式，经双侧大隐静脉用扩张管扩张，分别插入导管深达下腔静脉。配合机械通气可以降低机械通气治疗的一些参数，减少机械通气并发症。

（二）改善肺微循环、维持适宜的血容量

1. 最近研究表明，短期大剂量皮质激素治疗对早期ARDS或严重脓毒症并没有取得明确的疗效。目前认为对刺激性气体吸入、外伤骨折所致的脂肪栓塞等非感染性引起的ARDS，以及ARDS后期，可以适当应用激素，尤其当ARDS由肺外炎症所致时，可尝试早期大剂量应用皮质激素冲击治疗。ARDS伴有脓毒症或严重呼吸道感染早期不主张应用。

2. 抗凝治疗如肝素的应用，可改善肺微循环，其他如组织因子、可溶性血栓调节素等。

在保证血容量、稳定血压的前提下，要求出入液量轻度负平衡（–1000～–500mL／d）。在内皮细胞通透性增加时，胶体可渗至间质内，加重肺水肿，故在ARDS的早期不宜给予胶体液。若有血清蛋白浓度低则另当别论。

（三）营养支持

ARDS患者处于高代谢状态，应及时补充热量和高蛋白、高脂肪营养物质。应尽早给予强有力的营养支持，鼻饲或静脉补给。

（四）其他治疗探索

1. 肺表面活性物质替代疗法　目前国内外有自然提取和人工制剂的表面活性物质，对治疗婴儿呼吸窘迫综合征有较好效果，但在成人的四个随机对照研究结果表明，对严重ARDS并未取得理想效果。这可能与PS的制备、给药途径和剂量以及时机有关。由于近年来的研究表明PS在肺部防御机制中起重要作用，将来PS的临床应用可能会出现令人兴奋的前景。

2. 吸入一氧化氮（NO）　NO在ARDS中的生理学作用和可能的临床应用前景已有广泛研究。近来有报道将吸入NO与静脉应用阿米脱林甲酰酸联合应用，对改善气体交换和降低平均肺动脉压升高有协同作用。NO应用于临床尚待深入研究，并有许多具体操作问题需要解决。

3. 氧自由基清除剂、抗氧化剂　过氧化物歧化酶、过氧化氢酶，可防止O_2和H_2O_2氧化作用所引起的急性肺损伤；维生素E具有一定抗氧化剂效能。脂氧化酶和环氧化酶途径抑制剂，如布洛芬等可使血栓素A2和前列腺素减少，抑制补体与PMN结合，防止PMN在肺内聚集。

4. 免疫治疗　免疫治疗是通过中和致病因子，对抗炎性介质和抑制效应细胞来治疗ARDS。目前研究较多的有抗内毒素抗体，抗TNF、IL-1、IL-6、IL-8，以及抗细胞黏附分子的抗体或药物。由于参与ALI的介质十分众多，互相之间的关系和影响因素十分复杂，所以仅针对其中某一介质和因素进行干预，其效应十分有限。

五、护理措施

ARDS是急性呼吸衰竭的一种类型。患者原来心肺功能正常，但由于肺外或肺内的原因引起急性渗透性肺水肿和进行性缺氧性呼吸衰竭。临床表现为突发性、进行性呼吸窘迫，气促、发绀，常伴有烦躁、焦虑、出汗等。ARDS的治疗包括改善换气功能及氧疗、纠正缺氧、及时去除病因、控制原发病等。

1. 常见护理问题

（1）低效型呼吸形态。

（2）气体交换受损。

（3）心输血量减少。

（4）潜在并发症：气压伤。

（5）有皮肤完整性受损的危险。

（6）有口腔黏膜改变的危险。

（7）潜在并发症：水、电解质平衡紊乱。

（8）焦虑。

2. ARDS的护理要点

（1）加强监护。

（2）强化呼吸道护理，保持呼吸道通畅和洁净，防止呼吸道感染等并发症。

（3）对应用呼吸机的患者，做好气管插管、气管切开的护理。

（4）监测血气分析和肺功能，准确计算和记录出入液量，肺水肿期应严格限制入水量。

（5）心理护理，采用多种方式加强与患者的交流和沟通，解除患者的焦虑和恐惧感。

3. 基础护理

（1）口腔护理：每日进行两次口腔护理，减少细菌繁殖。

（2）皮肤护理：定时翻身，每日温水擦浴1次，预防发生压疮。

（3）排泄护理：尿管留置者，保持引流通畅，防受压、逆流，每日更换引流袋；便秘者必要时可给予缓泻剂或灌肠。

4. 呼吸道的护理　保持气道通畅和预防感染。应用呼吸机时，注意湿化气道、定时吸痰，防止呼吸管道脱落、扭曲，保持有效通气。吸痰并非遵循每间隔2小时抽吸1次的原则，还应根据患者的症状和体征而定，如患者有缺氧症状，肺部听诊有痰鸣音或水泡音，应随时吸痰。对于气管切开术后患者，除按常规护理外，还应注意加强呼吸道湿化和吸痰时无菌操作的护理。

5. 预防和控制呼吸机相关感染

（1）严格执行洗手制度，减少探视。

（2）严格执行无菌操作，如吸痰及各种侵入性检查、治疗时，均应遵守无菌技术原则。

（3）注意呼吸机管道的更换或使用一次性呼吸机管道。

（4）定时翻身、拍背、转换体位，及时吸痰，减少肺内痰液的潴留。

（5）气管插管者，气囊充气合适，以免胃内容物误吸。

（6）注意观察患者临床表现，监测体温、心率、白细胞计数等。

6. 特殊治疗措施的护理

（1）控制性肺膨胀的护理：可由医生或护士根据医嘱施行肺膨胀。在施行肺膨胀过程中严密监测循环功能及Sp（O_2）变化。吸痰后须重新选择最佳参数，施行肺膨胀。

（2）俯卧位通气的护理：定时根据医嘱要求进行翻身，固定体位，如使用翻身床时，则根据要求调整翻身床角度。注意严防气管导管牵拉、脱落、扭曲，导致严重气道阻塞。严密监测患者俯卧位时生命体征的变化及呼吸参数，尤其是气道峰压、潮气量及呼气末正压的变化。

7. 心理护理　在接受机械通气治疗期间，由于病房内环境氛围紧张，机器噪声及自身病情的危重，常产生强烈的紧张恐惧心理，此时应对患者进行安慰、鼓励，解释应用呼吸机治疗的重要性，强调预后良好，树立战胜疾病的信心，同时通过控制环境的温度、光线、噪声，创造一个舒适的环境，保证患者得到充分的休息。

由于人工气道的建立，导致患者语言交流障碍，引起焦虑不安。护士可与家属联系，了解患者日常生活习惯，通过观察其表情、手势、眼神，了解其需要，或者通过提供纸笔、日常生活图片、实物，让其写出或指出他们的需要，增加沟通方式。当其心情烦躁时，可与患者谈心，播放他喜爱的广播、音乐，消除其不良情绪，配合治疗；对极度烦躁不配合者，可使用镇静药静推或持续静脉泵入，使患者处于安静状态。

六、机械通气的护理

在呼吸机应用过程中，报警系统保持开启，定时检查并准确记录呼吸机应用模式及参数，使用参数通常包括潮气量、呼吸频率、氧浓度、呼气末正压、呼吸时间比值、压力支持水平等，同时，应密切观察患者的病情变化，如意识状态、生命体征、皮肤和黏膜色泽等，并协助医生做好血气分析，加强各项呼吸功能的监测，认真、准确地做好记录，为医生及时调整呼吸机应用模式及各项参数，提供客观有效的依据。

1. 妥善固定气管插管　适当约束患者双手，防止意外拔管。因患者自主呼吸频率过快，气管插管后联合使用镇静剂与肌松剂，阻断患者自主呼吸，以保证机械通气效果。因此，气管插管一旦脱出或与呼吸机断开后果严重。密切观察患者的人工呼吸情况，每班交接气管导管插入的深度，严防导管移位或脱出。

2. 严密观察病情　根据病情设置合理的报警范围，准确记录呼吸机参数，如出现报警要及时查找原因并处理。因患者严重低氧血症，呼吸机使用过程中逐步提高呼气末正压（positive end-expiratory pressure，PEEP）。严密监测患者气道压力水平，听诊双肺呼吸音，注意有无压伤的发生。

3. 采取密闭式气管内吸痰，提高吸痰操作的安全性　气管内吸痰在ARDS机械通气患者的护理中非常重要，其目的在于清理呼吸道分泌物，保持呼吸道通畅，改善肺泡的通气和换气功能。密闭式气管内吸痰能较好地维护机械通气状态，保证吸痰前后肺内压力相对稳定，还能防止带有细菌、病毒的飞沫向空气中播散；因此，根据患者的一般情况、双肺呼吸音、气道压力、氧饱和度、咳嗽等进行观察与判断，采取密闭式气管内吸痰法适时吸痰。吸痰时严格遵守无菌操作，密切观察患者SpO₂的降低幅度，避免高负压（>20kPa）、长时间（>12s）吸痰所致的急性肺不张的发生。另外，需注意选择小于人工气道管径的密闭吸痰管，在每次吸痰后以无菌生理盐水冲净吸痰管内的分泌物，更换密闭吸痰装置1次／24小时。

4. 观察镇静药物的效果　镇静剂有利于减轻患者焦虑及插管不适，促进人机协调，保证机械通气效果。每15～30分钟评估1次镇静程度并进行药物剂量的调整，避免镇静不足或过度。在镇静剂使用过程中，加强患者的病情观察，根据对患者意识、瞳孔、肢体活动及肌张力等方面的评估，区分镇静过度与意识障碍。

5. 通气模式与潮气量　ARDS时肺顺应性降低、生理无效腔增大，增加了通气量的需要。增大潮气量以增加肺气体容量和功能残气量，促进氧合；但增加潮气量时需注意控制气道峰压在4.0kPa（40cmH₂O）以下，以预防气压伤并发症及减少对血液循环系统的负面影响。在增加潮气量而低氧血症无明显改善情况下，可采用反比呼吸（inverse ratio ventilation，IRV）。

6. 呼气末正压呼吸　PEEP是ARDS施行呼吸治疗的首选方法。适当的PEEP可增加肺泡及间质压力，减少肺毛细血管内渗出，促使血管外液吸收，减轻肺泡及间质水肿；可使萎陷的肺泡重新膨胀、肺功能余气量（functional residual capacity，FRC）增加，肺顺应性增加，通气／血流（V／Q）比值改善，从而改善肺换气功能，提高动脉血氧分压（arterial partial pressure of oxygen，PaO₂）。一般设置PEEP在5～10cmH₂O（0.7～1.3kPa）。反比呼吸时，吸气时间的延长可使平均气道压力和肺充气膨胀时间延长，有利于防止和治疗肺泡萎陷，并使得PEEP用量减少，从而减轻由于PEEP过高对静脉回心血量和心排出量的不利影响。

7. 吸入气氧浓度（fractional concentration of inspired oxygen，FiO₂）的调节　早期应尽快纠正缺氧，以保证重要器官（如脑组织）的氧供。早期可用100%吸氧浓度，1～2小时后将FiO₂降至40%～70%，以减少高浓度氧对肺泡的损伤。随后根据PaO₂或SpO₂调节FiO₂。必要时间段，短时间应用100%吸氧浓度。

8. 防止呼吸性碱中毒　机械通气治疗中常并发酸碱失衡。由于过度通气往往导致呼吸性碱中毒，及时调节吸氧浓度，并适当加长呼吸机与患者气管套管之间的管道长度增加生理无效腔量，以增加吸入气体中的CO₂浓度，从而有效地纠正呼吸性碱中毒。另外，注意定时复查动脉血气分析，根据血气结果调整通气参数，以保证患者充分的氧气供给及二氧化碳的排出。

第七节　慢性阻塞性肺疾病

慢性阻塞性肺疾病（chronic obstructive pulmonary disease，COPD）由于其患者人数多，死亡率高，社会经济负担重，已成为一个重要的公共卫生问题。在我国COPD是严重危害人民群体健康的重要慢性呼吸系统疾病，近来对我国北部及中部地区农村102230名成年人群调查，COPD患者约占15岁以上人口的3％，患病率之高是十分惊人的。

一、概　述

（一）定义

我国制定的COPD诊治规范提出，COPD是以气流阻塞为特征的慢性支气管炎和（或）肺气肿，支气管哮喘不属于COPD。定义中进一步明确COPD是一种以气流受限为特征的疾病，气流受限呈不完全可逆、进行性发展，与肺部对有害气体或有害颗粒的异常炎症反应有关。以气流受限为中心，将以往诊断为慢性支气管炎和（或）肺气肿统一为具有共同病因及发病机制的COPD是当前COPD定义的特征。

欧洲呼吸协会颁布的"慢性阻塞性肺疾病诊断和治疗指南"中指出，COPD是一种可以预防、可以治疗的疾病，以不完全可逆的气流受限为特点。气流受限常呈进行性加重，且多与肺部对有害颗粒或气体，主要是吸烟的异常炎症反应有关。

（二）发病机制

目前普遍认为COPD以气道、肺实质和肺血管的慢性炎症为特征，在肺的不同部位有肺泡巨噬细胞、T淋巴细胞和中性粒细胞增加，激活的炎症细胞释放多种介质，这些介质能破坏肺的结构和促进中性粒细胞炎症反应。除炎症外，肺部的蛋白酶和抗蛋白酶失衡及氧化与抗氧化失衡也在COPD的发病中起重要作用。

二、临床表现

（一）症状

1. 慢性咳嗽　通常为首发症状，初起咳嗽呈间歇性，早晨较重，以后早晚或整日均有咳嗽，但夜间咳嗽并不显著，也有少数病例虽有明显气流受限但无咳嗽症状。

2. 咳痰　咳嗽后通常咳少量黏液性痰，部分患者在清晨较多，并发感染时痰量增多，常有脓性痰。

3. 气短或呼吸困难　这是COPD的标志性症状，是使患者焦虑不安的主要原因，早期仅于劳力时出现，后逐渐加重，以致日常活动甚至休息时也感气短。

4. 喘息和胸闷　不是COPD的特异性症状。部分患者特别是重度患者有喘息；胸部紧闷感通常于劳力后发生，与呼吸费力、肋间肌等容性收缩有关。

5. 其他症状　晚期患者常有体重下降、食欲减退、精神抑郁或焦虑等，并发感染时可咯血。

（二）病史

1. 吸烟史　多有长期大量吸烟史。

2. 接触史　职业性或环境有害物质接触史。

3. 家族史　COPD有家族聚集倾向。

4. 发病年龄及好发季节　多于中年以后发病，症状好发于秋冬寒冷季节，常有反复呼吸道感染及急性加重史。随着病情进展，急性加重逐渐频繁。

5. 慢性肺源性心脏病史　COPD后期出现低氧血症和（或）高碳酸血症，可并发慢性肺源性心脏病和右心衰竭。

（三）体格检查

体格检查对COPD的诊断价值低，因为气流受限的体征只有在患者肺功能显著损害时才出现，而且检出的敏感性和特异性较低。

1. 视诊和触诊　胸廓形态异常，包括胸部过度膨胀、前后径增大、剑突下胸骨下角（腹上角）增宽及腹部膨凸等；常见呼吸变浅，频率增快，辅助呼吸肌如斜角肌及胸锁乳突肌参与呼吸运动，重症可见胸腹矛盾运动；患者不时采用缩唇呼吸以增加呼出气量；呼吸困难加重时常采取前倾坐位；低氧血症者可出现黏膜及皮肤发绀，伴右心衰竭可见下肢水肿、肝脏增大。

2. 叩诊　由于肺过度充气使心浊音界缩小，肺肝界降低，肺部可呈过清音。

3. 听诊　两肺呼吸音可减弱，呼气延长，可闻及干性啰音，两肺底或其他肺野可闻及湿啰音；心音遥远，剑突中心音较清晰响亮。

三、辅助检查

1. 肺功能检查　存在不完全气流受限是诊断COPD的必备条件，肺功能检查是诊断COPD的金标准，是判断气流受限增高且重复性好的客观指标，对COPD的诊断、严重度评价、疾病进展、预后及治疗反应等均有重要意义。

气流受限是以一秒用力呼气容积（forced expiratory volume in one second，FEV_1）和一秒率（forced expiratory volume in one second / forced vital capacity，FEV_1 / FVC）降低来确定。FEV_1 / FVC是COPD的一项敏感指标，可检出轻度气流受限。FEV_1占预计值的百分比是中、重度气流受限的良好指标，它变异小，易于操作，应作为COPD肺功能检查的基本项目。吸入支气管舒张剂后，$FEV_1 < 80\%$预计值及$FEV_1 / FVC < 70\%$可确定为不

完全可逆气流受限。

2. 胸部X线检查　COPD早期胸片可无明显变化，以后出现肺纹理增多、紊乱等非特征性改变。主要X线征为肺过度充气：肺容积增大，胸腔前后径增长，肋骨走行变平，肺野透亮度增高，横膈位置低平，心脏悬垂狭长，肺门血管纹理呈残根状，肺野外周血管纹理纤细稀少等，有时可见肺大疱形成。并发肺动脉高压和肺源性心脏病时，除右心增大的X线征外，还可有肺动脉圆锥膨隆、肺门血管影扩大及右下肺动脉增宽等。

3. 胸部CT检查　CT不作为常规检查，但当诊断有疑问时，高分辨率CT（high resolution CT，HRCT）有助于鉴别诊断。此外，HRCT对辨别小叶中央型或全小叶型肺气肿及确定肺大疱的大小和数量，有很高的敏感性和特异性。

4. 血气检查　血气检查对晚期患者十分重要，FEV_1<40%预计值者及具有呼吸衰竭或右心衰竭临床征象者，均应做血气检查。血气异常首先表现为轻、中度低氧血症，随着疾病进展，低氧血症逐渐加重，并出现高碳酸血症。

四、治疗

（一）药物治疗

1. 支气管扩张剂

（1）β_2受体激动剂：β_2受体激动剂通常分为长效β_2受体激动剂和短效β_2受体激动剂两种。吸入短效β_2受体激动剂5分钟内产生支气管扩张效应，并且一般在30分钟内达到最大效应。由于起效快，因此常常作为"急救药"使用。但由于需要频繁给药，短效β_2受体激动剂的使用是不方便的，此外，短效β_2受体激动剂使用超过三个月疗效会有所降低。长效β_2受体激动剂的支气管扩张效应可在给药后30分钟出现，2小时效应达高峰，给药12小时后，支气管扩张效应仍然存在。使用长效β_2受体激动剂，为患者在白天和夜晚提供平稳的支气管扩张状态成为可能。

（2）抗胆碱能药物：有研究认为，抗胆碱能药物是治疗COPD的支气管扩张剂中最有效的一类药物，因为迷走神经张力过高是COPD气流阻塞唯一可逆的因素。新的抗胆碱能药物噻托溴铵，它可以与M_2受体快速分离，而与M_2受体和M_3受体缓慢分离，因此可以长时间阻断乙酰胆碱对人体气道平滑肌细胞的收缩作用，而促进乙酰胆碱释放作用是短期的。

（3）茶碱类药物：茶碱类药物在COPD治疗中较为常用。该类药物具有支气管舒张作用，并能通过改善肺过度充气而减轻症状。茶碱类还可以减轻呼吸肌疲劳，刺激呼吸中枢，改善黏膜纤毛清除能力。此外，它既可舒张冠状动脉，又可舒张肺血管，因此可以降低肺动脉高压。茶碱类对COPD患者具有抗炎作用，近来发现低剂量的茶碱类药物可以减少诱导痰中的炎性标志物。另外，茶碱类药物还有改善心搏血量、扩张全身和肺血管、增加水盐排出、兴奋中枢神经系统、改善呼吸肌功能等。

2. 激素　激素对COPD患者有两个可能的好处：首先，可以轻度改善气流，最大限度可以改善50~100mL，这个结果实际上不低于支气管扩张剂的效果。其次，在加用长效β₂受体激动剂时同样可以显示明确的疗效，使用最大剂量支气管扩张剂的COPD患者使用激素有可能进一步改善肺功能。激素对急性期有确切的治疗作用，因此，现行的指南推荐激素在发作频繁的急性患者使用。全身性使用激素在COPD稳定期应尽量避免使用，在COPD的急性期可以使用，但是一般而言使用超过14天是不必要的，而且没有好处。

3. 呼吸兴奋剂　当呼吸中枢兴奋性降低或抑制时，呼吸幅度变小、频率减慢，或有明显的CO_2潴留时，可给予呼吸兴奋剂。COPD呼吸功能衰竭时，因支气管–肺病变、中枢反应性低下或呼吸肌疲劳而引起低通气者，此时应用呼吸兴奋剂的利弊应按上述三种因素的主次而定；对神经传导与呼吸肌病变、肺炎、肺水肿和肺广泛间质纤维化所致的换气功能障碍者，则呼吸兴奋剂有弊无利，不宜使用。应用呼吸兴奋剂的前提是保持气道通畅和已解除气道痉挛，在氧疗的同时使用。常用尼可刹米，可先静脉推注0.375~0.750g，然后以3.00~3.75g加入500mL液体中，按25~30滴／分静脉滴注，并根据意识、呼吸频率、幅度、节律及动脉血气分析调节剂量。当Ⅱ型呼吸功能衰竭PaO_2接近正常或pH基本代偿时，应停止使用，以防止碱中毒。如经治疗病情未见好转，应中断使用呼吸兴奋剂，并说服患者和家属采用机械通气。

4. 抗生素　已有的研究资料表明，引起COPD急性发作的原因中感染占2／3，包括细菌、病毒、非典型病原体。常见细菌包括流感嗜血杆菌、副流感嗜血杆菌、肺炎链球菌、卡他莫拉菌，占30%~50%；其他细菌包括铜绿假单胞菌、肠杆菌、其他革兰阴性菌、金黄色葡萄球菌、其他革兰阳性菌，占10%~15%。非典型病原体包括肺炎衣原体和肺炎支原体，占5%~15%，未发现有嗜肺军团菌的报道。呼吸道病毒包括流感病毒、副流感病毒、鼻病毒、冠状病毒、腺病毒、呼吸道合胞病毒，占30%。抗生素治疗指征为：患者至少存在1个主要症状（呼吸困难加重、痰量增加、脓痰）和1个危险因素（年龄≥65岁，FEV_1%<50%，1年≥4次慢性支气管炎急性加重，合并一种或多种基础疾病）。

（二）控制性氧疗

氧疗的目的是提高PaO_2，减轻缺氧造成的重要器官功能损害，并减少呼吸肌做功。氧疗是急性期患者住院的基础治疗。无严重并发症的急性期患者氧疗后较容易达到满意的氧合水平［（PaO_2）>60mmHg（8.0kPa）或SaO_2>90%］，但有可能发生潜在的CO_2潴留。

Ⅰ型呼吸功能衰竭因无CO_2潴留，可按需给氧，氧浓度可提高到40%~50%，氧流量4~5L／min，当PaO_2达70mmHg（9.3kPa），应降低吸氧浓度。

Ⅱ型呼吸功能衰竭因呼吸中枢对CO_2刺激不敏感，主要靠缺氧刺激来维持呼吸，应以控制性氧疗为原则，采用低流量（1~2L／min）、低浓度（25%~30%）持续给氧。$PaCO_2$很高的患者，采用鼻塞法吸氧，氧浓度从25％开始，缓慢增加，使PaO_2接近60mmHg（8.0kPa）、$PaCO_2$升高幅度<12mmHg（1.6kPa）、pH无变化，吸氧浓度不变，但需密切监测$PaCO_2$。若氧浓度达30％时，PaO_2仍<55mmHg（97.3kPa）、$PaCO_2$>70～80mmHg（9.3～10.7kPa）、pH<7.25时，应考虑机械通气。

（三）机械通气

1. 使用机械通气的指征　一般原则：COPD并发严重呼吸功能不全，在经积极的抗感染、排痰、扩张支气管、控制性氧疗、酌情加用呼吸兴奋剂等治疗后（特别是已处理达24小时以上），一般情况及呼吸功能无改善或进一步恶化者，应考虑使用呼吸机，在选择机械通气前需对纠正呼吸功能衰竭后脱离呼吸机的可能性做出估计。

具体参考以下指标来判断是否存在需使用机械通气的严重呼吸功能不全：

（1）患者的一般状况：①有无肺性脑病表现，是否出现精神、神志障碍。②自主排痰能力。

（2）通气动力学变化：①呼吸频率（respiratory frequency，RR）>30～40次／分钟或<6～8次／分钟，同时注意呼吸节律变化。②潮气量（tidal volume，TV）<200～250mL／min。

（3）气体交换指标（主要为动脉血气指标）：①在合理的氧疗条件下动脉血氧分压（PaO_2）<35～45mmHg（4.7～6.0kPa）。②动脉血二氧化碳分压（$PaCO_2$）>70～80mmHg（9.3～10.7kPa）（需参考缓解期水平），若呈进行性升高更有意义。③发生严重失代偿性呼吸性酸中毒，动脉血pH<7.20～7.25。

2. 施行机械通气的方法

人工气道的建立：

1）经鼻气管插管：由于易于为清醒患者所接受，长期带管的耐受性好，患者可以进食，便于口腔护理，容易固定等优点，使其在对COPD患者施行较长期机械通气的治疗中更为方便实用，其应用较普遍。

2）经口气管插管：主要用于急救，尤其是心肺复苏或将要出现呼吸、心跳停止而需迅速建立人工气道的病例。对以后需较长期机械通气的患者可改为经鼻气管插管。多数医生认为经口气管插管亦可行较长期机械通气。

3）气管切开：COPD患者需尽量避免。一般仅用于气管内分泌物过于黏稠，经气管插管难于满意吸出或因上气道病变使气管插管无法进行的病例。

4）气管插管的长期留置：近年来气管插管的制作材料由橡胶改为聚氯乙烯等塑料，后又以硅胶为材料，使气管插管的组织相容性明显提高，对所经气道内腔的刺激性已不成为影响其长期留置的因素；除材料的改进外，目前所广泛采用的圆柱形高容低压气囊使气囊封闭管周腔的有效封闭压低于25mmHg（3.3kPa）。

五、护理措施

（一）一般护理

1. **居室环境** 保持居室空气清新，每日定时开窗，但应避免对流风直吹患者。室内温度保持在：冬季18~22℃，夏季19~24℃，湿度为50%~60%；对花草过敏者室内应避免摆放花草，支气管哮喘患者应避免用羽绒被服。流感流行季节避免流感带菌者探视患者，每天应对居室进行空气消毒，如食醋熏蒸、紫外线照射。避免烟雾及粉尘的刺激。

2. **饮食** COPD患者由于咳嗽，呼吸较正常人费力，消耗的能量较正常人多，因此，需增加能量的摄入。蛋白质是维持生命所必需的营养物质，可促进病变组织和创伤的修复，提高机体免疫力。为加快被损伤的气道黏膜的修复，提高机体免疫力，应适当增加蛋白质的摄入。维生素C、维生素E的不足会延缓损伤组织的修复，因此应多食水果、蔬菜以增加蛋白质的摄入。充足的水分可维持呼吸道黏膜的湿润，稀释痰液有利于痰液的排出，因此COPD患者应及时补充水分。

（二）症状护理

1. **咳嗽、咳痰的护理**

（1）观察病情：密切观察患者咳嗽、咳痰情况，详细记录痰液的色、量、性质等情况，以及正确收集痰标本并及时送检，为诊断治疗提供可靠的依据。

（2）痰液较深不易咳出者：

1）胸部叩击法：每日2~3次餐前进行，方法为：五指并拢并略弯曲，迅速而有规律地叩击胸背部，用力适中，勿造成软组织损伤或骨折，以患者能承受为宜。其顺序为从肺底到肺门，从肺尖到肺门，从肺外侧到内侧，叩击同时鼓励患者做深呼吸和咳嗽、咳痰。每次叩击15~20分钟，叩击时注意观察患者的面色、呼吸、咳嗽、咳痰情况。

2）体位引流：按病灶部位，取适当体位，使病变部位的支气管开口向下，利用重力，咳嗽、胸部叩击，将分泌物排出。每次10~15分钟，引流时间在早餐前1小时、晚餐前或睡前进行。引流期间注意观察患者神志、呼吸及有无发绀。注意防止发生意外，观察引流情况。

3）指导患者有效咳嗽，减少体力消耗及气道的损伤。每2~4小时进行数次轻咳，将痰液咳至咽喉部，然后深呼吸、屏气数秒钟后进行爆发性咳嗽，将痰液咳出。

4）对无力咳嗽的患者，在进行翻身叩背、雾化吸入后要及时吸痰。

2. **咯血的护理**

（1）一般护理：大咯血的患者应绝对卧床休息，一切活动应由护理人员协助进行，尽量避免搬动患者，平卧位头偏向一侧，若已知病变部位则采取患侧卧位，既减少肺的活动有利于止血，也可避免窒息与血流流向健侧。

（2）密切观察病情：观察咯血后的体温变化，是否有呼吸困难，这样有利于及时发现吸入性肺炎和肺不张，及时发现并处理窒息的患者。若咯血突然减少或中止，同时出现胸闷、憋气、烦躁、大汗淋漓、皮肤发绀、呼吸音减弱或消失即可判断有窒息的可能。应在通知医生的同时，立即使患者处于头低脚高俯卧位，头稍后仰，轻叩背部将血咯出。如效果不明显，应立即行气管插管或气管切开以吸出血块，缓解气道受阻并给予高浓度氧气吸入。

（3）对有窒息先兆的护理：①体位引流：迅速抬高床尾45°，患者取俯卧位，注意取出口腔内血块，轻拍患侧背部，同时用导管抽吸，促使气管内积血排出。②体位引流无效时，配合医师做好气管插管和气管切开的准备工作。③持续吸氧，以改善组织缺氧，必要时使用呼吸兴奋剂。④立即建立静脉通道，应用止血剂，必要时应用垂体后叶素。

3. 呼吸困难的护理

（1）保持呼吸道通畅是缓解呼吸困难的关键。

（2）呼吸训练：

1）缩唇呼吸：让患者用鼻吸气用口呼气，呼气时将嘴唇缩成吹口哨状，气体从缩窄的口唇缓缓呼出，吸气与呼气之比为1：2或1：3。

2）腹式呼吸：患者取坐位或立位，吸气尽力鼓腹，胸部不动。呼气时尽力收腹，将气呼出，每分钟7～8次，每次10～20分钟，每日做2次，并将缩唇呼吸融入其中，调动通气的潜力，增加呼吸运动的力量和效率。

（3）合理氧疗：COPD患者氧疗时氧流量不可过高，一般为1～2L／min，浓度不可过大，一般为24%～30%。氧疗时注意观察患者呼吸困难是否减轻及发绀缓解情况。患者的神志、心率及血压的变化，可定时检查动脉血气的变化及指端氧饱和度的情况。随时检查导管是否通畅，鼻导管固定是否牢固，氧流量、湿化瓶中的液体情况，为正常氧疗提供必要的准备。

（三）用药的护理

1. 抗生素的用药护理

（1）COPD患者因反复感染而长期应用抗生素，应根据病原菌药物敏感试验选用抗生素，因此应做好痰培养标本的留取，具体方法是：晨起漱口后，咳深部痰液流入无菌痰培养瓶中，拧紧瓶盖立即送检，一般连送3～4日。

（2）用药后应注意观察体温是否下降，咳嗽、咳痰症状是否减轻或消失，痰的颜色是否改变，肺部啰音是否减轻或消失，注意观察药物的不良反应。

2. 止咳祛痰药物的用药护理

（1）服用糖浆类止咳祛痰药物应注意在饭后服用并不再饮水，其目的是减少对胃的刺激，并可使一部分药物能长时间停留于咽喉部，从而发挥其药理作用。

（2）痰多者不可服用单纯止咳药物，应以化痰祛痰为主，用药注意经常变换体位以利于咳痰，不可因变换体位后咳嗽加剧而固定于一个姿势，因其不利于痰液排出，延缓疾病的康复。

3. 应用解痉平喘药物的用药护理 茶碱类药物引起的不良反应与其血药浓度水平密切相关，且个体差异较大，因此应严格掌握用药浓度及药物的滴速，其主要副作用有胃部不适、胃痛、恶心、呕吐；心动过速、心律失常；注入过快时，可导致血压下降、抽搐，甚至突然死亡；亦可引起失眠、烦躁、呼吸增快等。

（四）心理护理

1. 心理障碍的发病机制

（1）血气改变指标改变：①COPD患者恐慌发作、焦虑与缺氧、高碳酸血症和低碳酸血症有关。过度通气导致P（CO_2）减低，引起呼吸性碱中毒，进而导致脑血管收缩，产生焦虑症状。②严重COPD患者，慢性低通气增加P（CO_2）水平。③在动物模型，通过激活延髓化学感受器，脑桥色素核内神经元激活引发恐慌反应。④缺氧产生乳酸与恐慌发作有关，推测有恐慌疾病的COPD患者对乳酸和过度通气高敏。

（2）治疗COPD药物：①β受体激动剂，如沙丁胺醇，引起与心率增速有关的焦虑。②茶碱有支气管扩张和呼吸兴奋作用，引起焦虑，尤其血药质量浓度>20μg／mL时。喹诺酮类和茶碱合用引起CYP-450互相作用，提高茶碱血药浓度而增加焦虑危险。③大剂量皮质激素（如甲基泼尼松龙）可致焦虑。

（3）心理状态的改变：①长期慢性反复咳嗽、咳痰，病情迁延，患者在咳嗽、咳痰的基础上出现了逐渐加重的呼吸困难，常感到自己已衰老，面临死亡而产生焦虑或恐惧。②长年患病，退休工资不够患者每天吃药和每年住院所需的医药费，拖累儿女，认为自己增加家庭负担而感到悲观。③长期的负面情绪会使患者不积极配合治疗，或者过度对躯体关注、过度对药物依赖而影响治疗效果及患者的工作、生活、学习、社会活动和家庭关系 ④老年人由于社会角色或家庭角色的改变，长期患病，自理能力下降，认为给儿女加重负担等，常常产生失落感、孤独感等。

2. 临床表现

（1）抑郁和焦虑：COPD和焦虑、抑郁状态有较高共患率，在50％左右。COPD严重程度与焦虑、抑郁发生率有关。

（2）认知功能障碍：表现为高水平认知功能缺乏，如注意力、复杂视觉运动、抽象能力和语言任务等。

（3）神经精神症状。

（4）应激相关障碍：COPD患者心理应激常预示日常生活活动受限。多元回归研究发现，高水平灾难性退缩心理应对策略和较低水平症状管理的自我效应力，与较高水平抑郁、焦虑和生活质量降低有关。

3. 护理措施

（1）药物：选择性5-HT再吸收抑制剂是公认的治疗COPD相关性焦虑一线用药。对COPD相关性焦虑不常规推荐地西泮，因该药大剂量致呼吸抑制，对终末状态的COPD患者是危险的，并使肺功能恶化。

（2）心理社会支持。

（3）认知-行为干预策略。

（4）接触暴露与系统脱敏。

第八节　消化道出血

消化道出血是急诊经常遇到的诊治问题。消化道是指从食管到肛门的管道，包括胃、十二指肠、空肠、回肠、盲肠、结肠及直肠。消化道出血可因消化道本身的炎症、机械性损伤、血管病变、肿瘤等因素引起，也可因邻近器官的病变和全身性疾病累及消化道所致。

一、概　述

上、下消化道的区分是根据其在Treitz韧带的位置不同而区分的。位于此韧带以上的消化管道称为上消化道，Treitz韧带以下的消化管道称为下消化道。Treitz韧带又称十二指肠悬韧带，是从膈肌右角有一束肌纤维索带向下与十二指肠空肠曲相连，将十二指肠空肠固定在腹后壁。Treitz韧带为确认空肠起点的重要标志。

上消化道出血部位指Treitz韧带以上的食管、胃、十二指肠、上段空肠以及胰管和胆管的出血。Treitz韧带以下的肠道出血称为下消化道出血。

（一）上消化道出血的病因

1. 食管疾病　食管炎（反流性食管炎、食管憩室炎）、食管癌、食管溃疡、食管贲门黏膜撕裂症、器械检查或异物引起损伤、放射性损伤、强酸和强碱引起的化学性损伤等。

2. 胃、十二指肠疾病　消化性溃疡、急慢性胃炎（包括药物性胃炎）、胃黏膜脱垂、胃癌、急性胃扩张、十二指肠炎、残胃炎、残胃溃疡或癌、淋巴瘤、平滑肌瘤、息肉、肉瘤、血管瘤、神经纤维瘤、膈疝、胃扭转、憩室炎、钩虫病等。

3. 胃肠吻合术后的空肠溃疡和吻合口溃疡。

4. 门静脉高压伴食管胃底静脉曲线破裂出血、门脉高压性胃病、肝硬化门静脉炎或血栓形成的门静脉阻塞、肝静脉阻塞。

5. 上消化道邻近器官或组织的疾病

（1）胆管出血：胆管或胆囊结石、胆管蛔虫病、胆囊或胆管病、肝癌、肝脓肿或肝血管病变破裂。

（2）胰腺疾病累及十二指肠：胰腺脓肿、胰腺炎、胰腺癌等。

（3）胸或腹主动脉瘤破入消化道。

（4）纵隔肿瘤或脓肿破入食管。

6. 全身性疾病在胃肠道表现为出血

（1）血液病：白血病、再生障碍性贫血、血友病等。

（2）尿毒症。

（3）结缔组织病：血管炎。

（4）应激性溃疡：严重感染、手术、创伤、休克、肾上腺糖皮质激素治疗，以及某些疾病引起的应激状态，如脑血管意外、肺源性心脏病、重症心力衰竭等。

（5）急性感染性疾病：流行性出血热、钩端螺旋体病。

（二）下消化道出血病因

1. 肛管疾病　痔、肛裂、肛瘘。

2. 直肠疾病　直肠的损伤、非特异性直肠炎、结核性直肠炎、直肠肿瘤、直肠类癌，邻近恶性肿瘤或脓肿侵入直肠。

3. 结肠疾病　细菌性痢疾、阿米巴痢疾、慢性非特异性溃疡性结肠炎、憩室、息肉、癌肿和血管畸形。

4. 小肠疾病　急性出血性坏死性肠炎、肠结核、克罗恩病、空肠憩室炎或溃疡、肠套叠、小肠肿瘤、胃肠息肉病、小肠血管瘤及血管畸形。

二、诊断

（一）出血量的诊断

1. 分类　许多国家的教科书里把出血量超过1000～1500mL／d时称为大出血。在我国主张把出血量在500mL／d称为少量出血，把500～1000mL／d称为中等量出血，超过1000～1500mL／d时则叫作大出血。

2. 出血量　实际上在临床工作中并不能精确地测定出血量。因为所谓呕血量，其中也会包含一部分胃液，而"黑便"仅能估计排出体外的血量，留滞肠道的积血还是个未知数。所以，一般估计失血量是用间接方法估算。即恢复血红蛋白至正常所需要的输血量就是出血量。

3. 部位　一般急速的出血且部位较高时，可引起呕血。少量出血或部位较低时，多发生黑便。如食管静脉曲张、胃溃疡等出血时常有呕血，而十二指肠溃疡出血多表现为黑便。

4. 速度　黑便不总是柏油样的，大便颜色与出血的程度和在胃肠道滞留的时间有关。非常急速的出血时大便可呈暗红色。缓慢出血即使部位较低也可以呈黑便。

5. 血尿素氮　判定出血是在十二指肠还是在结肠有困难时，检查血尿素氮有鉴别意义。如果血尿素氮正常，出血部位在结肠。如果血尿素氮升高，为十二指肠出血。因为大量血液经过整段小肠时，会引起蛋白质大量吸收，从而导致血尿素氮升高。

（二）病史

1. 危重患者　倘若出血、病情危重或者发生休克，甚至意识障碍时，要全面详细地询问病史是有困难的。但是应当力求多地了解到一些有用的线索，如慢性有规律的腹痛史、反酸嗳气史、慢性肝病史、饮酒或服用某种药物史等。

2. 溃疡出血　绝大多数都会有长期腹痛或反酸，甚至典型的有规律性的空腹或者进食后腹痛的病史。以往反复发作的梗阻或者出血也常提示有溃疡病存在。如果过去由内镜或者X线钡餐检查证实有溃疡存在，对诊断更有帮助。

3. 肝硬化　有肝病历史，并有慢性消化道症状如厌油、腹胀、食欲不振等要怀疑有肝硬化的可能。以往的肝功能化验异常，腹胀，浮肿或黄疸病史，也要警惕有食管静脉曲张出血的危险。

4. Mallory-Weiss综合征　明确的呕吐史，特别是剧烈的反复的恶心呕吐发作，常提示有Mallory-Weiss综合征存在。

5. 出血性胃炎　对于那些以往从无胃痛或者消化道症状的出血患者，如果没有肝病的证据，也没有凝血功能障碍的线索，应当多考虑为出血性胃炎或者良性肿瘤。

6. 腹痛　急性出血后一般腹痛能够缓解。如果平时有慢性典型的溃疡型腹痛，在近期内突然加重，那么应当警惕有出血的可能性。一旦溃疡侵蚀了较大的血管，像胃左动脉、脾动脉或者胃十二指肠动脉时，则表现为大出血，常需采取手术方法止血。

7. 药物　饮酒或者服用阿司匹林、保泰松、吲哚美辛、索米痛片或者激素等药物都会造成出血性胃炎，这种因素不仅是引起出血的直接原因，也可以是慢性溃疡病出血的诱发因素。

（三）体格检查

1. 急性消化道是出血查体的重点，首先是仔细观察皮肤颜色、脉搏、血压和周围循环状况，目的是判断血液循环的变化情况。

2. 发现有肝掌和蜘蛛痣等体征，说明有肝硬化的可能。

3. 黄疸、腹壁静脉曲张、腹腔积液、脾功能亢进等提示肝功能失代偿及门静脉高压存在。

4. 胃癌进展期常能在上腹部触及包块，但不是大出血的常见原因。

5. 皮下瘀血或出血点等则是罕见的遗传性毛细血管扩张症的表现。

（四）实验室检查

1. 主要项目　包括血常规、血小板、凝血功能、胆红素、肝脏酶学、血浆清蛋白等，这是为了初步鉴别溃疡出血、肝硬化出血和血液系统疾病出血。同时对肝硬化食管静脉曲张破裂出血的预后有参考意义。

2. 上消化道钡餐检查　虽然不伴有休克时，于出血24小时之内做上消化道钡餐检查并没有严重的危险性，但是由于阳性率低，所以在临床实际工作中很少做这种检查。

3. 急诊胃镜　紧急内镜检查的阳性率较高，大多报告在90%以上。它不仅能找到出血的原因和部位，而且同时可以做止血治疗，但是在操作上具有一定的危险性。

4. 其他　有时十二指肠溃疡由于变形而狭窄时，还有术后胃的复发溃疡，上消化道钡餐较急诊胃镜更准确和容易。

三、急性上消化道出血

急性上消化道出血最常见的三大病因依次是消化性溃疡、急性胃黏膜病变和食管胃底静脉曲张破裂，以呕血和（或）黑便为主要症状，常伴有血容量减少引起的急性周围循环功能衰竭。

（一）临床表现

1. 病史　胃病病史、慢性肝病史、服用非甾体抗炎药、大量酗酒、应激状态（大面积烧伤、严重创伤、脑血管意外、休克、脓毒血症、心肺功能不全）。

2. 症状

（1）呕血与黑便：上消化道出血后均有黑便，如出血量很大，血液在肠内推进快，粪便亦可呈暗红色或鲜红色。如伴呕血常提示幽门以上的病变出血，但幽门以下的病变出血量大、速度快、血液也可反流入胃，引起恶心、呕吐而发生呕血。呕血多呈棕褐色、咖啡渣样。但如出血量大，未经胃酸充分混合即呕出，则为鲜红或兼有血块。应注意有少数患者在出现呕血与黑便之前即发生严重周围循环功能衰竭，此时进行直肠指检如发现黑便或血便则对诊断有帮助。

（2）失血性周围循环功能衰竭：是急性失血的后果，其程度的轻重与出血量及速度有关。少量出血可因机体的自我代偿而不出现临床症状。中等量以上的出血常表现为头昏、心悸、冷汗、恶心、口渴；体检可发现面色苍白、皮肤湿冷、心率加快、血压下降。大量出血可出现黑蒙、晕厥，甚至休克。应注意在出血性休克的早期血压可因代偿而基本正常，甚至一时偏高，但此时脉搏细速，皮肤苍白、湿冷。老年人大量出血可引起心、脑、肾的并发症。

（3）发热：多数患者在出血后24小时内出现低热，常低于38.5℃，持续3~5天降至正常。少数大量出血的患者可出现难以控制的高热，提示病情严重，原因不明，可能与失血后导致体温调节中枢的功能障碍有关。

（4）氮质血症：上消化道出血后因血红蛋白在肠道被分解、吸收和肾血流量减少而导致血中尿素氮升高，24~48小时达高峰，一般不超过14.3mmol/L，3~4天降至正常。若同时检测血肌酐水平正常，出血后血尿素氮浓度持续升高或一度下降后又升高，常提示活动性出血或止血后再出血。

（二）辅助检查

1. 实验室检查

（1）血常规：在出血早期，可因血管和脾脏代偿性收缩和血液浓缩，而使红细胞和血红蛋白基本正常甚至升高，一般在急性出血后3~4小时开始下降，此时也应注意治疗过程中，快速大量输液造成的血液稀释对血常规结果的影响，以便正确评估出血程度。血小板、白细胞可因出血后的应激反应而在短期内迅速增加。

（2）呕吐物隐血试验和粪便隐血反应强阳性。

（3）血尿素氮：出血后数小时内开始升高，24~48小时内达高峰，3~4天降至正常。应同时测定血肌酐浓度，以排除原有肾脏疾病。

2. 特殊检查

（1）胃镜检查：是诊断上消化道出血最常用的准确方法，尤其是出血后48小时内的紧急胃镜检查更具有价值，可发现近90%的出血病因。除出现活动性呕血、昏迷或垂死者外，宜在积极纠正休克的同时进行紧急胃镜诊治。单纯保守的等待血压回升可能导致失去治疗的有限机会，尤其是对于活动性大出血者。对活动性出血者，胃镜检查前宜插胃管抽吸胃内积血，并以生理盐水灌洗干净以免积血影响观察。

（2）X线钡餐检查：此法在急性上消化道大出血时对出血病因的诊断价值有限。早期X线钡餐检查还可能引起再出血。一般主张在出血停止和病情稳定数日后行X线钡餐检查。

（3）选择性腹腔动脉造影：对于出血速度>0.5mL/min的活动性出血，此法可能发现一些经胃镜或X线钡餐检查未能发现的出血病灶，并可在该动脉插管内滴入垂体加压素而达到止血目的。

（4）放射性核素：^{99m}Tc标记红细胞扫描，注射^{99m}Tc标记红细胞后，连续扫描腹部10~60分钟，如发现腹腔内异常放射性浓聚区，则提示该处可能为出血部位。

（5）剖腹探察术：少数患者经上述内科检查仍不能找到出血病灶，而又在活动后大出血者，可在积极输血和其他抗休克处理的同时行剖腹探察术，必要时还可行术中内镜检查，常可获明确诊断。

（三）治疗

经内镜治疗活动性出血、以药物提高胃内pH、促进止血反应防止再出血是上消化道出血的基本治疗原则，因此所有上消化道出血的处理均应遵循三个原则：正确的内镜诊断，内镜下及时止血治疗和静脉内使用质子泵抑制剂奥美拉唑等使胃内pH升至6.0以上。

1. 病情观察　严密监测病情变化，患者应卧位休息，保持安静，保持呼吸道通畅，避免呕血时血液阻塞呼吸道而引起窒息。

2. 抗休克　积极抗休克，尽快补充血容量是最主要的措施。应立即配血，有输血指征时，即脉搏>110次／分，红细胞<3×10^{12}／L，血红蛋白<70g／L，收缩压<90mmHg（12kPa）可以输血。在输血之前可先输入生理盐水、林格液、右旋糖酐或其他血浆代用品。

3. 胃内降温　通过胃管吸净胃内容物后，注入4℃的冰生理盐水灌洗而使胃降温。从而可使其血管收缩、血流减少，并可使胃分泌和消化受到抑制，出血部位纤溶酶活力减弱，从而达到止血的目的。

4. 口服止血剂　消化性溃疡的出血是黏膜病变出血，采用血管收缩剂如去甲肾上腺素8mg加于冰盐水150mL分次口服，可使出血的小动脉强烈收缩而止血。此法不主张在老年人使用。

5. 抑制胃酸分泌和保护胃黏膜

（1）常用的药物：组胺H_2受体拮抗剂：雷尼替丁、法莫替丁、西咪替丁；作用更强的H^+-K^+-ATP酶抑制剂：奥美拉唑、潘妥洛克。

（2）pH与止血：止血过程为高度pH敏感的生理反应，近中性的环境最有利于止血，而胃内酸性环境则阻碍止血发生，还能使已经形成的血栓溶解，导致再出血。血小板凝聚在pH为7.0时最为理想，低pH会使血凝块溶解。当pH为5.8时血小板无法凝集。血液凝集过程的最适pH为7.0，低pH易使整个凝血过程受破坏。但从消化过程来讲，低pH是非常有利的。

（3）质子泵抑制剂：抗酸药、抗胆碱药、H_2受体阻断剂等药物制酸环节单一，不能充分有效地阻止胃酸分泌，或者迅速产生耐受性，可造成胃内酸度反跳增高，难以形成理想的胃内pH环境。目前能使人体胃内pH达到6.0以上的静脉内使用药物是奥美拉唑，其最佳剂量为80mg，首剂静脉推注后，以8mg／h的速度连续静脉滴注，这个剂量可使胃内pH迅速达到6.0以上。静脉推注负荷量再继以静脉输注维持，可在20分钟内达到治疗所要求的胃内pH保持平稳。

6. 内镜直视下止血　局部喷洒5%碱式硫酸铁溶液，其止血机制在于可使局部胃壁痉挛，出血周围血管发生收缩，并有促使血液凝固的作用，从而达到止血的目的。内镜直视下高频电灼血管止血适用于持续性出血者。由于电凝止血不易精确凝固出血点，对出血面直接接触可引起暂时性出血。内镜下激光治疗，可使组织蛋白凝固，小血管收缩闭合，起到机械性血管闭塞或血管内血栓形成的作用。

7. 食管静脉曲张出血的非外科手术治疗

（1）三腔二囊管压迫止血：是一种有效的，但仅是暂时控制出血的，非手术治疗食管静脉曲张大出血的方法，近期止血率90%。三腔管压迫止血的并发症有：①呼吸道阻塞和窒息；②食管壁缺血、坏死、破裂；③吸入性肺炎。最近对气囊进行了改良，在管腔中央的孔道内，可以通过一根细径的纤维内镜，这样就可以直接观察静脉曲张出血及压迫止血的情况。

（2）降低门脉压力的药物治疗：使出血部位血流量减少，为凝血过程提供了条件，从而达到止血。不仅对静脉曲张破裂出血有效，而且对溃疡、糜烂，黏膜撕裂也同样有效。可选用的药物有血管收缩剂和血管扩张剂两种。

1）血管升压素及其衍生物：以垂体后叶素应用最为普遍，剂量为0.4IU／min连续静脉滴注，止血后每12小时减0.1IU／min。可降低门脉压力8.5%，止血成功率为50%~70%，但复发出血率高，药物本身可致严重并发症，如门静脉系统血管内血栓形成，冠状动脉血管收缩等，常与硝酸甘油联合使用

2）生长抑素及其衍生物：能减少门脉主干血流量25%~35%，降低门脉压力达12.5%~16.7%，又可同时使内脏血管收缩及抑制胃泌素及胃酸的分泌，适用于肝硬化食管静脉曲张的出血，其止血成功率达70%~87%。对消化性溃疡出血的止血效率为87%~100%。静脉缓慢推注100μg，继而每小时静滴量为25μg。

3）血管扩张剂：不主张在大出血时用，而认为与血管收缩剂合用或止血后预防再出血时用较好。常用药物如硝酸甘油等，有降低门脉压力的作用。

（3）食管静脉曲张套扎术：是内镜介入下将橡皮圈直接结扎食管曲张静脉，使其绞窄坏死，静脉闭塞，局部形成纤维瘢痕，从而根除静脉曲张，达到止血和预防食管静脉曲张破裂出血的目的，具有创伤小，对机体干扰少的特点，不减少门脉向肝血流，不加重肝功能损害，几乎所有患者都能接受本法治疗，且术后恢复快。

8. 手术治疗

（1）消化性溃疡出血：严重出血经内科积极治疗24小时仍不止血，或止血后短期内又再次大出血，血压难以维持正常；年龄50岁以上，伴动脉硬化，经治疗24小时出血不止；以往有多次大量出血，短期内又再出血；并发幽门梗阻、穿孔，或怀疑有恶变。

（2）胃底食管静脉曲张破裂出血：应尽量避免手术，仅在各种非手术疗法不能止血时，才考虑行简单的止血手术。

四、三腔二囊管压迫止血的护理

（一）操作方法

1. 使用方法

（1）三腔二囊管使用前做好充气试验，证明无漏气后，即抽空气囊，涂上液状石蜡，插入胃内50~60cm，抽得胃内容物为止。

（2）向胃气囊充气200~300mL，再将管向外抽提，感觉管子不能再被抽出并有轻度弹力时将管子拉紧。然后在管端悬0.5~0.75kg的物品做牵引压迫。

（3）观察止血效果，如仍有出血，再向食管囊充气50~80mL，然后使用血压计测压，增加或减少食管囊内注气量，需使其压力维持在30~40mmHg（4.0~5.3kPa）。

2. 固定方法

（1）用一条脱脂棉垫，长10～15cm，宽3.5cm，靠近鼻翼绕在三腔二囊管上。

（2）再用一条胶布，长12～16cm，宽3.0cm，先贴近脱脂棉下缘紧绕三腔二囊管缠2～3圈，然后呈螺旋形向上缠绕在脱脂棉上，不得滑动。

（3）贴近鼻翼处要以脱脂棉接触，避免直接接触皮肤。

（4）特点：使用脱脂棉垫借助鼻翼和胃底贲门为固定点，可使气囊始终压迫出血部位。三腔二囊管牵拉固定后，患者翻身大小便等可不受限制。脱脂棉垫是缠在三腔二囊管上，外面缠绕胶布，在一侧鼻孔外贴近鼻翼处，不影响正常呼吸。

（二）护理措施

1. 放置三腔二囊管后，应及时、间断抽吸胃内容物，必要时用生理盐水反复灌洗，观察胃内有无血吸出，判断止血效果。对止血效果不好，连续抽出胃内鲜血者，应及时报告医生。

2. 及时抽吸胃内容物和食管囊上方的分泌物，还可以减少积血在肠道中滞留，后者可被细菌分解，增加血氨浓度，诱发肝性脑病。

3. 三腔二囊管应用时间一般不宜连续压迫72小时，否则可使食管到胃底受压迫时间长而发生溃烂、坏死，应每12小时放气观察15分钟，如有出血即再充气压迫。

4. 对患者咽喉分泌物要及时吸净，防止吸入性肺炎。

5. 严密观察，慎防气囊上滑，堵塞咽喉，或引起窒息。

6. 由于管的外端容易压迫贴近鼻翼处，应每日4～6次轻轻向外牵拉2～3cm，以防止发生局部皮肤溃疡。

7. 三腔二囊管一般放置24～36小时，如确定出血停止，可先排空食管气囊，再观察12～16小时。管的外端不固定，如有再出血可随时将管牵出，再次压迫止血；如确已止血，则先给患者口服液状石蜡15～20mL，然后慢慢将管拔出。

五、食管静脉曲张破裂出血套扎术护理

食管静脉曲张破裂出血套扎方法操作简单，疗效可靠，经过一次套扎后曲张静脉不会完全消失，一般在10～14天后还须再次套扎，并且在套扎后7～14天时套扎部位可出现出血现象，有时出血量很大，甚至可能引起大出血死亡，所以要求在被套扎的静脉脱落期间，应重点加强患者饮食等方面的护理。

（一）心理护理

如何使患者恢复治疗信心，并解除对食管静脉曲张套扎术的疑虑、恐惧心理，是护理人员首先要为患者解决的问题。主要措施为：

1. 配合医生给患者反复讲解食管静脉套扎的优点及疗效、介绍治疗医生及操作过程、告知患者术中的注意事项及如何配合手术。

2. 对患者最关心的预后及再出血问题予以详细解释，并介绍过去治疗成功的病例来增强患者的信心。

3. 患者有充分的心理准备，避免紧张、焦虑等不良因素，术中积极配合医生操作。

（二）饮食护理

1. 食管静脉曲张破裂出血的患者最初几日禁食，由于禁食时患者难忍饥饿之苦，应向患者说明禁食的重要性，注意适当的禁食是预防复发的关键之一，禁食时做到分散患者的注意力，使患者平心静气，以减少能量消耗。食管静脉曲张套扎术后禁食24小时，呕血停止72小时或套扎术后禁食24小时后，饮食给予易消化、高蛋白、低盐、低脂肪的冷流质，给予米汤、鱼汤、米糊等食物。

2. 停止出血后2～3天，选择营养价值高、易消化的食物。经过加工烹调使其变得细软，对胃肠无刺激，待凉后用餐，保证摄入足够的热能、蛋白质和维生素。少数患者可由于暴食引起胃内压力升高，胃酸反流，致食管黏膜损伤而出血，故应尽量说服患者改变不良饮食习惯，交代患者不要吃生硬、油炸、辛辣刺激性食物，如烧饼、油条、辣椒等，吃生硬食物可引起再次出血。

3. 出血停止4天后，如不再出血，无肝性脑病时，可给予优质蛋白、高维生素等半流质食物，如面条、蒸鸡蛋等；少吃甜食，以免引起胃酸分泌过多，出现胃灼热和食欲不振，从而加重病情。

4. 在肝硬化食管静脉曲张情况下，食管黏膜防御保护修复功能下降，酒精可直接引起食管黏膜损伤；酒精还可降低食管下端括约肌功能，使反流增加，胃酸、胃蛋白酶、胆汁等均可加重食管黏膜的损伤，导致食管静脉再次破裂出血。

（三）其他

1. 让患者平卧，头偏向一侧，避免呕吐物误入气管，引起窒息。

2. 保持环境安静，嘱患者卧床休息，避免劳累。因活动能引起心率加快，心排出量增加，静脉回流血量增加，门脉压升高，从而使已曲张变薄的静脉更易破裂；劳累后可消耗体内大量的能量，可使食管黏膜细胞内的ATP水平下降，细胞内能量储备不足，而使黏膜易于受损，引起再次出血。故休息对于患者来说非常重要，术后下床活动可引起再次出血。

3. 严密观察病情变化，每30分钟监测生命体征1次，可行心电监护，随时观察呕吐物和粪便的性质、颜色及量，准确记录出入量。

4. 出血时，护士应在旁守护，准许家属陪伴，注意患者心理需求的满足。

（四）健康指导

1. 保持良好的心境，应教育患者树立起战胜疾病的信心，培养积极向上、乐观、豁达的生活态度，正确对待疾病。

2. 注意饮食卫生，养成良好的饮食习惯，进食时要细嚼慢咽，餐后30分钟～1小时要安静休息，勿食过冷过热刺激性食物。

3. 早期及时发现病情变化，若出现黑色大便、暗红色大便、头晕、恶心、疲乏则为食管静脉曲张破裂再出血的可能，必须立即到医院就诊。

4. 指导学习家庭急救方法，当出现呕血时，首先使患者去枕平卧位，保持呼吸道通畅，谨防血液或血块流入呼吸道使患者窒息；患者要保持镇静，避免紧张，后者会使曲张静脉内压力增高，出血速度加快，出血量增加；及时拨打电话与急救中心联系，就近医院抢救。

第九节　急性脑血管病

脑血管病是由各种血管源性病因引起的脑部疾病的总称，可分为急性和慢性两种类型。急性脑血管病是一组突然起病的脑血液循环障碍性疾病，表现为局灶性神经功能缺失，甚至伴发意识障碍，称为脑血管意外或卒中，主要病理过程为脑缺血和脑出血两类。慢性脑血管病是指脑部因慢性的血供不足，导致脑代谢障碍和功能衰退。其症状隐袭，进展缓慢，如脑动脉粥样硬化、血管性痴呆等。

一、概　述

（一）血液供应

脑的血液由颈动脉系统和椎-基底动脉系统供应。

1. 颈动脉系统　通过颈内动脉、大脑前动脉和大脑中动脉供应大脑半球前3／5部分的血液。

2. 椎-基底动脉系统　通过两侧椎动脉、基底动脉、小脑上动脉、小脑前下动脉及小脑后下动脉和大脑后动脉供应大脑半球后2／5部分（枕叶和颞叶底部）以及丘脑后半部、脑干和小脑的血液。

（二）分类

1. 缺血性脑血管病　多由于脑动脉硬化等原因，使脑动脉管腔狭窄，血流减少或完全阻塞，脑部血液循环障碍，脑组织受损而发生的一系列症状。这类患者临床较多见，占全部脑血管患者的70%～80%。

2. 出血性脑血管病　多由于长期高血压、先天性脑血管畸形等因素所致。由于血管破裂，血液溢出，压迫脑组织，血液循环受阻，常表现为颅内压增高、神志不清等症状。这类患者占脑血管病的20%～30%。

（三）危险因素

1. 高血压 是最重要的危险因素。尤其是脑出血，只有当血压短期内急骤升高，造成血管破裂而导致出血性脑卒中。正常血压下的脑出血比较少见。血压长期持续高于正常，发生脑卒中的危险性高；血压越高，脑卒中的危险性越大。

2. 吸烟 吸烟者脑卒中的发病率比不吸烟者高2～3倍；停止吸烟，危险随之消失。

3. 糖尿病 糖尿病患者的脑卒中发生率明显高于正常人群。

4. 高脂血症。

5. 嗜酒和滥用药物 嗜酒可引起高血压、心肌损害。有些药的滥用也会引起脑卒中，尤其是可卡因和其他毒品。可卡因能引起血压升高诱发脑出血。

6. 肥胖 控制体重不仅有利于预防脑卒中，而且对高血压、糖尿病、高血脂等都会带来有益的影响。

7. 久坐不动的生活习惯 久坐不动，活动量少，容易肥胖，容易患高血压，也容易引起体内动脉血栓形成。

8. 血液黏稠 由于血液黏稠容易形成血栓，堵塞脑血管，发生脑卒中。

9. 心房颤动 慢性心房颤动容易在心脏内形成血栓，栓子脱落后随血流到达脑血管内导致脑栓塞。

二、临床特征

（一）短暂性脑缺血发作

1. 突然发病，几分钟至几小时的局灶性神经功能缺失，多在24小时内完全恢复，而且在CT等影像学上无表现，但可有反复的发作。

2. 颈动脉系统的缺血发作以对侧肢体发作性轻度瘫痪最为常见。

3. 椎–基底动脉系统的缺血发作有时仅表现为眩晕、眼球震颤、共济失调。

4. 未经治疗的短暂性脑缺血发作者约1／3以后可发展为脑梗死，1／3继续反复发作，还有1／3可自行缓解。

（二）脑血栓形成

1. 脑血栓形成是脑血管疾病中较常见的一种。供应脑部的动脉血管壁发生病理改变，使血管腔变狭窄，最终完全闭塞，导致某一血管供应范围的脑梗死。脑梗死分为白色梗死和红色梗死。

2. 脑血栓形成的发病年龄较高，常有血管壁病变基础，如高脂血症、动脉粥样硬化、糖尿病等，可能有短暂性脑缺血发作史，多在安静、血压下降时发病，起病较缓。

3. 脑血栓形成的临床表现与血液供应障碍的部位有关

（1）颈内动脉，大脑前、中、后动脉，椎–基底动脉等血栓形成可出现相应动脉支配区的神经功能障碍。

（2）脑动脉深支管腔阻塞，造成大脑深部或脑干的小软化灶，称为腔隙性梗死。

4. 较常见且有特点的临床表现

（1）纯运动性脑卒中、构音障碍、手笨拙综合征、纯感觉性脑卒中、共济失调性轻度偏瘫。

（2）也有一部分患者不出现临床表现，仅在影像学检查时被发现。

（三）脑栓塞

1. 脑栓塞是指来自身体各部位的栓子经颈动脉或椎动脉进入颅内，阻塞脑部血管引起的脑功能障碍。

2. 栓子来源以心源性最常见，栓塞多见于颈内动脉系统，特别是大脑中动脉。

3. 由于栓子突然堵塞动脉，故起病急骤，且可多发。

4. 体检多见肢体偏瘫，常伴有风湿性心脏病和（或）心房颤动等体征。

5. 红色梗死较为常见，诊治时应予以警惕。

（四）脑出血

1. 脑出血指的是出血部位原发于脑实质，以高血压动脉硬化出血最为常见。

2. 80%位于大脑半球，主要在基底节附近；其次为各脑叶的皮质下白质；余者见于脑干、小脑、脑室，多在动态下发病。

3. 根据破裂血管的出血部位不同，临床表现各异。起病时血压明显增高，常见头痛、呕吐，伴脑局部病变的表现。

（1）基底节区出血：常见对侧肢偏瘫、偏身感觉障碍及偏盲的"三偏征"。

（2）脑叶出血：颅内高压和脑膜刺激征，对侧肢体有不同程度的瘫痪和感觉障碍，发病即昏迷。

（3）脑桥中央区出血：深昏迷、针尖样瞳孔、四肢瘫痪、高热。

（4）小脑出血：眩晕明显，频繁呕吐，枕部疼痛，以及共济失调、眼球震颤，严重者可出现脑干症状、颈项强直、昏迷。

（5）脑室出血：可有一过性昏迷和脑膜刺激征，出血量多者昏迷、呕吐、去大脑强直或四肢松弛性瘫痪。

（五）蛛网膜下腔出血

1. 蛛网膜下腔出血常指原发性蛛网膜下腔出血，即脑部非外伤性动脉破裂，血液流入蛛网膜下腔。

2. 常见的病因是先天性动脉瘤和脑血管畸形。前者多位于颅底动脉环的分支处，常累及脑神经，以动眼神经功能障碍较多。脑血管畸形常位于大脑前动脉和大脑中动脉供血区脑的表面，部分患者在过去有癫痫发作史。

3. 临床表现以突发剧烈头痛、呕吐、脑膜刺激征为主，少数有抽搐发作、精神症状及脑神经受累，以动眼神经麻痹多见。年迈者的临床表现常不典型，多表现为精神症状或意识障碍。

4. 延迟性血管痉挛影响蛛网膜下腔出血死亡率的因素除再次复发出血外，由于蛛网膜下腔中血细胞直接刺激血管或血细胞破坏后产生多种血管收缩物质所致的延迟性血管痉挛也是因素之一。其临床表现的特征为：一般在蛛网膜下腔出血后的2周内出现渐进性意识障碍和局灶性神经功能障碍，如肢体瘫痪等，而头颅CT检查无再出血征象。如早期识别，积极处理，预后可有改善。

三、治疗原则

急性脑血管病处理的基本原则是在抢救患者生命的同时，力求及早明确病变类型和可能的病因。

（一）急救措施

1. 无法区别是出血性或缺血性时，则应该首先做如下处理：

（1）保持安静，患者取平卧位。

（2）保持呼吸道通畅，给氧。

（3）严密观察患者意识（意识的变化可提示病情进展）、眼球位置（供病变定位参考）、瞳孔（判断脑神经受累及有否脑疝）、血压、心率、心律、呼吸、体温（可反映颅内压和病情程度）。

（4）调控血压，最好能维持在患者的平时水平或150／90mmHg（20.0／12.0kPa）左右，不宜降得过低。

（5）加强护理，定时翻身、吸痰，保持大小便通畅，用脱水剂者应注意膀胱情况。

（6）保持营养和水电解质平衡，如有头痛、呕吐等颅内高压症状时，应予降颅内压处理。

2. 一旦缺血性或出血性脑血管病诊断明确后，应分类处理。

（二）短暂性脑缺血发作

1. 其治疗主要是防治高血压和动脉硬化，如有心脏病、糖尿病、高脂血症等应积极治疗，也可采用脑血栓形成的治疗方法，外科手术尚需根据患者的具体情况慎重考虑。

2. 短暂性脑缺血发作是一个多病因的疾病，应排除脑血管病以外的病因，如脑肿瘤等。

3. 治疗原则是防止血栓进展及减少脑梗死范围。

（三）脑血栓形成

1. 有高血压者应用降压药，降压不宜过速过低，以免影响脑血流量。有意识障碍、颅内压增高脑水肿者用脱水剂。

2. 扩充血容量适用于无明显脑水肿及心脏严重功能不全者。

3. 溶栓药物溶栓治疗是脑血栓的理想治疗方法，用于起病后极早期及缓慢进展型卒中。在溶栓治疗过程中，应注意出血并发症。

4. 抗凝治疗过去主张用于进展性非出血性梗死，但抗凝治疗可能发生出血并发症，要求有较完善的实验室条件，随时监测，不断调节剂量。

5. 可适当应用脑代谢活化剂，促进脑功能恢复。

6. 手术治疗对急性小脑梗死导致脑肿胀及脑内积水者，可做脑室引流术或去除坏死组织，以挽救患者生命。

（四）脑栓塞

1. 除治疗脑部病变外，要同时治疗脑栓塞的原发疾病。

2. 脑部病变的治疗基本上与脑血栓形成相同。

3. 脑栓塞常为红色梗死，溶栓治疗应予以慎重。

（五）脑出血

1. 保持安静，防止继续出血。

2. 积极防治脑水肿，降低颅内压。

3. 调控血压，改善血液循环。

4. 加强护理，防治并发症。

5. 手术治疗如基底节附近出血，经内科治疗症状继续恶化、小脑出血血肿体积>15mL或脑叶血肿>45mL，但体质较好者，条件许可时可采取手术清除血肿。对通过颅骨钻孔清除血肿，其适应证和禁忌证尚未形成完全一致的认识。

6. 注意事项

（1）应用高渗性利尿剂等脱水时要注意水、电解质平衡和肾功能。

（2）若无颅内压增高，血压应调控在发病前原有的水平或150／90mmHg（20.0／12.0kPa）。

（3）止血剂和凝血剂的应用尚有争议，但伴有消化道出血或凝血障碍时应予以使用。

（4）用调控胃酸药以避免应激性溃疡。

（5）有感染、尿潴留、烦躁或抽搐等应对症处理。

（六）蛛网膜下腔出血

治疗原则是制止出血，防治继发性脑血管痉挛，去除出血的原因和防止复发。

四、脑水肿与甘露醇

（一）脑水肿

急性脑血管疾病时的脑水肿主要与脑能量代谢和微循环障碍有关，近年强调自由基的毒性作用和细胞内钙超载是导致脑水肿的分子生物学机制。这些因素之间有密切的内在联系，它们对脑组织的损害及最终结果产生共同影响。

1. 急性脑梗死

（1）脑损害的主要原因是缺血缺氧。在急性脑梗死早期，先出现细胞性脑水肿；若缺血缺氧迅速改善，细胞性脑水肿可减轻或消失；若缺血缺氧时间超过数小时至数日，导致血管内皮细胞和血脑屏障损害，又可发生血管源性脑水肿。

（2）脑水肿进一步妨碍脑血流，使局部脑缺血缺氧进一步恶化。局部脑血流量减少，又可促使梗死灶扩大及脑水肿加重，甚至引起颅内压增高。

（3）颅内压增高是使临床症状进一步恶化的主要原因。

2. 脑出血

（1）颅内压增高的机制中血肿的占位效应是首要因素。颅腔内组织有一定的调节作用，可使约50mL体积的血肿得到缓冲，使颅内压得到代偿。临床及实验发现，在血肿清除后，颅内压可获一过性降低，之后又有继发性升高。

（2）延迟性血肿清除时可见血肿周围脑组织已有明显水肿。这提示除血肿本身因素外，血肿周围脑水肿对颅内压增高可能起关键作用。实验还证实离血肿越近，脑水肿越重，且远离血肿的对侧半球脑含水量亦增加。

（3）临床及实验研究均发现脑出血后产生广泛性脑血流量降低，故目前认为缺血性因素参与了脑出血后脑水肿的形成。

（4）血管源性脑水肿产生于脑出血后的12小时内，而细胞性脑水肿在出血后24小时达高峰，并持续2～3天。

（5）由于血肿溶解而逸出的大分子物质进入细胞外间隙，引起局部渗透压梯度改变，大量水分进入组织间隙，而产生高渗性水肿。

（二）甘露醇的作用机制

1. 甘露醇是通过渗透性脱水作用减少脑组织含水量。用药后使血浆渗透压升高，能把细胞间隙中的水分迅速移入血管内，使组织脱水。

2. 由于形成了血-脑脊液的渗透压差，水分从脑组织及脑脊液中移向血循环，由肾脏排出，使细胞内外液量减少，从而达到减轻脑水肿、降低颅内压的目的。

3. 甘露醇也具有减少脑脊液分泌和增加其再吸收的作用，最终使脑脊液容量减少而降低颅内压。

4. 甘露醇还是一种较强的自由基清除剂，能较快清除自由基连锁反应中毒性强、作用广泛的中介基团羟自由基，减轻迟发性脑损伤，故近年已将甘露醇作为神经保护剂用于临床。

5. 甘露醇还具有降低血液黏度，改善微循环，提高红细胞变形性，而促进组织水平的氧转运，有益于改善脑梗死和脑出血周围的脑水肿。

（三）甘露醇的临床应用

1. 甘露醇仍为急性脑血管疾病发病早期的主要脱水药物。虽然对急性脑血管疾病是否应用甘露醇仍有不同意见，焦点在于甘露醇是否脱去正常脑组织水分，而对脑损伤部位水肿组织无明显作用。但在临床实践中缺少确切的因用甘露醇引起脑部病情恶化的实例。

2. 急性脑血管疾病发病后不论轻重，都存在不同程度的脑水肿，原则上应使用抗脑水肿药物。

3. 由于甘露醇疗效发生快，作用持续时间长，每8克甘露醇可带出水分100mL，脱水降颅压作用可靠确实。

4. 对已有颅内压升高，甚至出现脑疝者，甘露醇应列为首选。

5. 脑血管疾病伴心功能不全者用甘露醇应慎重，以免因输入过快或血容量增加而诱发心力衰竭。脑血管疾病伴血容量不足时，宜在补充血容量后酌情使用甘露醇。脑血管疾病伴低蛋白血症时，宜先用25％清蛋白或浓缩血浆调整血浆蛋白浓度后，再酌情使用甘露醇。

6. 甘露醇应用后先发生短暂性高血容量而使血压升高。故对同时伴高血压者，在应用甘露醇前，可先用呋塞米将血容量调整后，再用甘露醇，以避免产生不良反应。

7. 当患者血浆渗透压>330mOsm／L时，应停止使用。此时无论给予任何剂量甘露醇，也不可能起到脱水作用。

（四）使用方法

1. 使用时间　一般7～10天为宜。

2. 使用剂量　根据病灶体积、脑水肿程度和颅内压情况而定。病灶直径在3cm以上者，每日应给予一定量甘露醇。病灶大、脑水肿严重或伴颅高压者，予每次1～2g／kg，4～6小时可重复使用；对出现脑疝者，剂量可更大些。尤其对于脑出血并发脑疝者，可为后续的手术治疗赢得时间。

3. 用药速度　一般主张250mL液量宜在20分钟内滴入。用药20分钟后，颅内压开始下降，2～3小时达高峰，其作用持续6小时左右，颅内压可降低46％～55％。有报道快速注入小剂量（每次0.25～0.5g／kg）甘露醇，可能获得与采用大剂量类似的效果。

（五）注意事项

1. 预防内环境紊乱　甘露醇在降颅内压的同时带走了水分和电解质，若不注意易导致水、电解质紊乱和酸碱平衡，更加重脑损害。故在用药期间，应定期观察有关项目，及时发现和调整。切勿将由于严重内环境紊乱导致脑功能恶化，误认为脱水不足而继续使用甘露醇，造成严重医源性后果。

2. 预防肾功能损害　甘露醇肾病表现为用药期间出现血尿、少尿、无尿、蛋白尿、尿素氮升高等。部分患者发病后不是死于脑血管疾病，而是死于肾功能衰竭，其中部分与甘露醇有关。故对原有肾功能损害者应慎用。主要非必要时用量切勿过大，使用时间勿过长。用药期间应密切监测有关指标。发现问题及时减量或停用。一旦出现急性肾功能衰竭，应首选血液透析，部分患者经一次透析即可恢复。

3. 注意反跳现象 一般认为甘露醇不能或很少进入脑细胞内，因此无反跳现象。但在不同患者，因其血管通透性改变程度不同而有差异。对通透性极度增高者，甘露醇可能会渗入脑组织而发生反跳现象。为防止反跳现象，在2次甘露醇用药期间，静脉注射1次高渗葡萄糖或地塞米松，以维持其降颅压作用。

4. 警惕变态反应 甘露醇变态反应少见，偶有致哮喘、皮疹，甚至致死。

5. 其他不良反应

（1）当给药速度过快时，部分患者出现头痛、眩晕、心律失常、畏寒、视物模糊和急性肺水肿等不良反应。剂量过大，偶可发生惊厥。

（2）可影响某些检查结果，可使血胆红素、肌酐增加，尿酸、磷酸盐增加，分析检验结果时需充分认识。

（3）心功能不全及脱水致少尿的患者慎用，有活动性颅内出血者禁用（开颅手术时除外），因能透过胎盘屏障，引起胎儿组织水肿，故孕妇禁用。

（六）其他

1. 近来静脉留置针和中心静脉穿刺的应用，大大减轻了血管穿刺性损伤，同时所选血管较粗，血流速度较快，降低了静脉炎的发生率。一旦出现注射静脉疼痛、发红等静脉炎症状，及时采取酒精湿敷、50%硫酸镁热敷、甘露醇加温输入等方法，可控制静脉炎症状，必要时更换部位，进行静脉穿刺。

2. 输注甘露醇时，一旦发生渗漏，需及时处理，可采取50%硫酸镁局部湿敷、0.01%酚妥拉明溶液浸湿纱布湿敷、烫伤膏外敷等措施，可改善微循环，消除水肿，防止组织坏死。如外渗伴有局部瘀血，可局部封闭注射，降低局部血管的脆性，从而减轻或阻止液体的外渗及疼痛反应，缓解血管痉挛，改善缺血缺氧状态，有利于渗出物的吸收，减轻局部损伤。如处理不及时，超过24小时多不能恢复，对已发生局部缺血，严禁使用热敷，因热敷可使局部组织温度升高，代谢加快，氧耗增加，加重组织坏死。

五、护理措施

（一）体位

1. 急救体位

（1）急性期应严格卧床，尽量少搬动患者，特别是出血性脑血管病急性期的重症患者，原则上应就地抢救。

（2）患者头部可放一轻枕，抬高15°～30°，以促进静脉回流，减轻脑水肿，降低颅内压。

（3）对于缺血性脑血管病，为防止脑血流量减少，患者可取平卧位。

（4）患者头偏向一侧，可防止误吸，以保持呼吸道通畅。

2. 康复体位 脑血管病的治疗实际上是分两个重要阶段进行的，一是急性期的治疗；二是恢复期的治疗与康复锻炼。两个治疗阶段有着密切的因果关系，但是具有同等的重要性。从急性期的治疗开始，不论患者神志意识清楚与否，护理人员都应注意肢体的正确姿势的摆放。防止出现畸形或肢体痉挛，使脑血管病患者康复后能恢复正常的姿势。

（1）仰卧位：头部枕于枕头上，躯干平展，在患侧臀部至大腿下外侧垫放一个长枕，防止患侧髋关节外旋。患侧肩胛下方放一枕头，使肩上抬，并使肘部伸直、腕关节背伸、手指伸开手中不握东西。患侧下肢伸展，可在膝下放一枕头，形成膝关节屈曲，足底不接触物品，可用床架支撑被褥。

（2）健侧卧位：健侧肢体处于下方的侧卧位。头枕于枕头上，躯干正面与床面呈直角。患侧上肢用枕头垫起，肩关节屈曲约100°，上肢尽可能伸直，手指伸展开。患侧下肢用枕头垫起，保持屈髋、屈膝位，足部亦垫在枕头上，不能悬于枕头边缘。健侧肢体在床上取舒适的姿势，可轻度伸髋屈膝。健侧卧位有利于患侧的血液循环，可减轻患侧肢体的痉挛，预防患肢浮肿。

（3）患侧卧位：患侧肢体处于下方，这样有助于刺激、牵拉患侧，减轻痉挛。患侧头稍前屈，躯干后倾，用枕头稳固支撑后背，患侧肩前伸、肘伸直、前臂旋后、手腕背伸、手心向上、手指伸展开。患侧下肢髋关节伸展、微屈膝。注意一定要保持患侧肩处于前伸位。

（4）上述三种卧床姿势，可经常交替变换。还可采取以下措施，保持正确体位：①腋下放置一枕头，防上肢内收痉挛。②患侧下肢足部放一稍软物体，以防足下垂。③大腿外侧置沙袋，以防外旋。④进行关节被动运动，每天至少2次。

（二）急救护理

1. 镇静

（1）许多患者有情绪激动的表现，这会给患者、看护者和家庭带来痛苦，并可能导致自伤。躁动的常见原因为发热、容量不足，去除病因后再考虑使用镇静剂及抗精神病药。

（2）推荐小心使用弱到强的地西泮药；迅速起效的苯二氮卓类最好，但剂量不宜过大，以免影响意识程度的观察。必要时可加用其他药如止痛药和神经药地西泮对症处理严重的头痛。剂量和服药时间应根据临床需要。

（3）慎用阿片类药物及其他呼吸抑制剂。尤其是当伴有颅内压增高时，更应注意，以免导致呼吸骤停。

（4）卒中后癫痫的治疗，首选抗惊厥药为苯二氮卓类，静脉给予地西泮（5mg，>2分钟，最大量10mg），可反复应用，随后应改用长效抗惊厥药。

2. 血压

（1）缺血或出血性卒中发生后血压升高，一般不需要紧急治疗。在发病3天内一般不用抗高血压药，除非有其他疾患：①心肌梗死；②出现梗死后出血；③并发高血压脑病；④并发主动脉夹层；⑤并发肾衰竭；⑥并发心脏衰竭。

（2）缺血性卒中需立即降压治疗的适应证是收缩压>220mmHg（29.3kPa）、舒张压>120mmHg（16.0kPa）或平均动脉压（mean arterial pressur，MAP）>130mmHg（17.3kPa）。需溶栓治疗者，应将血压严格控制在收缩压<185mmHg（24.7kPa），或舒张压<110mmHg（14.7kPa）。

（3）对出血性卒中，一般建议比脑梗死患者更积极控制血压。有高血压病史的患者，血压水平应控制平均动脉压在130mmHg（17.3kPa）以下。刚进行手术后的患者应避免平均动脉压大于110mmHg（14.7kPa）。如果收缩压低于180mmHg（24.0kPa），舒张压低于105mmHg（14.0kPa），暂不降压。如果收缩压低于90mmHg（12.0kPa），应给予升压药。

（4）平均动脉压=舒张压+1／3收缩压与舒张压之差，或平均动脉压=（收缩压+2×舒张压）／3。

3. 高颅压

（1）头位抬高20°～30°。

（2）保持患者良好体位，以避免颈静脉压迫。

（3）对于大多数患者，给予生理盐水或乳酸Ringer's溶液静注维持正常的容量，速度50mL／h。除非患者有低血压，否则避免快速点滴，因为有增加脑水肿的危险。避免给予含糖溶液（怀疑低血糖者除外），此类溶液低渗，有增加脑水肿的危险。

（4）维持正常体温。

（5）渗透压治疗，如果有指征，用甘油果糖、甘露醇或地西泮。

（6）保持正常通气［PCO_2 35～40mmHg（4.7～5.3kPa）或略低水平］。

（7）对于轻-中度脑血管病者，如无缺氧情况，不常规给氧；如SO_2<90％，给氧2～4L／min，禁忌高浓度吸氧。

（8）如果无病理性呼吸，血气分析提示中度缺氧，则给予氧吸入即可。如果有病理性呼吸、严重低氧血症或高碳酸血症、有较高误吸危险的昏迷患者，建议早期气管插管。

第三章　感染性皮肤病

第一节　单纯疱疹

单纯疱疹是由人类单纯疱疹病毒感染所致的病毒性皮肤病。好发于皮肤黏膜交界处。本病属中医"热疮"范畴。

一、病因

本病由单纯疱疹病毒所致。单纯疱疹病毒一般分为二型，Ⅰ型主要引起口、眼部皮肤黏膜感染；Ⅱ型主要引起生殖器部位的皮肤黏膜感染。当机体抵抗力低下时，如发热、疲劳、痛经、胃肠功能障碍或应用免疫抑制剂时，潜伏的单纯疱疹病毒被激活而发病。

二、诊断要点

1. 病变以皮肤黏膜交界处为主，如口、鼻周围，阴茎、阴唇处等。

2. 发疹前常有发热、疲劳、处于经期、胃肠功能障碍和（或）应用免疫抑制剂等。

3. 初起皮疹呈密集成群的针帽大小的丘疱疹、水疱，继而疱疹由澄清转为黄浊，疱破露出糜烂面，干燥结痂而愈，痂去遗留轻微色素沉着。

4. 自觉灼热刺痛、瘙痒。

5. 病程1周左右，但愈后易复发。

三、治疗方法

（一）一般治疗

注意休息，避免各种诱发因素，局部保持清洁、干燥，防止继发感染。

（二）内服药物

1. 抗病毒　阿昔洛韦0.29／次，5次／日，口服。

2. 提高机体免疫力　转移因子3U／次，2次／周，肌内注射。左旋咪唑2片／次，3次/日，3日／周，口服。

（三）外用药物

忌用皮质类固醇软膏。2%甲紫液或3%阿昔洛韦霜局部外搽。

第二节　带状疱疹

带状疱疹是由水痘-带状疱疹病毒所致的病毒性皮肤病，多发于春秋季节，成人多见。

本病属中医"蛇串疮"范畴。

一、病因病理

本病由水痘-带状疱疹病毒所致。初次感染后，表现为水痘或呈隐性感染。此后，该病毒潜伏于脊髓后根神经节的神经元中，当机体免疫功能低下时，如传染病、外伤、疲劳、恶性肿瘤、放射治疗等，病毒被激活，使侵犯的神经节发炎及坏死，产生神经痛。病毒沿着周围神经纤维移至皮肤而发生节段性水疱疹。

二、诊断要点

1. 好发于春秋季节，成人多见。

2. 好发部位多为肋间神经、三叉神经的分布区。

3. 发疹前，往往有轻度发热、全身不适、食欲不振及患处皮肤灼热感或神经痛等前驱症状。

4. 初起时为红斑，继而出现集簇的粟粒至绿豆大的丘疱疹群，很快变为水疱，状似珍珠，疱液透明，周围绕以红晕，疱液很快混浊。新水疱群陆续出现，各水疱群间皮肤正常。

水疱群常沿一侧皮神经呈带状排列，一般不超过体表正中线。数日后水疱干涸、结痂，痂皮脱落，遗留暂时性红斑或色素沉着。

5. 伴有明显的神经痛。疼痛程度往往随着年龄增大而加剧，如老年患者疼痛剧烈，甚至难以忍受，而儿童患者不痛或疼痛较轻。老年患者可遗留顽固性神经痛，常持续数月或更久。

三、治疗方法

（一）一般治疗

适当休息，保持心情舒畅，清淡饮食，禁忌辛辣食物。

（二）内服药物

1. 抗病毒　阿昔洛韦0.2g/次，3次／日，口服。共10日。西咪替丁0.2g／次，4次／日，口服。

2. 止痛　吲哚美辛25mg／次，3次／日，餐后服。

3. 神经营养剂　复合维生素B 3片／次，3次／日，口服。维生素B$_{12}$ 0.5mg／次，1次／日，肌内注射。

4. 提高免疫力　转移因子3U／次，2次／周，肌内注射。

（三）外用药物

炉甘石洗剂、阿昔洛韦霜及酞丁胺搽剂局部外涂。

第三节　传染性软疣

传染性软疣是由痘病毒中的传染性软疣病毒所致的病毒性皮肤病。俗称"水瘊子"。好发于儿童及青年。本病属中医"鼠乳"范畴。

一、病因

本病由痘病毒中的传染性软疣病毒所致。通过共用浴巾等直接接触或自体接触传染。

二、诊断要点

1. 好发于儿童及青年。

2. 可发于任何部位，但以躯干部多见。

3. 皮疹为米粒至绿豆大小半球形丘疹，微红或皮色，表面光滑，有蜡样光泽，顶端凹陷如脐窝，可挤出乳白色干酪状物、数目不等而散在分布，微痒或不痒。

4. 可直接接触或自体接种传染。慢性病程。

三、治疗方法

（一）一般治疗

避免瘙抓及共用浴巾。

（二）手术治疗

消毒皮肤，用血管钳挤出软疣小体，外涂2.5％碘酊。

第四节　疣

疣是由人类乳头瘤病毒所致的表皮良性赘生物。临床常见的有寻常疣、扁平疣、跖疣、丝状疣等，分别属中医"千日疮（俗称刺瘊）""扁瘊""跖瘊""丝瘊"等范畴。

一、病因

本病由人类乳头瘤病毒所致。其不同亚型可引起不同的症状。本病主要通过直接接触传染，外伤常为重要因素，尤其在细胞免疫功能低下时更易发病。

二、诊断要点

（一）寻常疣

1. 多见于儿童及青少年。
2. 好发于手指、手背，也可见于头面部。
3. 皮损为隆起的赘生物，针尖至黄豆大小或更大，圆形或多角形，表面粗糙，顶端刺状，触之坚硬，灰白、灰黄或污褐色，摩擦或撞击时易于出血。
4. 多无自觉症状或稍有触痛。
5. 慢性病程，亦可自然消退。

（二）扁平疣

1. 多见于青少年，尤以青春期前后的少女更为常见。
2. 好发于面部和手背。
3. 皮损为表面光滑的扁平丘疹，针尖至黄豆大小，淡红或正常肤色，触之较软。数目多少不等。
4. 一般无自觉症状，有时因痒而搔抓，可使疣体排列成一串。
5. 慢性经过，若出现剧痒和发红，疣体不久即可脱落。

（三）跖疣

1. 多见于青壮年。
2. 好发于足底。
3. 皮损为单个或多个黄豆或更大的角质性斑丘疹，淡黄或灰褐色，边界清楚，绕以增厚的角质环，可融合成片。
4. 一般无自觉症状，但压痛明显。

（四）丝状疣

1. 好发于中老年人。
2. 多生于颈项或眼睑部位。
3. 皮疹为细软的丝状突起，呈淡红色或褐色，长1cm左右。
4. 无自觉症状。

三、治疗方法

（一）手术疗法

冷冻、激光、微波、刮匙刮除或手术切除。

（二）外用药物

5%5-氟尿嘧啶霜局部外涂。10%福尔马林液局部外涂。3%酞丁胺搽剂局部外搽。

（三）提高机体免疫力。

转移因子3U／次，2次／周，肌内注射。
左旋咪唑2片／次，3次／日，3天／周，口服。

第五节　手足口病

手足口病是在手掌、足及口腔内发生小水疱为特征的一种病毒性传染病。好发于婴幼儿，多在夏秋季节流行。本病属中医"温病"范畴。

一、病因

本病主要由柯萨奇A16病毒所致。主要通过飞沫由呼吸道直接传染，亦可通过污染食物、用具等间接传染。

二、诊断要点

1. 多见于5岁以下儿童，尤以1~2岁婴幼儿最多，偶发于成人。
2. 多在夏秋季流行。
3. 发疹前可有低热、头痛、食欲不振等症状。
4. 皮疹在手足为米粒至豌豆大小的水疱，圆形或椭圆形，疱壁薄，疱液澄清。在口腔部则为疼痛性小水疱，迅速破溃形成溃疡，四周绕以红晕。

5. 病程约为1周，很少复发。

三、治疗方法

（一）一般治疗

给予易消化饮食，避免小儿抓挠患处。

（二）抗病毒治疗

板蓝根冲剂（1／2～1／3）包／次，2次／日，冲服。烟酸吗啉胍每日10～20mg／kg，分3次，口服。

（三）局部治疗

2%甲紫在疱疹破溃处涂抹。口腔溃疡散或西瓜霜口腔患处涂抹。

第六节　脓疱疮

脓疱疮是由化脓性细菌感染所致的急性化脓性皮肤病。多发于儿童，常见于夏秋季节。本病属中医"黄水疮"范畴。

一、病因

本病主要由产凝固酶的金黄色葡萄球菌或乙型溶血性链球菌单独或混合感染所致。高温、潮湿、皮肤搔抓、体弱、机体免疫功能低下，常为致病的诱因。

二、诊断要点

1. 多发于儿童，常见于夏秋季节。
2. 好发于面部、四肢等暴露部位。
3. 皮损以脓疱为主。初起为红斑或为水疱，黄豆大小，很快变为脓疱，界限分明，周围轻度红晕，疱壁极薄，内含透明水液，渐混浊成脓。疱壁易破，露出湿润疮面，脓液外溢之处，可发新脓疱，疱液干燥结脓痂，痂皮脱落而愈，愈后不留疤痕。
4. 自觉瘙痒，重者可致发热、口渴、附近淋巴结肿大及疼痛。
5. 可接触传染和自体接种感染。

三、治疗方法

（一）一般治疗

保持皮肤清洁，忌用水洗，隔离患儿，对已污染的衣物等进行消毒。

（二）抗菌治疗

1. 复方新诺明　1片／次，2次／日，口服。
2. 阿莫西林胶囊　0.25g／次，3次／日，口服。
3. 红霉素　0.125g／次，3次／日，口服。
4. 2%甲紫液　外涂，适用于糜烂、渗出时。
5. 百多邦软膏　外涂，适用于脓痂较厚者。

第七节　毛囊炎

毛囊炎是由金黄色葡萄球菌所致的红色毛囊丘疹性炎症性皮肤病。成人多见，好发于项后发际。本病属中医"发疮"范畴。

一、病因

本病由金黄色葡萄球菌侵入毛囊所致，搔抓、不良卫生习惯，为本病常见诱因。

二、诊断要点

1. 成人多见，好发于项后发际。
2. 皮损初为针头大红色毛囊性丘疹，渐变为粟粒大脓疱，中心有毛发贯穿，周围有炎性红晕。脓疱破溃后，排出少量脓液，结成黄痂，脱痂即愈，不留疤痕，但易复发。
3. 自觉轻度痒痛。

三、治疗方法

（一）一般治疗

注意皮肤卫生，避免皮肤损伤，忌辛辣食物。

（二）局部治疗

2.5%碘酊外搽。

百多帮软膏外搽。

（三）物理疗法

紫外线、超短波、音频电疗等。

第八节　头癣

头癣是累及头皮和毛发的浅部真菌感染性疾病。根据致病真菌和临床症状的不同，一般可分为黄癣、白癣和黑点癣三种。好发于儿童。传染性强。本病属中医"肥疮""白秃疮"等范畴。

一、病因

本病黄癣由许兰黄癣菌引起，白癣主要由铁锈色小孢子菌及羊毛状小孢子菌引起，黑点癣由紫色毛癣菌及断发毛癣菌引起。主要通过共用理发工具、互戴帽子或共用枕巾及梳子而传染。猫、狗的癣病亦可传染给人。此外，头皮损伤和毛发疾病是发病的诱因。

二、诊断要点

（一）黄癣

1. 头皮初见丘疹或小脓疱，继之形成硫黄色碟形厚痂，质黏，强行剥离可见糜烂面，伴鼠尿样臭味。
2. 头发枯萎、折断和脱落，发际处一般不受侵犯。
3. 发展缓慢，多无自愈倾向，可遗留疤痕形成永久性秃发。

（二）白癣

1. 头皮可见白色鳞屑斑，周围可继发小的卫星状损害。
2. 高位断发（距头皮0.3～0.8cm处折断），有菌鞘。
3. 多无自觉症状。
4. 青春期可自愈不留瘢痕。

（三）黑点癣

1. 头皮见散在的小片白色鳞屑斑。
2. 低位断发（病发出头皮稍经摩擦即折断，残发留于毛囊口），外观如小黑点。
3. 自觉微痒。
4. 青春期部分可自愈。

皮损处取样镜检可发现致病真菌孢子及菌丝。

三、治疗方法

（一）一般治疗

将头发剃光，并将病发焚毁。消毒帽子、梳子、枕巾。每天洗头1次。

（二）抗真菌治疗

1. 酮康唑（里素劳） 成人200mg／d，儿童每日2．5mg／kg，1次／日，口服。
2. 伊曲康唑（斯皮仁诺） 成人100mg／次，1次／日，口服。
3. 灰黄霉素每日15～20mg／kg，分3次口服，共10～25天。

（三）局部治疗

1. 联苯苄唑乳膏局部外涂，2次／日，共用8周。
2. 5%水杨酸软膏局部外涂，2次／日，共用8周。
3. 5%～10%硫黄软膏局部外涂，2次／日，共用8周。

第九节　手足癣

手足癣是皮肤癣菌侵犯掌、跖、指（趾）间表皮所致的浅部真菌感染性疾病。好发于成年人，温暖潮湿地区多发，夏季加重。本病手癣属中医"鹅掌风"，足癣属中医"脚湿气"范畴。

一、病因

本病主要由红色毛癣菌经接触传染所致。由于掌、跖角质层厚，汗腺多，又无皮脂腺，而且双足经常穿着鞋袜，汗液蒸发困难，使之局部温度高，湿度大，遂为真菌生长创造了良好条件。手癣多由足癣感染而来。

二、诊断要点

（一）足癣

1. 水疱型　发生在掌跖、趾间，反复出现深在性水疱，散在分布或成群发生，疱壁厚，不易破裂，干涸后脱屑。伴瘙痒。多见于夏季。
2. 浸渍糜烂型　好发于3～4趾间，表面浸渍发白，擦去表面露出潮红糜烂面，渗液多，有恶臭，瘙痒难忍。易继发丹毒、淋巴管炎等细菌性感染。
3. 鳞屑角化型　常见于足跟、足跖及其侧缘，角质层增厚、粗糙、脱屑、干裂、无汗。久之范围扩大。冬季易发生皲裂及疼痛，痒轻。

（二）手癣

临床表现与足癣大致相同，但其分型不如足癣明显，多由足癣感染而来。临床多呈鳞屑角化型表现，损害多限于一侧手。

皮损处取样镜检，可发现致病真菌菌丝及孢子。

三、治疗方法

（一）一般治疗

注意个人卫生，保持足部清洁干燥，勿接触患者的脚盆、拖鞋等用品。

（二）局部治疗

1. 水疱型　复方雷锁辛搽剂或10％冰醋酸，局部外搽。
2. 浸渍糜烂型　先用3％硼酸溶液或1∶5000高锰酸钾溶液湿敷或浸泡，继而外扑达克宁粉剂。
3. 鳞屑角化型　孚琪、美克、达克宁霜等局部外搽。

第十节　甲癣

甲癣是由皮肤癣菌侵犯甲板所致的一种真菌感染性皮肤病。由于甲板较厚，药物难透入，感染常不易治愈。本病属中医"灰指甲"范畴。

一、病因

甲癣多由手癣、足癣蔓延而来，故病原体主要为红色毛癣菌。

二、诊断要点

1. 指（趾）甲远端失去光泽，呈灰白色或灰褐色，渐增厚或萎缩，并与甲床分离或中空，严重时变形，甲板变脆易破损，甲面粗糙不平。
2. 无自觉症状，有时合并甲沟炎。
3. 病程缓慢，如不治疗，终生难愈。

三、治疗方法

先去除病甲。选用40％尿素霜封包，待病甲软化后无痛拔除。亦可采用手术拔甲，去除病甲后继用2.5％碘酊或美克、孚琪等外搽。

第十一节　体癣与股癣

体癣是指发生在除头皮、毛发、手足、甲板以外皮肤上的浅表真菌感染。发生在股侧、外阴、臀部的体癣，称为股癣。体癣与股癣可发生于任何年龄，但以青壮年男性多见，好发于夏季。本病属中医"圆癣"与"阴癣"范畴。

一、病因

本病致病菌与手足癣相似，以红色毛癣菌为主。多通过直接接触患者或间接接触被患者污染的衣物用具而引起，也可由自身感染（手足癣）而发病。潮湿多汗，长期使用激素、糖尿病等可诱发本病。

二、诊断要点

1. 青壮年男性多见，好发于夏季。
2. 多发于躯干、面、四肢、外阴和臀部等处。
3. 体癣始为少许红色丘疹、疱疹，继而向周围扩展，周缘丘疹或疱疹排列成环形或半环形，中心皮疹渐消退或留有色素沉着。
4. 股癣可单侧或对称分布，基本损害同体癣。但由于该部多汗潮湿易受摩擦，皮损炎症明显，但很少波及阴囊。
5. 自觉瘙痒，股癣瘙痒较重。
6. 皮损处取样镜检可发现致病真菌孢子及菌丝。

三、治疗方法

以外用药物治疗为主。达克宁、美克、孚琪、复方苯甲酸软膏等外搽。股部由于皮肤娇嫩，应避免应用刺激性药物。

第十二节　疥疮

疥疮是由疥螨所致的接触性传染性皮肤病。易在集体生活中造成流行。本病中医也称"疥疮"。

一、病因

本病是由疥螨所致。疥螨俗称疥虫。人的疥疮主要由人型疥螨所致。疥螨较小，肉眼刚刚可见。疥螨可由人与人直接接触传染，也可由被褥、衣服等间接传染。寄生于动物的疥螨如猫、狗，可在人畜间相互传染，但症状轻微。

二、诊断要点

1. 好发于皮肤嫩薄和皱褶处，如指缝、腕屈侧；肘窝、腋窝、女性乳房下、下腹部、股内侧、外生殖器等部位。婴幼儿还可累及头面部及掌跖。

2. 皮损主要为丘疹、丘疱疹、小水泡、隧道、结节和结痂。结节一般发生于阴囊、阴茎或阴唇。隧道为疥疮特异性皮损，长5～15mm，弯曲、微隆，呈淡灰色或皮色。

3. 自觉剧烈瘙痒，尤以夜间为甚。常因搔抓致湿疹样变或继发感染。

4. 隧道顶端挑出物于显微镜下可见疥螨。

三、治疗方法

（一）一般治疗

隔离患者，患者衣具应消毒。家庭或同宿舍内的患者应同时治疗。

（二）杀灭疥螨

先用热水及肥皂洗澡，然后用10%（小儿5%）硫磺软膏或25%～30%苯甲酸苄脂乳剂外搽，先搽皮损好发部位，再搽全身，儿童头面、掌、跖也搽。反复搽涂，每日早、晚各1次，连用3～4日，搽药期间不洗澡，第4天晚上再如前法洗澡，更换消毒的衣服、被褥。停药观察1周，若有新皮疹者，再重复第2个疗程。

另外，可外涂疥灵霜，只需搽1次，儿童、孕妇禁用。搽药前，不宜用热水洗澡，以免药物吸收过多。

第四章　皮肤科常用药

第一节　带状疱疹

带状疱疹是由水痘-带状疱疹病毒（varicella-zoster virus，VZV）感染引起的急性感染性皮肤病，以沿单侧周围神经分布的簇集性水疱为特征，排列成带状，沿周围神经分布，常为单侧性，伴有明显的神经痛。VZV初次感染引起水痘，愈合后残留的病毒潜伏于脊神经后根及颅神经的神经节中，VZV在潜伏状态下是不传染的。一般VZV感染一生只复发一次。免疫缺陷患者可能在同一皮节发生两次带状疱疹，极少数病例可复发数次。本病中医称为"蛇串疮""串腰龙""缠腰火丹"等，常分为肝经郁热证、气滞血瘀证、脾虚湿蕴证三种证型。肝经郁热证治宜清泄肝火，解毒止痛；气滞血瘀证治宜理气活血，通络止痛；脾虚湿蕴证治宜健脾利湿，解毒消肿。年老体虚者，常因血虚肝旺，湿热毒盛，气血凝滞，以致疼痛剧烈，病程迁延。

一、常用西药

（一）抗病毒药物

在病变早期，可给予抗病毒药物，如外用阿昔洛韦软膏、喷昔洛韦软膏。严重时可用阿昔洛韦口服或静脉滴注，泛昔洛韦、伐昔洛韦口服治疗，能够有效阻止病毒繁殖，缩短病程。

（二）镇痛药物

非甾体抗炎药、三环类抗抑郁药、卡马西平、曲马朵、加巴喷丁等，用药时间视病情而定，后遗神经痛可用阿米替林治疗。发生在躯干部的皮损，伴剧烈疼痛，用镇痛药物无效时，可做脊柱旁神经节封闭治疗。

（三）神经营养药物

甲钴铵、腺苷钴胺、维生素B_1等，用药时间视病情而定。

（四）类固醇皮质激素

病变早期口服泼尼松对减轻炎症及疼痛，预防后遗神经痛有一定效果，疗程一般为3～10天。

（五）免疫调节剂

胸腺素、丙种球蛋白等，用药时间视病情而定。

二、常用中成药

（一）龙胆泻肝丸（颗粒、胶囊、片、口服液）

【药物组成】龙胆、柴胡、黄芩、栀子（炒）、泽泻、木通、车前子（盐炒）、当归（酒炒）、地黄、甘草（蜜炙）。

【功能主治】清肝胆，利湿热。用于肝胆湿热，症见头晕目赤、耳鸣耳聋、胁痛口苦、尿赤、湿热带下，舌红苔黄腻、脉弦数。

【用法用量】丸剂：口服，水丸1次3~6克，1日2次；大蜜丸1次1~2丸，1日2次；颗粒剂：温开水送服，1次4~8克，1日2次；胶囊剂：口服，1次4粒，1日3次；片剂：口服，1次4~6片，1日2~3次；口服液：口服，1次10毫升，1日3次。

【不良反应】少数患者可见恶心、腹痛、腹泻等消化道反应。偶见用药后出现过敏症状，如皮肤瘙痒、潮红，出现散在的荨麻疹，伴有心慌、胸闷等症状。长期服用可导致肾小管间质性肾病，表现为双睑水肿，双下肢凹陷性水肿，自觉乏力，夜尿增多，继之出现蛋白尿。

处方中原使用关木通，关木通含有马兜铃酸，有导致马兜铃酸肾病及上尿路上皮癌等严重不良反应的风险。有研究表明，马兜铃酸可通过诱导肾近曲小管上皮细胞凋亡等途径而引起肾脏损害，还发现马兜铃酸具有致突变和致癌性，且马兜铃酸的毒性呈剂量及时间依赖性。因此，根据国家食品药品监督管理总局2003年4月1日发布的取消关木通药用标准的通知，将处方中的"关木通"替换为"木通"。

【联用西药注意事项】

1. 阿司匹林。干地黄煎液、鲜地黄汁、鲜地黄煎液均在一定程度上拮抗阿司匹林诱导的小鼠凝血时间延长。

2. 阿普唑仑。龙胆泻肝丸联用阿普唑仑可用于治疗梦遗。

3. 甲硝唑、制霉菌素、琥乙红霉素。龙胆泻肝丸联用甲硝唑或制霉菌素用于治疗滴虫性或霉菌性阴道炎，效果好于单用西药。龙胆泻肝丸联合琥乙红霉素治疗非淋菌性尿道炎，治愈率和好转率与单用西药无统计学差异，但复发率明显降低。

4. 抗病毒药物，如阿昔洛韦、泛昔洛韦、伐昔洛韦、加巴喷丁等。龙胆泻肝丸联用阿昔洛韦、泛昔洛韦用于治疗带状疱疹、生殖器疱疹，疗效好于单用抗病毒西药。龙胆泻肝软胶囊与加巴喷丁胶囊联合治疗老年带状疱疹后遗神经痛，能明显快速地降低患者疼痛视觉模拟评分，且持续性地对患者起作用，疗效好于单独使用西药或中成药。

龙胆泻肝丸中柴胡所含柴胡皂苷有抗病毒解热抗炎作用，对带状疱疹神经痛有一定疗效；当归多糖可调节人体免疫系统，促进T细胞增殖，从而促进细胞免疫功能；龙胆草的龙胆苦苷具有保肝镇静镇痛作用；栀子中所含栀子苷具有一定的抗炎作用；黄芩的最主要活性成分黄芩素可抗菌、抗病毒、抗氧化、清除自由基、增加排便次数，且具有神经保护作用。龙胆泻肝丸与抗病毒药物联用能够有效地缩短病程，改善急性期水疱、疼痛等症状。

5. 喹诺酮类，如左氧氟沙星。龙胆泻肝丸在慢性前列腺炎表现为湿热下注证患者的治疗中，与西药左氧氟沙星等喹诺酮类抗生素联用，能够增强西药的疗效。现代药理学研究亦表明，龙胆泻肝丸与抗菌药联用能协助抗菌药消除炎性病灶，促进炎性分泌物排出。

6. 含有金属离子的西药。龙胆泻肝丸与含铝、镁、钙、铁、铋等金属离子的西药如鼠李铋镁片、复方氢氧化铝、氢氧化铝凝胶、硫酸铝、碱式碳酸铋、三硅酸镁、硫酸亚铁、葡萄糖酸钙、乳酸钙、碳酸钙片等联用，其所含的黄酮类成分可与药物中的铝、钙、镁、铁、铋等金属离子络合成相应的络合物，这种含金属的络合物几乎不被肠道吸收，故可降低药物间的疗效，所以，龙胆泻肝丸不宜和含金属离子的西药同时服用，如果必须要联用时，最好与西药间隔两小时以上，避免其药物间的相互作用。

7. 酸性西药，如维生素C、烟酸片、谷氨酸片等。龙胆及其制剂与维生素C、烟酸片、谷氨酸片等酸性药物联用时，其中的苷类成分在酸性过强的条件下，有可能被分解成苷元和糖，影响疗效。因此龙胆及其制剂不宜与酸性药物联用。

8. 活菌制剂，如乳酶生、整肠生等。栀子、车前子具有较强的广谱抗菌作用，龙胆、柴胡、木通也有一定抑菌作用。乳酶生为活的乳酸杆菌的干燥制剂，在肠内分解糖类产生乳酸，使肠内酸性增高而抑制腐败菌的繁殖及防止蛋白质发酵，因此本药与乳酶生等活菌制剂联用，可能抑制活菌制剂的药效发挥，建议间隔一定的给药时间服用。

第二节　脓疱疮

脓疱疮又名脓痂疮，俗称黄水疮，是由凝固酶阳性的金黄色葡萄球菌或溶血性链球菌，或者两者混合感染引起的化脓性皮肤病。夏秋季多见，学龄前儿童好发，口周、颜面、鼻孔附近、四肢等暴露部位多见。初起为小丘疹、点状红斑或水疱，很快变为周围绕有红晕的脓疱。常因搔抓使相邻脓包向周围扩散或相互融合。偶可见蚕豆大或更大的脓疱（大疱性脓疱疮），疱壁起初紧张，数日后松弛，脓液沉积于疱底呈半月形坠积状，液面清晰。自觉瘙痒，一般无全身症状，重症者可出现发热，伴有淋巴管炎及淋巴结炎，甚至引起败血症，个别患儿可继发急性肾小球肾炎。本病中医称为"黄水疮"或"脓窝疮"，治宜清热解毒利湿。

一、常用西药

（一）局部治疗

以杀菌、消炎、收敛、干燥为原则。外用抗生素如莫匹罗星软膏、新霉素软膏等。如有较大脓疱，可用消毒针刺破疱壁放出疱液，再以0.02%呋喃西林、0.1%依沙吖啶溶液等清洁创面，然后再外搽莫匹罗星软膏等抗生素软膏。

（二）皮损广泛或全身症状明显的治疗

选用抗生素进行系统治疗，必要时可取脓液做细菌培养，参考药物敏感试验选择抗生素。

二、常用中成药

（一）九圣散

【药物组成】黄柏、苍术、乳香、没药、轻粉、红粉、紫苏叶、薄荷、苦杏仁。

【功能主治】解毒消肿，燥湿止痒。用于湿毒瘀阻肌肤所致的湿疮、臁疮、黄水疮，症见皮肤湿烂、溃疡、渗出脓水。

【用法用量】外用，用花椒油或食用植物油调敷或撒布患处。

【不良反应】因轻粉、红粉有大毒，不可长期、过量或大面积使用，防止发生汞中毒。

（二）青蛤散

【药物组成】黄柏、青黛、蛤壳（煅）、石膏（煅）、轻粉。

【功能主治】清热解毒，燥湿杀虫。用于湿热毒邪浸淫肌肤所致的湿疮、黄水疮，症见皮肤红斑、丘疹、疱疹、糜烂湿润，或脓疱、脓痂。

【用法用量】外用，花椒油调均匀涂抹患处。

【不良反应】因轻粉有大毒，不可长期、过量或大面积使用，防止发生汞中毒。

【联用西药注意事项】不详。

第三节　毛囊炎

毛囊炎为发生于毛囊的化脓性感染。病原菌主要为凝固酶阳性的金黄色葡萄球菌。多发于男性青壮年及炎热夏季，好发于有毛发及易受摩擦的部位，如头部、臀部、颈项部、外阴部、四肢等。皮损初发时为针头大红色毛囊性丘疹，逐渐变成粟粒大脓疱，中心常有毛发贯穿，周围有炎性红晕。脓疱破溃或拔去毛发后，可排出少量脓血，但中心无脓栓。部分脓疱破后结成米黄色痂，痂脱即愈，不留瘢痕，但易复发。一般无发热等全身症状，可有微痒或疼痛。瘙痒性皮肤病、糖尿病或机体抵抗力低下等常为诱发因素。诱发因素未除，可反复发作，迁延难愈。本病相当于中医中的"发际疮"或"坐板疮"，分为热毒夹风证和气虚恋邪证。热毒夹风证治宜清热解毒，佐以祛风之剂；气虚恋邪证治宜益气托毒为主。

一、常用西药

（一）局部治疗

以止痒、杀菌为主，可外搽莫匹罗星软膏、利福平软膏，10%～20%鱼石脂软膏、2010碘酊等。

（二）抗生素

对炎症浸润明显、侵犯较深的深部毛囊炎，可酌情选用抗生素，可根据细菌培养及药敏结果，选用敏感抗生素，必要时应静脉给药。

（三）免疫调节剂

对顽固性、反复发作的毛囊炎，可选用免疫调节剂。

二、常用中成药

（一）复方南板蓝根颗粒（片）

【药物组成】南板蓝根、紫花地丁、蒲公英。

【功能主治】清热解毒，消肿止痛。用于腮腺炎、咽炎、乳腺炎、疮疖肿痛属热毒内盛证者。

【用法用量】颗粒剂：开水冲服，1次10克，1日3次；片剂：口服，1次3片，1日3次。

【不良反应】不详。

【联用西药注意事项】

菌类制剂，如乳酶生、促菌生等。本品含有南板蓝根、紫花地丁、蒲公英，南板蓝根、紫花地丁、蒲公英均含有抑菌和杀菌成分，乳酶生为活肠球菌的干燥制剂，在肠内分解糖类生成乳酸，使肠内酸度增高，从而抑制腐败菌的生长繁殖，并防止肠内发酵，减少产气，因而有促进消化和止泻作用。服用具有抗菌活性的中药，能抑制或降低益生菌的生长，影响其活性。

（二）芩连片

【药物组成】黄连、黄芩、黄柏、连翘、赤芍、甘草。

【功能主治】清热解毒，消肿止痛。用于脏腑蕴热，头痛目赤，口鼻生疮，热痢腹痛，湿热带下，疮疖肿痛。

【用法用量】口服，1次4片，1日2～3次。

【不良反应】不详。

（三）龙珠软膏

【药物组成】人工麝香、硼砂、炉甘石（煅）、硇砂、冰片、人工牛黄、珍珠（制）、琥珀。

【功能主治】清热解毒，消肿止痛，祛腐生肌。用于疮疖、红、肿、热、痛及轻度烫伤，也可用于浅Ⅱ度烧伤。

【用法用量】外用，取适量膏药涂抹患处或摊于纱布上贴患处，1日1次，患处破溃前涂药宜厚，患处破溃后涂药宜薄。

【不良反应】个别患者涂药后可出现皮肤轻微发红伴瘙痒，可自行缓解。

【联用西药注意事项】不详。

（四）珍黄丸

【药物组成】珍珠、人工牛黄、黄芩浸膏粉、猪胆粉、冰片、三七、薄荷素油。

【功能主治】清热解毒，消肿止痛。用于肺胃热盛所致的咽喉肿痛、疮疡热疖。

【用法用量】口服，1次2粒，1日3次；外用，取药粉用米醋或冷开水调成糊状，敷患处。

【不良反应】不详。

【联用西药注意事项】

苯巴比妥钠。本品含有人工牛黄，含有人工牛黄或天然牛黄的药物与苯巴比妥钠联用时，苯巴比妥钠的毒性显著增强。

（五）外用无敌膏

【药物组成】乳香、没药、红花、马钱子、赤芍、苏木、重楼、三七、血竭、木鳖子、生地黄、熟地黄、当归、黄芪、党参、白术、苍术、生川乌、生草乌、伸筋草、透骨草、独活、五香血藤、海风藤、秦艽、威灵仙、蕲蛇、八角枫、四块瓦、三分三、钻地风、雪上一枝蒿、续断、骨碎补、千年健、杜仲、猴骨、桑寄生、刺五加、牛膝、海马、淫羊藿、肉桂、白芷、细辛、茯苓、土茯苓、海螵蛸、仙鹤草、冰片、金银花、苦参、鹤虱、黄连、大黄、黄芩、黄柏。

【功能主治】活血消肿，祛风除湿，通痹止痛，清热拔毒。用于跌打损伤，风湿麻木，肩腰腿痛，疮疖红肿疼痛。

【用法用量】加温软化，贴于患处。

【不良反应】不详。

【联用西药注意事项】不详。

（六）消肿止痛酊

【药物组成】大罗伞、小罗伞、黄藤、栀子、三棱、莪术、川芎、木香、沉香、五加皮、牛膝、红杜仲、防风、荆芥、白芷、薄荷脑、细辛、桂枝、徐长卿、两面针、樟脑。

【功能主治】舒筋活络，消肿止痛。用于跌打扭伤，风湿骨痛，无名肿毒及腮腺炎肿痛。

【用法用量】外用，搽患处；口服，1次5～10毫升，1日1～2次，必要时饭前服用。

【不良反应】不详。

【联用西药注意事项】不详。

（七）众生丸

【药物组成】蒲公英、紫花地丁、黄芩、天花粉、玄参、夏枯草、板蓝根、人工牛黄、胆南星、虎杖、柴胡、防风、赤芍、当归、皂角刺、白芷、岗梅。

【功能主治】舒筋活络，消肿止痛。用于跌打扭伤，风湿骨痛，无名肿毒及腮腺炎肿痛。

【用法用量】外用，搽患处；口服，1次5～10毫升，1日1～2次，必要时饭前服用。

【不良反应】文献报道有患者服用过量众生丸后出现眩晕、恶心、呕吐的现象。

【联用西药注意事项】

1. 感冒通。感冒通为双氯芬酸钠、人工牛黄、马来酸氯苯那敏组成的复方制剂，有患者联用感冒通与众生丸后出现胸闷、呼吸困难的症状。

2. 苯巴比妥钠。本品含有人工牛黄，含有人工牛黄或天然牛黄的药物与苯巴比妥钠联用时，苯巴比妥钠的毒性显著增强。

第四节　湿疹

湿疹是由多种内外因素引起的一种具有明显渗出倾向的皮肤炎症表现。皮疹多形性，瘙痒剧烈，易反复发作及具有慢性化倾向。病因复杂。发病机制主要是各种内外因素相互作用引起的一种迟发型变态反应，患者本身可能存在遗传因素所决定的过敏体质基础。根据病程和皮损表现可将湿疹分为急性、亚急性和慢性，另有特定部位湿疹。急性湿疹可发于身体的任何部位，亦可泛发全身，以面部、耳、手足、前臂、小腿等处多见，对称分布。皮损多形性，潮红肿胀斑片，密集丘疹、丘疱疹、小水疱，常融合成片，可因搔抓导致糜烂、渗液及结痂，甚至继发感染化脓，皮损中心较重，外周散在分布，边界不清，瘙痒剧烈。亚急性湿疹是因急性湿疹炎症减轻或急性期未适当处理，拖延时间较久发展而来，皮损较急性期红肿及渗出减轻，以丘疹、结痂、鳞屑为主，仅有少量丘疱疹及轻度糜烂，自觉瘙痒。慢性湿疹可因急性、亚急性皮损反复发作迁延而成，亦可一开始即呈慢性炎症，好发于手、足、小腿、肘窝、乳房、外阴、肛门等处，多对称发病，皮肤浸润、增厚，表面粗糙，覆以少许糠秕样鳞屑，个别有不同程度的苔藓样变，暗红或紫褐色，常伴有抓痕、血痂及色素沉着。病情时轻时重，延续数月或更久。自觉亦有明显瘙痒，常呈阵发性。本病中医称为"湿疮""湿毒疮""浸淫疮""绣球风"等，由于发病部位不同，又有不同名称。发于耳郭者称旋耳疮，发于手背者称痕疮，发于小腿者称湿臁疮，发于阴囊者称肾囊风、胞漏疮，发于颜面者称面游风等。证型常分为湿热浸淫证、脾虚湿盛证、血热证、血虚风燥证、湿热阻络证。湿热浸淫证，治宜清热利湿止痒；脾虚湿盛证，治宜健脾祛湿止痒；血热证，治宜清热凉血、消风止痒；血虚风燥证，治宜养血润肤、祛风止痒；湿热阻络证，治宜清利湿热、通络止痒。

一、常用西药

（一）一般治疗

积极寻找可能的病因，排除慢性病灶及内脏器官疾病。避免各种外界刺激，如热水洗烫、过度搔抓等。避免易致敏和刺激性的食物，如鱼、虾、浓茶、酒类等。

（二）外用治疗

根据皮疹类型选用适当的剂型和药物，对小范围亚急性湿疹外用皮质类固醇霜剂及配合焦油类制剂效果较好。对慢性湿疹苔藓化显著者可选用软膏、硬膏和涂膜剂，亦可加用封包的方法。

（三）内用治疗

常用抗组胺药，影响睡眠时加服镇静剂，继发感染者配合使用有效的抗生素。

二、常用中成药

（一）皮肤病血毒丸

【药物组成】茜草、桃仁、荆芥穗（炭）、蛇蜕（酒炙）、赤芍、当归、白茅根、地肤子、苍耳子（炒）、地黄、连翘、金银花、苦地丁、土茯苓、黄柏、皂角刺、桔梗、益母草、苦杏仁（去皮炒）、防风、赤茯苓、白芍、蝉蜕、牛蒡子（炒）、牡丹皮、白鲜皮、熟地黄、大黄（酒炒）、忍冬藤、紫草、土贝母、川芎（酒炙）、甘草、白芷、天葵子、紫荆皮、鸡血藤、浮萍、红花。

【功能主治】清热利湿解毒，凉血活血散瘀。用于血热风盛、湿毒瘀结所致的瘾疹、湿疮、粉刺、酒齄鼻、疖肿，症见皮肤风团、丘疹、皮肤红赤、肿痛、瘙痒、大便干燥。

【用法用量】口服，1次20粒，1日2次。

【不良反应】文献报道有患者服用皮肤病血毒丸后出现过敏性休克。

【联用西药注意事项】

阿司匹林。本品含有地黄，干地黄煎液、鲜地黄汁、鲜地黄煎液均在一定程度上拮抗阿司匹林诱导的小鼠凝血时间延长。

（二）豨莶丸

【药物组成】豨莶草。

【功能主治】清热祛湿，散风止痛。用于风湿热阻络所致的痹病，症见肢体麻木、腰膝酸软、筋骨无力、关节疼痛。亦用于半身不遂，风疹湿疮。

【用法用量】口服，1次1丸，1日2～3次。

【不良反应】不详。

【联用西药注意事项】不详。

（三）老鹳草软膏

【药物组成】老鹳草。

【功能主治】除湿解毒，收敛生肌。用于湿毒蕴结所致的湿疹、痈、疔、疮、疖及小面积水火烫伤。

【用法用量】外用，涂敷患处，1日1次。

【不良反应】不详。

【联用西药注意事项】不详。

（四）皮肤康洗液

【药物组成】金银花、蒲公英、马齿苋、土茯苓、蛇床子、白鲜皮、赤芍、地榆、大黄、甘草。

【功能主治】清热解毒，除湿止痒。用于湿热蕴结所致的湿疮、阴痒，症见皮肤红斑、丘疹、水疱、糜烂、白带量多、阴部瘙痒；急性湿疹、阴道炎见上述证候者。

【用法用量】急性湿疹用药，1次适量，外擦皮损处，有糜烂面者，药物可稀释5倍后湿敷，1日2次；妇科用药，用药前，先用水洗净局部后，用蒸馏水将10毫升药液稀释5倍，用带尾线的棉球浸泡药液后置于阴道内，每晚换药1次，或遵医嘱。

【不良反应】不详。

【联用西药注意事项】

1. 联苯苄唑。1%联苯苄唑软膏联合皮肤康洗液能够提高马拉色菌毛囊炎的治疗效果，且能提高细菌清除率。

2. 派瑞松乳膏、尤卓尔软膏。派瑞松乳膏和皮肤康洗液联合外用治疗皮炎、湿疹，加强了抗炎、抗菌、止痒作用，显著提高了疗效。皮肤康洗液联合尤卓尔软膏治疗婴儿湿疹疗效确切，复发率低。

3. 水氯酊。皮肤康洗液联合水氯酊在治疗头部脂溢性皮炎时疗效高，疗程短。

（五）冰黄肤乐软膏

【药物组成】大黄、姜黄、硫黄、黄芩、甘草、冰片、薄荷脑。

【功能主治】清热燥湿，活血祛风，止痒消炎。用于湿热蕴结或血热风燥所致的皮肤瘙痒；神经性皮炎、湿疹、足癣及银屑病等瘙痒性皮肤病见上述证候者。

【用法用量】外用，涂搽患处，1日3次。

【不良反应】不详。

【联用西药注意事项】

1. 卤米松（三氯生乳膏）　冰黄肤乐软膏不仅有较好的抗菌作用，同时在止痒等方面起效快，卤米松作为一种新的含卤基的强效外用糖皮质激素激素具有较强的抗炎、抗过敏、收缩血管和抗增生作用，同时起效迅速。冰黄肤乐软膏联用卤米松／三氯生乳膏起到了较好的协同作用，作为中西医结合的方法治疗慢性湿疹急性或亚急性发作，起效迅速、有效、安全性好。

2. 曲咪新乳膏　冰黄肤乐软膏具有清热解毒、杀菌消炎、活血祛斑、止痒润燥的功效。曲咪新乳膏的主要成分是硝酸咪康唑、醋酸曲安奈德、硫酸新霉素，硝酸咪康唑为广谱抗真菌药，对某些革兰阳性细菌也有抗菌作用；醋酸曲安奈德为糖皮质激素类药物，外用具有抗炎、抗过敏及止痒作用；硫酸新霉素对多种革兰阳性与阴性细菌有效。两种药物联用有较好的协同作用，显著提高治疗有效率。

第五节　手足癣

手足癣是掌、跖及指（趾）间皮肤癣菌感染性皮肤病。皮疹多形态，可见水疱、丘疹、渗出、糜烂、鳞屑、角化肥厚等。足癣好发于足趾间特别是第4～5趾间，常常浸渍、糜烂，还可为跖部成簇水疱，继发感染可出现脓疱。跖踝部足癣表现为慢性非炎症性鳞屑性斑片，可扩展到足的两侧。手足癣会伴有瘙痒，也可有烧灼、刺痛感，疼痛往往提示有继发感染，足癣可继发下肢丹毒或蜂窝织炎。急性期足癣若过度使用刺激性药物可出现湿疹样变甚至泛发全身导致自身敏感性皮炎，慢性手足癣常伴甲癣，表现为甲板变厚、变脆和颜色变化。手癣中医称为"鹅掌风"，足癣俗称"脚湿气""香港脚"，可分为风湿证、湿热证、血燥证三种证型。风湿证者表现为水疱及鳞屑，瘙痒不休，治宜祛风利湿；湿热证表现为水疱及糜烂，湿痒灼痛，治宜清热利湿；血燥证者表现为皮燥及裂纹，治宜养血祛风。

一、常用西药

1. 外用治疗　注意分清急慢性损害，对症下药。急性浸渍糜烂型，采用3%硼酸溶液湿敷，每日2次，每次20分钟，敷完后外用粉剂，干燥后再用抗真菌制剂如咪唑或环吡酮类溶液或霜剂。慢性干燥鳞屑型，可选用咪唑类霜剂或软膏外用，对于角化增厚明显者，也可选用水杨酸、苯甲酸等软膏制剂。

2. 系统治疗　仅用于顽固病例，如顽固鳞屑角化型损害或局部治疗无效者，口服特比萘芬、伊曲康唑或氟康唑。

3. 对于足癣继发感染，可系统应用抗生素，对于足癣湿疹化合癣菌疹应先控制过敏反应，进行抗过敏治疗，必要时系统应用抗真菌药物，局部尽量避免刺激。

二、常用中成药

（一）脚气散

【药物组成】枯矾、白芷、荆芥穗。

【功能主治】燥湿收敛，祛风止痒。用于湿热浸淫肌肤所致的脚湿气，症见趾缝湿烂浸渍、瘙痒难忍。

【用法用量】外用，取本品适量撒于患处。

【不良反应】不详。

【联用西药注意事项】不详。

（二）癣湿药水（鹅掌风药水）

【药物组成】土荆皮、蛇床子、大风子仁、百部、花椒、凤仙透骨草、吴茱萸、防风、蝉蜕、当归、侧柏叶、斑蝥。

【功能主治】祛风除湿，杀虫止痒。用于风湿虫毒所致的鹅掌风、脚湿气，症见皮肤丘疹、水疱、脱屑，伴有不同程度瘙痒。

【用法用量】外用，搽于洗净的患处，1日3～4次；治疗灰指甲应先除去空松部分，使药易渗入。

【不良反应】不详。

【联用西药注意事项】不详。

（三）铍宝消炎癣湿药膏

【药物组成】升药底、蛇床子、升华硫、樟脑、冰片、苯酚。

【功能主治】杀菌、收湿、止痒。用于头癣、体癣、足癣、慢性湿疹、滋水瘙痒、疥疮等。

【用法用量】外用，搽于洗净的患处，1日数次。

【不良反应】不详。

【联用西药注意事项】不详。

第六节　荨麻疹

荨麻疹俗称"风疹块"，是由于皮肤、黏膜小血管扩张及通透性增强而出现的一种局限性水肿反应，产生红斑和风团，伴瘙痒。

荨麻疹一般分为急性、慢性和特殊类型三类。急性荨麻疹整个病程短于6周，多数能治愈，并能找到病因，如感染、药物、食物、接触过敏等；慢性荨麻疹病程超过6周，反复发作，常难以找到病因。

急性荨麻疹的皮疹为大小不等的风团，色鲜红，也可为苍白色，孤立散在或融合成片，数小时内风团减轻，变为红斑而渐消失，但不断有新的风团出现。病情严重者可有烦躁、心慌、恶心、呕吐等症状，甚至血压下降，发生过敏性休克样症状。大约有90%的急性荨麻疹在2~3周后症状消失，不再复发。

慢性荨麻疹全身症状一般较轻，风团时多时少，反复发生，病程在6周以上，大多数患者不能找到病因，有约50%的患者在5年内病情减轻，约20%的患者病程可长达20年以上。

特殊类型荨麻疹：

1. 皮肤划痕荨麻疹，亦称人工荨麻疹，患者对外来较弱的机械刺激引起的生理性反应增强，用钝器划或用手搔抓皮肤后，沿着划痕发生条状隆起，并有瘙痒，不久即可消退。

2. 寒冷性荨麻疹，较为常见，可分为家族性和获得性两种，好发于面部、手背等暴露部位，在接触冷物、冷空气、冷风或食物后，产生红斑、风团，有轻到中度瘙痒，如户外游泳或冷水浴可全身泛发。多合并血管性水肿，遇热后风团可很快消退，皮损泛发者可出现面部潮红、头痛、寒战、心动过速、消化道症状，甚至呼吸困难、意识丧失等。

3. 胆碱能性荨麻疹，即小丘疹状荨麻疹，在热水浴、进食辛辣的食物、饮酒、情绪紧张、工作紧张、剧烈运动等刺激后数分钟发生风团。风团直径为1~3毫米，周围有轻重不等的红晕，可于20~60分钟内消失，亦可长达3小时。泛发者可伴有乙酰胆碱的全身反应，如头痛、脉缓、流涎、瞳孔缩小及痉挛性腹痛、呕吐、腹泻等，重者可致晕厥、低血压等过敏性休克症状。

4. 日光性荨麻疹，较为少见，皮肤日光照射后发生红斑和风团，伴瘙痒或疼痛，光激发试验能诱发皮损，风团除发生于暴露日光部位的皮肤外，也可发生于非暴露部位，严重时可发生弥漫性皮肤水肿，并可伴有全身反应，如畏寒、头痛、乏力、腹痛，甚至晕厥，有时透过玻璃的日光亦可诱发。

5. 压迫性荨麻疹，身体受压部位如臀部、上肢、掌跖等处受一定压力后4~8小时，局部发生肿胀性斑块，累及真皮和皮下组织，多数有痒感或灼痛、刺痛等，一般持续8~12小时后可消退。

本病中医称为"风疹块""瘾疹"，可分为风热相搏证、风寒外袭证、卫外不固证、气血两虚证、心经郁热证五种证型。风热相搏证者治宜疏风清热；风寒外袭证者治宜疏风散寒；卫外不固证者治宜固表御风；气血两虚证者治宜益气养血；心经郁热证者治宜凉血清心安神。

一、常用西药

（一）急性荨麻疹治疗

可选用抗组胺药物，如有腹痛者可给予解痉药物，如山莨菪碱、阿托品等。如发病急、皮疹广，对有呼吸困难倾向者，可皮下注射肾上腺素，然后皮质类固醇类药物内服或滴注。支气管痉挛者可用氨茶碱，吸氧。伴有喉头水肿、呼吸困难或有休克症状者，除立即肌内注射肾上腺素、吸氧外，必要时做气管切开或气管插管。对由感染因素引起者，应使用有效抗生素控制感染，并处理感染病灶。

（二）慢性荨麻疹治疗

应积极寻找病因，一般以抗组胺药物治疗为主，可根据风团发生时间决定给药时间。如晨起风团较多，则临睡前应给予稍大剂量，临睡时风团多，则晚饭后给予稍大剂量。风团控制后，可持续服药月余，并逐渐减量。一种抗组胺药物无效时，可2~3种同时给药。对顽固性荨麻疹可使用H_1受体拮抗剂与H_2受体拮抗剂，如西咪替丁、雷尼替丁等联用。对少数由自身免疫病原因引起的慢性荨麻疹，可使用皮质类固醇，还可酌情选用氨茶碱、硝苯地平等。

（三）特殊类型荨麻疹治疗

常选用兼有抗5-羟色胺、抗乙酰胆碱作用的抗组胺药物，或与肥大细胞膜稳定剂联用。

二、常用中成药

（一）皮敏消胶囊

【药物组成】苦参、苍术、防风、荆芥、蒺藜、白鲜皮、蛇床子、苍耳子、蜈蚣、蒲公英、紫花地丁、黄芩、黄柏、黄连、蝉蜕、地黄、牡丹皮、西河柳、紫草、地骨皮。

【功能主治】清热凉血，利湿解毒，祛风止痒。用于湿热内蕴或风热袭表、郁于肌肤所致的瘾疹，症见皮肤风团红色、时起时伏、发无定处、瘙痒严重、病程缠绵、易反复；急慢性荨麻疹见上述证候者。

【用法用量】口服，1次4粒，1日3次。急性荨麻疹疗程为1周，慢性荨麻疹疗程为2周。

【不良反应】不详。

【联用西药注意事项】

1. 抗组胺药物。皮敏消胶囊具有祛风除湿、清热解毒、凉血止痒、消肿散结作用，可使经脉流畅，气血运行正常，阴阳调和，以达正气存内、邪不可干，药效学实验证实有抑制变态反应活性，能抑制补体活化，阻止组胺及其他活性物质释放，有抗即刻型和迟发型过敏反应、抗炎及抗瘙痒作用。抗组胺药物具有抗变态反应活性，两药联用协同作用明显，减少了长期服用抗组胺药引起的副作用，且疗效优于单用，有效提高了治愈率。

2. 阿司匹林。干地黄煎液、鲜地黄汁、鲜地黄煎液均在一定程度上拮抗阿司匹林诱导的小鼠凝血时间延长。

（二）肤痒颗粒（冲剂）

【药物组成】苍耳子（炒、去刺）、地肤子、川芎、红花、白英。

【功能主治】祛风活血，除湿止痒。用于皮肤瘙痒病、荨麻疹。

【用法用量】开水冲服，1次半袋~1袋，1日3次。

【不良反应】不详。

【联用西药注意事项】

抗组胺药物　肤痒颗粒的主要成分是苍耳子、地肤子、川芎、红花、白英等，此药具祛风活血、除湿止痒之功效，能显著减轻瘙痒症状，极大缩短瘙痒持续时间，显著改善继发皮损。抗组胺药物具有抗变态反应活性，两药联用协同作用明显，减少了长期服用抗组胺药引起的口干、便秘等副作用，优于单用，有效提高了治愈率。

（三）防风通圣丸

【药物组成】防风、荆芥穗、薄荷、麻黄、大黄、芒硝、栀子、滑石、桔梗、石膏、川芎、当归、白芍、黄芩、连翘、甘草、白术（炒）。

【功能主治】解表通里，清热解毒。用于外寒内热，表里俱实，恶寒壮热，头痛咽干，小便短赤，大便秘结，瘰疬初起，风疹湿疮。

【用法用量】口服，水丸1次6克，1日2次。浓缩丸1次8丸，1日2次。大蜜丸1次1丸，1日2次。

【不良反应】文献报道防风通圣丸可导致过敏性皮疹。

【联用西药注意事项】

1. 抗组胺药物。防风通圣丸有祛滞疏风、除湿止痒的功效，对胃肠湿热的慢性荨麻疹尤为适合。抗组胺药物具有抗变态反应活性，两药联用协同作用明显，通过不同机制途径治疗慢性荨麻疹，均有改善其症状的作用，且优于单用，有效提高了治愈率。

2. 四环素。石膏主要成分为硫酸钙，滑石主要成分为硅酸镁，芒硝主要成分为硫酸钠，含钙离子、镁离子、钠离子等金属离子的中药不能与四环素联用。因四环素分子中含有酰胺基和酚羟基，能与金属离子形成难以吸收的螯合物，而降低其抗菌作用。

3. 洋地黄类强心苷、普尼拉明、硝苯地平。洋地黄类强心苷、普尼拉明、硝苯地平等治疗心血管疾病的西药不宜与石膏等中药联用，因为后者含大量钙离子，钙离子增强心肌收缩力，抑制Na^+-K^+-ATP酶活性，增强强心苷药物的毒性，会导致心律失常和传导阻滞。

4. 铁剂，如硫酸亚铁、人造补血糖浆和富马酸亚铁。石膏主要成分为硫酸钙，滑石主要成分为硅酸镁，芒硝主要成分为硫酸钠，铁剂如硫酸亚铁、人造补血糖浆和富马酸亚铁与含钙离子、镁离子、钠离子等金属离子的中药联用时，可形成溶解度极低的复合物，妨碍铁的吸收。

（四）畅鼻通颗粒

【药物组成】桂枝、白芍、荆芥、薄荷、黄芩、当归、甘草。

【功能主治】调和营卫，解表散风。用于外感风寒、营卫失和所致的恶风有汗、头痛、喷嚏，或鼻塞时轻时重、疹块色白发痒；过敏性鼻炎、荨麻疹见上述证候者。

【用法用量】开水冲服，1次12克，1日3次。

【不良反应】不详。

（五）玉屏风胶囊（颗粒、口服液）

【药物组成】黄芪、白术（炒）、防风。

【功能主治】益气，固表，止汗。用于表虚不固，症见自汗恶风、面色㿠白；亦用于体虚易感风邪者。

【用法用量】胶囊剂：口服，1次2粒，1日3次；颗粒剂：开水送服，1次1袋，1日3次；口服液：1次10毫升，1日3次。

【不良反应】不详。

【联用西药注意事项】

1. 孟鲁司特钠。在抗生素治疗的基础之上，玉屏风颗粒联合孟鲁司特钠治疗儿童反复呼吸道感染后的咳嗽，可以增强疗效。孟鲁司特钠是一种强效的选择性白三烯D_4（LTD_4，cysLTi）受体拮抗剂，为新一代非甾体抗炎药物。孟鲁司特钠能够选择性抑制气道平滑肌中白三烯多肽的活性，能够预防和抑制白三烯所导致的血管通透性增强、气道嗜酸性粒细胞浸润以及支气管痉挛等症状。玉屏风颗粒由黄芪、白术、防风三味中药组成，具有扶正祛邪的功效，能提高机体免疫功能而缓解临床症状。临床研究表明，在抗生素治疗基础上，将玉屏风颗粒与孟鲁司特钠联用治疗儿童反复呼吸道感染后的咳嗽，能使咳嗽时间明显缩短、每年感冒次数明显减少、再次感冒后咳嗽持续时间明显减少，且免疫功能改善亦优于单用孟鲁司特钠组或玉屏风颗粒组。

2. 抗生素或抗病毒药。临床研究表明玉屏风颗粒与抗生素或抗病毒药联用治疗小儿反复呼吸道感染能显著提高疗效，其机制可能与玉屏风颗粒能增强机体免疫有关。现代医学认为，小儿反复呼吸道感染的主要发病机制是机体免疫功能低下，选用能扶正祛邪、提高免疫力的玉屏风散与西药联用，可实现标本兼治，提高疗效。

3. 他卡西醇软膏。玉屏风颗粒与他卡西醇软膏联用以治疗白癜风能明显增强疗效。玉屏风颗粒能全面增强机体免疫功能，与他卡西醇的免疫调节有协同作用，二者联用能增强酪氨酸酶的活性，使黑色素细胞颗粒增多。临床实践表明，玉屏风颗粒与他卡西醇软膏联合治疗白癜风，效果明显优于单用他卡西醇软膏。联用时未见明显不良反应，无明显毒副作用。

第七节　皮肤瘙痒

皮肤瘙痒症是指仅有皮肤瘙痒而无原发性损害的皮肤病，其致病因素比较复杂，有内因和外因两方面，常见的内因有内分泌疾病（如糖尿病）、肝胆疾病、感染性疾病、内脏肿瘤、神经障碍性疾病、妊娠等，常见的外因有环境因素、物理或化学性刺激等。可分为全身性瘙痒病和局限性瘙痒病两类。本病中医称"风瘙痒""血风疮"，因部位不同又有"阴痒""肛门作痒""绣球风"等名，可分为血热风盛证、气血虚弱证、肝肾不足证三种证型。血热风盛证，青年人好发，夏季多见，周身皮肤瘙痒，可见抓痕、血痂，舌红苔黄，脉数，治宜凉血清热、消风止痒。气血虚弱证，多见于久病和失血者及老年人，瘙痒较久，劳累后加重，入夜痒甚，伴头晕、心悸、神疲、舌淡、脉沉细弱，治宜补养气血、息风止痒。肝肾不足证，多见于老年人，皮肤干燥，瘙痒绵绵，昼轻夜重，秋冬季，病程较久，舌红或暗，苔少，脉细弱，治宜滋补肝肾、润肤止痒。

一、常用西药

（一）外用治疗

以止痒为主，可选用止痒剂及润肤剂，也可选用各种皮质类固醇制剂，外阴、肛门黏膜区避免使用刺激性药物。

（二）全身治疗

酌情使用镇静剂或抗组胺药，对泛发性瘙痒，可使用普鲁卡因静脉封闭疗法。

二、常用中成药

（一）湿毒清胶囊

【药物组成】地黄、当归、苦参、白鲜皮、土茯苓、黄芩、丹参、蝉蜕、甘草。

【功能主治】养血润肤，祛风止痒。用于血虚风燥所致的风瘙痒，症见皮肤干燥、脱屑、瘙痒，伴有抓痕、血痂、色素沉着；皮肤瘙痒症见上述证候者。

【用法用量】口服，1次3～4粒，1日3次。

【不良反应】不详。

【联用西药注意事项】

阿司匹林　干地黄煎液、鲜地黄汁、鲜地黄煎液均在一定程度上拮抗阿司匹林诱导的小鼠凝血时间延长。

（二）乌蛇止痒丸

【药物组成】当归、人参须、蛇床子、乌梢蛇（白酒炙）、苍术（泡）、牡丹皮、苦参、关黄柏、人工牛黄、蛇胆汁、防风。

【功能主治】养血祛风，燥湿止痒。用于风湿热邪蕴于肌肤所致的瘾疹、风瘙痒，症见皮肤风团色红、时隐时现、瘙痒难忍，或皮肤瘙痒不止、皮肤干燥、无原发皮疹；慢性荨麻疹、皮肤瘙痒症见上述证候者。

【用法用量】口服，1次2.5克，1日3次。

【不良反应】不详。

【联用西药注意事项】

苯巴比妥钠　含有人工牛黄或天然牛黄的药物与苯巴比妥钠联用时，苯巴比妥钠的毒性显著增强。

（三）消风止痒颗粒

【药物组成】荆芥、防风、苍术（炒）、蝉蜕、石膏、木通、地骨皮、亚麻子、当归、地黄、甘草。

【功能主治】清热除湿，消风止痒。用于风湿热邪蕴于肌肤所致的湿疮、风瘙痒、小儿瘾疹，症见皮肤丘疹、水疱、抓痕、血痂或见梭形或纺锤形水肿性风团、中央出现小水疱、瘙痒剧烈；湿疹、皮肤瘙痒症、丘疹性荨麻疹见上述证候者。

【用法用量】口服，周岁以内1日15克，1岁至4岁1日30克，5岁至9岁1日45克，10岁至14岁1日60克，15岁以上1日90克，1日2～3次。

【不良反应】不详。

【联用西药注意事项】

1. 抗组胺类药物，如咪唑斯汀等。消风止痒颗粒的主要成分是防风、蝉蜕、地骨皮、苍术、亚麻子、当归、地黄、木通、荆芥等，具有清热除湿、消风止痒的功效，能显著减轻患者的瘙痒症状，极大缩短瘙痒持续时间，抗组胺药物具有抗变态反应活性，消风止痒颗粒联合抗组胺类药物治疗皮肤瘙痒症协同作用明显，能显著提高治疗有效率。

2. 阿司匹林。干地黄煎液、鲜地黄汁、鲜地黄煎液均在一定程度上拮抗阿司匹林诱导的小鼠凝血时间延长。

第八节　痤疮

痤疮是一种累及毛囊皮脂腺的慢性炎症性皮肤病，好发于皮脂溢出部位，与雄激素、皮脂分泌增多、毛囊皮脂腺导管异常角化、痤疮丙酸杆菌增殖及遗传等因素有关，可表现为粉刺、脓疱、丘疹、结节、囊肿及疤痕等皮损。多发于青年男女，主要见于面、额部，其次是胸、背及肩部等皮脂溢出部位，皮损初起为与毛囊一致的圆锥形丘疹，称粉刺，分为开放性的黑头粉刺和闭合性的白头粉刺，同时伴有炎症损害，如炎性丘疹、脓丘疹、脓疱、结节、囊肿等。一般无自觉症状，可有轻微痒、痛感，病程缓慢，时轻时重，多数至青春期渐缓解，少数患者至中年期方愈，可遗留色素沉着、瘢痕。本病中医称"肺风酒刺""粉刺""面疱"等，可分为肺风证、胃热证、痰瘀证、经滞证四种证型，治疗上以清热祛湿为主，兼以活血化瘀。肺风证者，皮疹以黑头粉刺、小丘疹为主，舌苔白，脉滑，治宜清肺祛风。胃热证者，皮色掀红，以脓疱为主，多喜食冷饮，大便干燥，舌苔腻，脉弦，治宜清胃散火。痰瘀证，以结节、囊肿、疤痕为主，反复发作，久治不愈，舌红苔黄，脉沉涩，治宜消痰软坚，活血化瘀。经滞证，粉刺、丘疹周期性出现，常在经期前后，妇女有经血不调或痛经，舌苔赤腻、脉沉，治宜调经化滞。

一、常用西药

（一）局部治疗

囊肿及增生性瘢痕可用曲安西龙混悬液于皮损内注射，轻症仅给予外用药。维A酸制剂减少皮脂分泌，控制异常角化。过氧化苯甲酰制剂，具有杀灭痤疮丙酸杆菌及溶解粉刺等作用。红霉素、林可霉素、氯霉素、水杨酸、硫化硒、硫黄等制剂，具有抑制真菌、寄生虫和细菌以及降低皮肤游离脂肪酸含量的作用。

（二）内用药物治疗

可以口服四环素类和大环内酯类等抗生素进行抗感染治疗；口服维A酸类药物，可减少皮脂分泌、控制异常角化和黑头粉刺形成，对中重度以上痤疮效果较好；口服螺内酯、西咪替丁等药物，主要用于严重患者，不作为常规用药；对于严重的结节性囊肿性痤疮、聚合性痤疮的炎症期和暴发性痤疮，可用小剂量泼尼松龙口服。

二、常用中成药

（一）当归苦参丸

【药物组成】当归、苦参。

【功能主治】活血化瘀，燥湿清热。用于湿热瘀阻所致的粉刺，症见颜面、胸背粉刺疙瘩，皮肤红赤发热，或伴脓头、硬结、酒皶鼻、鼻赤。

【用法用量】口服，1次1丸，1日2次。

【不良反应】不详。

（二）复方珍珠暗疮片

【药物组成】暗疮干浸膏粉[山银花、蒲公英、川木通、当归尾、地黄、黄芩、玄参、黄柏、大黄（酒制）、猪胆粉]、黄芩、赤芍、珍珠层粉、山羊角、水牛角浓缩粉、北沙参。

【功能主治】清热解毒，凉血消斑。用于血热蕴阻肌肤所致的粉刺、湿疮，症见颜面部红斑、粉刺疙瘩、脓疱，或皮肤红斑丘疹、瘙痒；痤疮、红斑丘疹性湿疹见上述证候者。

【用法用量】口服，1次4片，1日3次。

【不良反应】不详。

【联用西药注意事项】

阿司匹林。干地黄煎液、鲜地黄汁、鲜地黄煎液均在一定程度上拮抗阿司匹林诱导的小鼠凝血时间延长。

（三）清热暗疮片

【药物组成】金银花、穿心莲、蒲公英、栀子、山豆根、大黄、牛黄、珍珠层粉、甘草。

【功能主治】清热解毒，泻火通腑。用于肺胃积热所致的粉刺、疖，症见颜面部粉刺、脓疱、皮肤硬结、疼痛、顶部有脓头、大便干、小便黄。

【用法用量】口服，1次2～4片，1日3次。14日为1个疗程。

【不良反应】不详。

【联用西药注意事项】

苯巴比妥钠。含有人工牛黄或天然牛黄的药物与苯巴比妥钠联用时，苯巴比妥钠的毒性显著增强。

（四）金花消痤丸

【药物组成】黄芩（炒）、黄连、黄柏、栀子（炒）、大黄（酒炙）、金银花、薄荷、桔梗、甘草。

【功能主治】清热泻火，解毒消肿。用于肺胃热盛所致的痤疮，粉刺，口舌生疮，胃火牙痛，咽喉肿痛，目赤，便秘，尿黄赤。

【用法用量】口服，1次4克，1日3次。

【不良反应】文献报道有患者服用金花消痤丸后出现轻微腹泻。

（五）通便消痤胶囊

【药物组成】大黄、西洋参、芒硝、枳实、白术、青阳参、肉苁蓉、小红参、荷叶。

【功能主治】益气活血，通便排毒。用于气虚血瘀、热毒内盛所致的粉刺、黧黑斑，症见面部粉刺、褐斑，伴乏力气短、面色不华、大便不畅；痤疮、黄褐斑见上述证候者。

【用法用量】口服。便秘、排便不爽者，1次3～6粒，1日2次，根据大便情况酌情加减药量，以大便通畅，1日1～2次为宜；大便1日1次者，以1粒起服，1日1～2次，根据大便情况逐渐加量至大便通畅。

【不良反应】不详。

（六）消痤丸

【药物组成】龙胆、大青叶、玄参、野菊花、黄芩、金银花、蒲公英、淡竹叶、夏枯草、紫草、竹茹、石膏、石斛、麦冬、升麻、柴胡。

【功能主治】清热利湿，解毒散结。用于湿热毒邪聚结肌肤所致的粉刺，症见颜面皮肤光亮油腻、黑头粉刺、脓疱、结节，伴有口苦、口黏、大便干；痤疮见上述证候者。

【用法用量】口服，1次30粒，1日3次。

【不良反应】不详。

第九节　银屑病

银屑病俗称牛皮癣，是一种常见的慢性复发性皮肤炎症性疾病，一般认为此病是在遗传相关基因缺陷基础上，加上一些环境因素，如感染、外伤或精神神经因素而发病。一般分为寻常型、脓疱型、关节病型和红皮病型四型。

寻常型银屑病最为多见，多急性发病，青壮年发病多，部分发病或加重常由扁桃体或上呼吸道感染诱发，好发于头皮、躯干和四肢伸侧，常对称分布，亦有仅局限于某一部位者。典型皮疹为粟粒至绿豆大红色丘疹、斑丘疹或斑块，可融合成片，边界清楚，周围有炎性红晕，浸润显著，表面覆盖厚积的银白色鳞屑，轻轻刮除鳞屑，可见一层淡红色半透明薄膜，刮除薄膜后出现点状出血，白色鳞屑、薄膜现象和点状出血是本病的临床特征，皮疹形态多样，可为点滴状、钱币状、地图状、砺壳状等。发生于头皮者，发呈束状，指（趾）甲受累，可见甲板上出现顶针样点状凹陷、纵嵴、横沟、游离端与甲床剥离以及混浊肥厚等。黏膜损害者多见于龟头、口唇及颊黏膜，龟头为边缘清楚的红色斑片，无鳞屑，上唇可有银色鳞屑，颊黏膜有灰黄色或白色的环形斑片。寻常型银屑病，病程可持续十余年或数十年，甚至终生迁延不愈，常冬季复发或加重，春夏季减轻或消失。

脓疱型银屑病临床较为少见，分为掌跖脓疱型银屑病与泛发性脓疱型银屑病，掌跖脓疱型银屑病为掌跖的红色斑片上出现针头、粟粒大脓疱，有时在肘膝伸侧、胫前出现寻常型银屑病皮疹，泛发性脓疱型银屑病临床较为少见。常因寻常型银屑病患者内用皮质类固醇，或外用强效皮质类固醇后突然减量或停药，或外用强刺激性药物，或内用砷剂、内服蟾皮后引起，常伴高热、关节肿痛、全身不适等。皮损为密集、针头至粟粒大小、浅在性无菌性小脓疱，表面附有鳞屑，脓疱可逐渐融合成大片脓湖，破溃后局部糜烂、渗液、结黄痂。

关节病型银屑病，关节炎症状多发生于寻常型银屑病之后，或与脓疱型、红皮病型银屑病并发，偶有关节炎症状出现于寻常型银屑病之前，同时可侵犯大小关节，但以手、腕及足等小关节受累多见。关节炎症状一般与皮肤症状同时减轻或加重，临床表现类似风湿性关节炎，为远端指（趾）间关节肿胀、疼痛，久病则出现关节畸形、僵硬，严重者多大、小关节及脊柱受累，发生骶髂关节炎和强直性脊柱炎。

红皮病型银屑病是一种较少见的严重银屑病，常因在银屑病急性进行期应用刺激性较强的或不适当的药物引起，亦有长期大量使用皮质类固醇类药物突然停药或减量过快所致，脓疱型银屑病在脓疱消退过程中可出现红皮病改变，少数由寻常型银屑病发展而来，极少数患者（儿童多见）初次发病即为本型。此类型银屑病多见于成人，基本临床表现与剥脱性皮炎相同，红皮病型银屑病控制后可出现寻常型银屑病皮疹。

本病中医称"白疕""疕风""松皮癣""白壳疮""蛇虱"等，可分为血热风燥证、血虚风燥证、血瘀风燥证，治宜清热凉血、润肤消斑。血热风燥证，多见于进行期，皮损基底鲜红或暗红，脱白屑，搔刮后有点状出血，伴瘙痒、咽痛、口渴、便干溲黄，舌红、苔黄，脉弦滑数，治宜清热解毒凉血。血虚风燥证，多见于静止期，皮损基底暗淡或暗紫，层层脱屑，瘙痒，皮肤干燥，皮损有皲裂，便秘，舌暗或淡红、苔薄，脉弦细，治宜养血润燥，清热解毒。血瘀风燥证，多见于静止期，皮损肥厚色紫暗，皮屑较厚，经久不退，痒或不痒，舌紫暗或有瘀斑，脉涩，治宜活血化瘀，佐以解毒。

一、常用西药

银屑病治疗方法较多，但一般只能暂时缓解，很难防止复发，治疗中应注意寻找和去除可能使银屑病复发、加重的因素，根据分型、分期、皮损严重程度及部位，选择合适的治疗方法。

（一）外用治疗

急性期一般宜用温和保护剂和皮质类固醇制剂，避免应用刺激性强的药物，静止期和消退期可选用作用较强的药物，但宜从低浓度开始逐步增加。常用的有外用皮质类固醇、维A酸类、维生素D类衍生物、焦油制剂、蒽类及氮芥等。

（二）内用药物治疗

抗生素类药物可用于急性点滴状银屑病患者特别是伴有上呼吸道感染、扁桃体炎、咽炎或其他部位感染者，慢性患者急性发作期也可使用；维A酸类药物主要用于治疗红皮病型和脓疱型银屑病；免疫抑制剂类如氨甲蝶呤、环孢素A用于治疗脓疱型银屑病、关节型银屑病及对常规治疗无效的泛发性斑块状银屑病；皮质类固醇类药物一般用于其他疗法不能控制的红皮病型、关节病型或泛发性脓疱型银屑病患者，寻常型银屑病患者不提倡内用皮质类固醇。

二、常用中成药

（一）阿维A酯

【药物组成】土茯苓、地黄、当归、苦参、防风、山银花、连翘、黄柏、白鲜皮、赤芍、蝉蜕、甘草。

【功能主治】清热燥湿，活血解毒。用于湿热蕴肤、瘀滞不通所致的白疕，症见皮损呈红斑湿润、偶有浅表小脓疱、多发于四肢屈侧部位；银屑病见上述证候者。

【用法用量】口服，1次33克，1日2次。或遵医嘱。

【不良反应】文献报道有患者服用阿维A酯后出现剥脱性皮炎型药疹。

【联用西药注意事项】

阿司匹林。干地黄煎液、鲜地黄汁、鲜地黄煎液均在一定程度上拮抗阿司匹林诱导的小鼠凝血时间延长。

（二）消银颗粒（片）

【药物组成】地黄、牡丹皮、赤芍、当归、苦参、金银花、玄参、牛蒡子、蝉蜕、白鲜皮、大青叶、红花、防风。

【功能主治】清热凉血，养血润燥，祛风止痒。用于血热风燥型白疕和血虚风燥型白疕，症见皮疹为点滴状，基底鲜红色，表面覆有银白色鳞屑，或皮疹表面覆有较厚的银白色鳞屑，较干燥，基底淡红色、瘙痒较甚。

【用法用量】口服，颗粒剂，开水冲服，1次3.5克，1日3次，1个月为1个疗程；片剂，1次5~7片，1日3次，1个月为1个疗程。

【不良反应】文献报道有患者服用常规剂量消银片后导致药物性肝炎，男性性功能障碍，诱发急性白血病，长期服用后引起光感性皮炎。

【联用西药注意事项】

阿司匹林 干地黄煎液、鲜地黄汁、鲜地黄煎液均在一定程度上拮抗阿司匹林诱导的小鼠凝血时间延长。

（三）复方青黛胶囊（丸）

【药物组成】马齿苋、土茯苓、白鲜皮、白芷、青黛、紫草、丹参、蒲公英、绵马贯众、萆薢、乌梅、五味子（酒蒸）、建曲、山楂（炒焦）等。

【功能主治】清热凉血，解毒消斑。用于血热所致的白疕、血风疮，症见皮疹色鲜红、筛状出血明显、鳞屑多、瘙痒明显，或皮疹为圆形、椭圆形红斑，上覆糠状鳞屑、有母斑；屑病进行期、玫瑰糠疹见上述证候者。

【用法用量】口服。胶囊剂：1次4粒，1日3次；水丸：1次6克，1日3次。

【不良反应】文献报道有患者服用复方青黛胶囊（丸）后出现药物性肝损伤、月经紊乱、消化系统损害、手指甲变黑、固定性红斑型药疹等不良反应。

第十节　白癜风

白癜风是一种原发性、局限性或泛发性的皮肤色素脱失症，是由于皮肤局部色素障碍，皮肤和毛囊的黑素细胞酪氨酸酶系统的功能减退，使表皮明显缺少黑色素细胞，致使皮肤色素脱失的疾病。属于自身免疫性疾病。免疫系统破坏的是自身的色素细胞，导致局部的色素细胞减少、功能减退，如果发病时间较长或者病情暴发性进展，可导致局部的色素细胞完全消失，如果出现这种情况，局部的皮肤则不可能再出现色素。本病在中医中常称为"白驳风""白癜""白癜""斑驳"等，属"斑""风"类皮肤病的范畴。治以补益气血、补益肝肾、祛风通络、行气活血、疏肝理气等法。

一、常用西药

补骨脂素及其衍生物、硫酸铜溶液、氮芥酒精、苯酚、三氯醋酸、维生素B、维生素C、维生素P、叶酸、对氨苯甲酸、硫汞白斑涂剂、钙调磷酸酶抑制剂、左旋咪唑、冻干卡介苗、类固醇皮质激素、皮质激素霜剂、丙酸倍氯米松软膏、卤米松乳膏、曲安西龙尿素软膏。

二、常用中成药

（一）白癜风丸

【药物组成】补骨脂、黄芪、红花、川芎、当归、香附、桃仁、丹参、乌梢蛇、紫草、白鲜皮、山药、干姜、龙胆、蒺藜。

【功能主治】益气行滞，活血解毒，利湿消斑，祛风止痒。用于白癜风。

【用法用量】口服，1次6丸，1日2次，或遵医嘱。

【不良反应】长期服用会导致心脏衰竭、心律不齐。

【联用西药注意事项】

1. 复方甘草酸苷　白癜风丸是由补骨脂、黄芪、川芎、当归、桃仁、白鲜皮等组成的中成药。其中，补骨脂为该药的主要成分，具有补肾助阳、纳气平喘以及温脾止泻的功效。现代药理研究结果表明，补骨脂可显著提高白细胞，大大增强免疫功能，同时补骨脂可促进粒细胞的生长，升高白细胞数量；黄芪主要行补气、提气作用；川芎活血；当归补血、止痛；白鲜皮具有清热燥湿、祛风止痒以及解毒的功效。可见，白癜风丸具有益血行滞、活血解毒、利湿消斑以及祛风止痒的良好功效，同时还能增强患者免疫力，是治疗白癜风的良药。

复方甘草酸苷的主要药理作用有：①抗炎作用，复方甘草酸苷具有抑制局部过敏坏死反应作用，同时能增强激素的抑制应激反应作用；②免疫调节作用，对T细胞、γ-干扰素等均具有调节作用。白癜风的发病与免疫机制紊乱有关，复方甘草酸苷具有抗炎以及免疫调节作用，可用于治疗白癜风。

复方甘草酸苷联合白癜风丸治疗白癜风，临床症状改善非常明显，可明显缩短疗程，值得临床应用及推广。

2. 转移因子胶囊　转移因子系从健康人白细胞中提取的小分子肽类物质（分子量小于5000），为内源性免疫调节剂，具有调节和增强人体细胞免疫功能的作用，恢复外周低反应或无反应T细胞和吞噬细胞的功能，启动T淋巴细胞提前成熟为功能性T细胞。

白癜风丸的主要功能为益气行滞，活血解毒，利湿消斑，祛风止痒。现代药理学研究证实，补骨脂是具有光敏性中药，内含补骨脂素和异构补骨脂素等有效成分，用药后能加强紫外线的作用，将还原黑素氧化为黑素，并通过破坏皮肤中的硫氢基化合物，使酪氨酸酶活性增强，刺激那些尚未破坏或正常的黑素细胞的功能，从而增加黑素合成。补骨脂、桃仁、紫草、蒺藜可使患者血清铜、锌含量明显增加，铜离子是酪氨酸酶的激活剂，黑素颗粒中含有高浓度的锌。川芎、黄芪、干姜能明显促进细胞免疫，可使T、B淋巴细胞增殖反应增强，显著增加cAMP的含量，提高人体免疫力。红花、川芎、当归、香附、桃仁、丹参、蒺藜等能改善血液流变及微循环。

转移因子胶囊联合白癜风丸治疗白癜风可以产生更好的免疫调节功效，协同作用更明显，比单用白癜风丸治疗白癜风更为有效。

3. 卤米松　白癜风丸的主要成分中，红花、川芎、当归、桃仁、丹参、乌梢蛇、紫草等具有活血解毒之功效，黄芪、香附、干姜、补骨脂可发挥益气行滞、温补肾脾的作用，白鲜皮、山药、龙胆、蒺藜等又具有利湿消斑的功效。各味药在体内协调互补，影响酪氨酸酶活性，促进黑色素生成，通过活血化瘀和提高机体免疫功能等多种途径达到治疗目的。

在此基础上，结合现代医学对白癜风相关病因的部分观点，即白癜风发病的最重要机制可能是黑色素细胞自身免疫破坏，因此，治疗上采用卤米松这种强效糖皮质激素药物外用，可以改变局部免疫状态，起抗炎、抗过敏作用，避免新生的黑色素细胞和原有活性黑色素细胞的进一步损伤，而终止白癜风的发展，并促进黑色素细胞的恢复。

卤米松乳膏外用联合白癜风丸口服治疗白癜风，起到了辨证施治、内外结合的作用，疗效确切，且副作用小，值得临床推广使用。但需注意0.05%卤米松乳膏属强效皮质类固醇制剂，治疗期间需采用间断给药法，以防止皮肤萎缩。

4. 泼尼松 外用糖皮质激素是治疗，白癜风的常用方法，但长期外用可导致局部皮肤萎缩、毛细血管扩张、多毛症、痤疮、糠秕孢子菌性毛囊炎等副作用。系统应用糖皮质激素可通过抑制免疫而阻止白癜风的进展，促进色素恢复，而且避免了局部的副作用。

白癜风丸主要包含补骨脂、蒺藜等成分。诸药配伍，能行血活血、散风解毒、祛风除斑，有明显的激活酪氨酸酶和提高机体免疫力的作用。酪氨酸酶是皮肤黑素生物合成的主要限速酶，增强其活力即可增加黑素生成量。另外，白癜风丸中含有丰富的微量元素如Zn、Cu、Se，可补充白癜风患者体内的元素缺乏，改善机体元素失衡状态。

本研究观察了小剂量泼尼松联合白癜风丸治疗白癜风的效果，临床显效率达90%，而且未发现明显的不良反应，不失为一种好的治疗方法。通过观察还发现病程愈短、年龄愈小，患者的治愈率愈高。

（二）白灵片

【药物组成】当归、黄芪、三七、红花、赤芍、牡丹皮、马齿苋、桃仁、防风、白芷、苍术。

【功能主治】活血化瘀，增强光敏作用。用于白癜风。

【用法用量】口服，1次4片，1日3次；同时使用外搽白灵酊搽患处，1日3次。3个月为1个疗程。

【不良反应】曾有1例患者出现牙龈出血。

【联用西药注意事项】

卤米松 白灵片具有养血化瘀祛风的作用，能够治标固本；白灵酊有活血化瘀、调节免疫之功能。当这两种药物联用时免疫调节作用增强，而且还能增强光敏作用。卤米松能有效抑制引起黑色素细胞破坏的局部免疫反应而终止白癜风的发展，同时能促进黑色素细胞的恢复以及色素的生成。除此之外，卤米松中含有一种超强效的糖皮质激素，具有较强的抗过敏作用，外用卤米松能有效降低皮肤过敏等不良反应。

（三）外搽白灵酊

【药物组成】当归尾、红花、红花夹竹桃（叶）、马齿苋、苏木、没药、白芷、白矾。

【功能主治】活血化瘀，增强光敏作用。用于白癜风。

【用法用量】涂搽患处，1日3次，3个月为1个疗程，同时服用百灵片。

【不良反应】不详。

【联用西药注意事项】

卤米松。白灵片具有养血化瘀祛风的作用，能够治标固本；白灵酊有活血化瘀、调节免疫之功能。当这两种药物联用时免疫调节作用增强，而且还能增强光敏作用。卤米松能有效抑制引起黑色素细胞破坏的局部免疫反应而终止白癜风的发展，同时能促进黑色素细胞的恢复以及色素的生成。除此之外，卤米松中含有一种超强效的糖皮质激素，具有较强的抗过敏作用，外用卤米松能有效降低皮肤过敏等不良反应。

（四）白蚀丸

【药物组成】紫草、灵芝、降香、补骨脂（盐炙）、丹参、红花、何首乌（制）、海螵蛸、牡丹皮、黄药子、苍术（泡）、甘草、蒺藜、龙胆。

【功能主治】补益肝肾，活血祛瘀，养血祛风。用于治疗肝肾不足、血虚风盛所致的白癜风，症见白斑色乳白、多有对称、边界清楚、病程较久，伴有头晕目眩、腰膝酸痛。

【用法用量】口服，1次2.5克（约20丸），10岁以下小儿服量减半，1日3次。

【不良反应】个别患者服药后可能产生肝功能异常甚至肝损害。

【联用西药注意事项】

1. 乌体林斯、复方芦氟沙星孜然酊、丁酸氢化可的松。白癜风的成因为肝肾亏损，风邪侵犯皮肤，毛窍闭塞，风邪瘀热郁结，气血阻滞，血不荣肤所致。故治疗上采用补益肝肾、活血祛瘀、养血祛风的治疗原则，白蚀丸主要成分何首乌、灵芝、丹参、红花、补骨脂、蒺藜、甘草，其主要功效为补益肝肾、活血祛瘀、养血祛风、增强机体免疫功能。其中补骨脂能够增强皮肤黏膜吸收紫外线能力，促进黑素沉着。方中何首乌、补骨脂补肝肾，养精血；灵芝养心安神，补气养血，增强免疫功能；丹参活血，祛瘀生新；蒺藜、红花祛风散结，平肝解郁。

复方芦氟沙星孜然酊主要成分驱虫鸠菊、补骨酯、蛇床子、何首乌、当归、白鲜皮等能激活黑素细胞内的酪氨酸酶，使黑素生成量显著增加，并能提高皮肤对紫外线的敏感性，抑制表皮中的硫氢基，增强酪氨酸酶的活性，刺激黑素细胞恢复基本功能。乌体林斯作为一种多功能免疫调节剂，其主要成分是灭活的草分枝杆菌，它对人类是一种非病原性细菌，进入人体后能较持久、温和地刺激细胞免疫机制发挥治疗作用。

采用口服中药白蚀丸、肌内注射乌体林斯注射液和外用复方芦氟沙星孜然酊、丁酸氢化可的松软膏联合治疗白癜风，痊愈率和有效率高，不良反应少，是目前临床治疗白癜风的一种较好的方法。

2. 白癜净　白蚀丸的主要成分是补骨脂、制何首乌、灵芝、丹参、红花、牡丹皮、降香、紫草、黄药子、甘草等药。补骨脂作用于表皮中刺激受损细胞附近尚未完全破坏或正常的黑素细胞，使酪氨酸酶催化黑素合成，促进黑素细胞分裂及移动使皮色恢复正常。诸药联用主要起补益肝肾、活血祛瘀、养血祛风之功效；白癜净主要成分为盐酸氮芥，其通过对皮肤的刺激而使白斑变黑。白蚀丸加白癜净治疗白癜风起效快，有效率高。

（五）复方芦氟沙星孜然酊

【药物组成】驱虫斑鸠菊、补骨脂、何首乌、当归、防风、蛇床子、白鲜皮、乌梅、白芥子、丁香。

【功能主治】具有温肤散寒、祛风燥湿、活血化瘀及清除异常黏液质之功效，改善病灶部位皮肤的微循环，直接补充微量元素，增强皮肤的光敏作用，激活酪氨酸酶活性，促进皮肤中黑色素的合成。用于治疗白癜风。

【用法用量】外用适量，涂搽患处。将患处揉搓后涂抹，1日3～4次，涂药后继续轻轻揉搓至白斑发红为止。涂药30分钟后应日光或长波紫外线（黑光）照射，1日1～2次，照射时间开始为1～5分钟，以后每次增加1至数分钟，每次照射时间以白斑发红为度。3个月为1个疗程。

【不良反应】临床未发现有系统性全身性不良反应，偶有局部皮肤发红、发痒、肿胀等反应。停药或减少用药后可迅速消退。

【联用西药注意事项】

1. 丙酸氟替卡松乳膏　丙酸氟替卡松乳膏属于"软性激素"，为一种新型强效的类固醇皮质激素，皮肤萎缩、毛细血管扩张等副作用少，对HPA轴无明显抑制作用。对需要长期治疗的白癜风来说，丙酸氟替卡松乳膏比其他外用激素的安全性更高。丙酸氟替卡松乳膏治疗白癜风的作用机制可能是直接作用于黑素细胞本身，刺激黑素合成，诱导皮肤恢复正常肤色。

复方芦氟沙星孜然酊的主要成分为驱虫斑鸠菊和补骨脂，该药有祛风燥湿、舒经活络、活血化瘀等作用，能改善局部微循环障碍，提高皮肤的光敏作用，局部补充微量元素，增强酪氨酸酶活性，促进皮肤黑素的合成。

丙酸氟替卡松乳膏联合复方芦氟沙星孜然酊外用治疗，不仅可以促进毛囊及皮损边缘区黑素细胞成熟和扩散，同时能增强抑制引起破坏的局部免疫反应，促进黑素细胞的恢复。

中西药联合使用起到互补协同的作用，使有效率达到83.33%．而且还可以减轻复方芦氟沙星孜然酊的光敏反应和皮肤刺激症状。丙酸氟替卡松乳膏联合复方芦氟沙星孜然酊外用，疗效确切，且临床使用安全，副作用少，患者耐受性好。

2. 卤米松乳膏　复方芦氟沙星孜然酊以驱虫斑鸠菊为主药，同时配合当归、何首乌、补骨脂、防风、蛇床子、丁香等中药。该药具有活血通络、祛风燥湿、温经散寒等功效，可改善局部的血液循环，增强酪氨酸酶的活性，增强皮肤色素的合成。

卤米松乳膏是一种强效糖皮质激素类外用制剂，具有良好的抗炎、抗过敏、抗渗出及抗增生等作用，可有效促进白斑周围黑色素细胞的成熟与扩散，抑制免疫反应对黑素细胞的破坏，并最终诱导肤色的恢复。此外，卤米松乳膏可减轻复方芦氟沙星孜然酊因照射所致光敏性反应，减轻患者的不良反应。

复方芦氟沙星孜然酊联合卤米松乳膏治疗白癜风的疗效优于单用复方芦氟沙星孜然酊。考虑其可能原因：一方面复方芦氟沙星孜然酊抑制黑素细胞的破坏，促进黑素合成；另一方面卤米松抑制免疫反应，调节机体免疫功能，二者相辅相成，具有协同作用，且不良反应较轻，联合用药具有较好的安全性。总之，复方芦氟沙星孜然酊联合卤米松乳膏治疗白癜风安全、有效，且治疗方便。

3. 甲氧沙林片　复方芦氟沙星孜然酊具有滋补肝肾、益精养血、化瘀消肿之效，临床试验证明，该药能有效激活酪氨酸酶活性，从而促进白癜风白斑黑色素合成，达到治疗目的，补充机体缺乏的微量元素，改善皮肤血液循环，提高皮肤光敏性。

甲氧沙林是一种传统的治疗白癜风的药物，研究表明甲氧沙林能有效增强皮肤黑色素色体的表达，调节机体免疫能力，促进酪氨酸酶的激活，从而刺激黑色素生成。

复方芦氟沙星孜然酊联合甲氧沙林外用治疗白癜风的临床疗效肯定，且无严重的不良反应，值得临床推广使用。

4. 他克莫司　复方芦氟沙星孜然酊能刺激毛囊黑色素内的酪氨酸酶，使黑色素生成量显著增加，并能提高皮肤对紫外线的敏感性，抑制表皮中的硫氢基，增强酪氨酸酶的活性，刺激黑色素细胞恢复其功能。

他克莫司外用制剂作为一种新型的局部免疫调节剂，可抑制钙调神经磷酸酶的活性，进而抑制T细胞激活和各种细胞因子的产生，有文献报道他克莫司软膏可用于治疗白癜风。研究显示他克莫司可以通过影响角质形成细胞而促进黑素细胞和黑素母细胞生成，并且创造有利于黑素细胞迁移的环境。这可能是他克莫司在白癜风治疗中促进白斑复色的机制之一，他克莫司软膏可以促进白癜风皮损处复色，该药可作为治疗白癜风的又一选择。

复方芦氟沙星孜然酊联合他克莫司软膏外用治疗白癜风，是通过促进黑色素细胞生成和改善局部皮损的免疫调节的双重作用，未见明显副作用，此方法简便，易于掌握，不失为治疗白癜风较有效的方法之一。

5. 糠酸莫米松乳膏　复方芦氟沙星孜然酊为中药复方制剂，主要成分为驱虫斑鸠菊，该药具有祛风燥湿、通经活络、活血化瘀的功效，改善微循环，增强酪氨酸酶活性，促进皮肤黑素合成，增加皮肤着色。方中补骨脂、防风、白鲜皮、蛇床子、乌梅等为光敏性药物，可增强皮损处皮肤黑素刺激素受体表达，调节自身免疫性因素导致的黑素自毁，增强调节酪氨酸酶和酪氨酸酶相关蛋白（TRP1）的P53基因的表达或激活蛋白酶C（PKC），而间接刺激黑素生成；配合日晒提高酪氨酸酶活性，刺激毛囊外根鞘内无功能的黑素，细胞发生分裂增殖，沿其毛囊表面向上移动，进入表皮，进入表皮的黑素细胞以毛囊口为核心，继续向周围扩散，形成临床所见到的毛囊性色素小岛。

外用糠酸莫米松乳膏治疗可恢复细胞的正常免疫功能，阻断免疫反应对黑素细胞的不利影响，另外糖皮质激素还可直接作用于黑素细胞，促进黑素合成而诱导皮肤恢复正常肤色。

复方芦氟沙星孜然酊联合0.1%糠酸莫米松乳膏外用治疗白癜风既可发挥各自的主导作用，又避免了单一药物可能引起的接触性皮炎，值得临床推广使用。

6. 甘露聚糖肽。甘露聚糖肽是我国首创的从正常人咽喉部分离的甲型溶血性链球菌33株的深层培养液中经乙醇提取得到的。具有提升外周白细胞，增强网状内皮系统吞噬功能，活化巨噬细胞及淋巴细胞，升高CD_4^+、CD_4^+/CD_8^+，降低 CD_8^+，诱导胸腺淋巴细胞产生活性物质，改善和增强机体免疫功能和应激能力。

复方芦氟沙星孜然酊主要成分为驱虫斑鸠菊，与治疗白癜风的光敏感药补骨脂等中药科学配方，以现代工艺加工精制而成。该药具有温肤散寒、祛风燥湿、舒经活络及活血化瘀等功效，它能激活酪氨酸酶活性，改善局部微循环障碍，提高皮肤光敏作用，局部直接补充微量元素，使气滞血瘀、经络阻滞及肌肤失常状态恢复正常。

复方芦氟沙星孜然酊联合甘露聚糖肽治疗白癜风，疗效好，无明显不良反应，具有良好的依从性和安全性，该治疗方法疗效满意。

第十一节　脱发

脱发是指头发脱落的现象。正常脱落的头发都是处于退行期及休止期的毛发，由于进入退行期与新进入生长期的毛发不断处于动态平衡，故能维持正常数量的头发，以上就是正常的生理性脱发。病理性脱发是指头发异常或过度的脱落，其原因很多，临床常见的脱发有斑秃和脂溢性脱发。

斑秃又称圆形脱发，为一种突然发生的局限性斑状秃发，脱发区皮肤基本正常，可能与精神因素、遗传、自身免疫或内分泌功能障碍有关，部分患者有家族史，青壮年多见，主要见于头发，亦可见于眉毛、胡须等处，常突然发生大小、数目不等的圆形或椭圆形斑状秃发，轻者仅一片或数片脱发区，重者头发全部脱落，也有头发和身体其他部位毛发全部脱落者。脱发斑边缘毛发松动易拔出，脱发处皮肤光滑无炎症。本病中医称为"油风""鬼剃头""鬼舔头"，治则以补益肝肾、养血益气为主。血热生风者，多突然脱发，进展很快常大片脱落，部分伴有头部烘热和轻度瘙痒，心烦易怒，急躁不安，治宜凉血息风，佐以养阴护发。血瘀毛窍者，脱发前先有头痛或偏头痛等自觉症状，继而发现斑块状脱落，继而出现全秃，多数伴有夜多噩梦，烦躁难以入睡，啮齿等全身症状，治宜通窍活血。气血两虚者，多身体虚弱，脱发呈渐进性加重，头皮松软光亮，伴有唇白，心悸，气短语微，头昏等，治宜气血并补。肝肾不足者，平素头发焦黄或花白，脱发为均匀而大片脱落，严重时还会相继出现阴毛、腋毛、眉毛乃至毳毛的脱落，伴有面色㿠白，肢冷畏寒，头昏耳鸣等，治宜滋肝补肾。

脂溢性脱发又称雄激素性脱发、男性型脱发，为进行性头发减少，病因不明，可能与遗传、雄激素代谢障碍、皮脂分泌旺盛有关，多见于青壮年男性，秃发区从头顶部或额部两侧开始，重者额部和头顶部头发可完全脱光，常伴皮脂溢出，脱发区头发稀疏，新发纤细，头皮光滑无炎症，病程缓慢发展，部分患者有家族史，女性患者症状较轻，多在顶部脱落。本病中医称为"发蛀脱发"，可分为肝肾不足、气血亏虚，治宜补益肝肾、养血益气。

一、常用西药

（一）斑秃

尽可能去除可疑的致病或诱发因素，采用米诺地尔溶液或强效类固醇皮质激素外用，对小片损害可采用皮内注射泼尼松龙混悬液和等量利多卡因注射液，另可酌情选用胱氨酸、谷维素、维生素B_6、地西泮、环孢素等药物。

（二）脂溢性脱发

可内服小剂量非那雄胺，外用米诺地尔溶液，酌情选用毛发移植。

二、常用中成药

（一）生发酊

【药物组成】补骨脂、闹羊花、生姜。

【功能主治】温经通脉。用于因经络阻隔、气血不畅所致的油风，症见突然脱发，呈圆形或椭圆形，逐渐加重，成片脱落甚至毛发全部脱落，头皮光亮、无痛痒，常伴有头晕，目眩，耳鸣，疲倦，畏寒；斑秃见上述证候者。

【用法用量】外用，涂搽患处，1日1～2次。

【不良反应】不详。

【联用西药注意事项】

苯巴比妥、苯妥英钠、降血糖药、胰岛素、吩噻嗪类（氯丙嗪等）、呋喃类抗菌药（呋喃妥因、呋喃唑酮、呋喃西林等）、水合氯醛。因本品为酊剂，含有乙醇，乙醇能增强肝药酶的活性，可使上述西药在体内的代谢增强，半衰期缩短，疗效显著降低。乙醇与氯丙嗪等吩噻嗪类药物联用时，可引起恶心、呕吐、头痛、颜面潮红等症状；乙醇与呋喃类抗菌药联用时，能加重后者对中枢神经的毒性；乙醇与水合氯醛联用时，因乙醇与水合氯醛能生成具有毒性的醇合氯醛，使毒性加剧，严重者可导致死亡。

（二）斑秃丸

【药物组成】熟地黄、何首乌（制）、当归、丹参、地黄、白芍（炒）、五味子、木瓜、羌活。

【功能主治】补益肝肾，养血生发。用于肝肾不足、血虚风盛所致的油风，症见毛发成片脱落或全部脱落，多伴有头晕失眠、目眩耳鸣、腰膝酸软；斑秃见上述证候者。

【用法用量】口服，水蜜丸1次5克，大蜜丸1次1丸，1日3次。

【不良反应】文献报道有患者服用斑秃丸后引发急性肝功能异常。

【联用西药注意事项】

1. 胱氨酸 斑秃丸中熟地黄补血滋阴、生精益髓、补益肝肾、培元固本；何首乌补肾精、益肝血而乌须发，兼有收敛精气之效；当归补血、活血、祛风；地黄、白芍滋阴养肝；五味子、木瓜祛风胜湿；羌活散风、通络、引药上行达巅顶。以上诸药联用共奏补益肝肾、养血生发之功。胱氨酸为氨基酸类药物，能促进细胞氧化还原功能，参与毛发生长代谢，促使肝脏功能旺盛，并能中和毒素、促进白细胞增长等。斑秃丸联合胱氨酸片治疗斑秃，有效率明显提高，且不增强药物的不良反应。

2. 阿司匹林 干地黄煎液、鲜地黄汁、鲜地黄煎液均在一定程度上拮抗阿司匹林诱导的小鼠凝血时间延长。

3. 酸性较强的西药，如维生素C、烟酸、谷氨酸等。含苷类有效成分的中药及其制剂，如含有芍药苷的白芍，当与酸性较强的西药如维生素C、烟酸、谷氨酸等联用时，后者能分解前者有效成分苷，影响吸收，降低疗效。

4. 胰岛素、格列本脲、退热清、感冒清等。本品为蜜丸，不可与降糖药胰岛素、格列本脲等联用。同时蜂蜜能减少机体对药品中退热成分的吸收，故不与退热清、感冒清等含退热成分的药物联用。

（三）养血生发胶囊

【药物组成】熟地黄、当归、羌活、木瓜、川芎、白芍、菟丝子、天麻、何首乌（制）。

【功能主治】养血祛风，益肾填精。用于血虚风盛、肾精不足所致的脱发，症见毛发松动或呈稀疏状脱落、毛发干燥或油腻、头皮瘙痒；斑秃、全秃、脂溢性脱发与病后、产后脱发见上述证候者。

【用法用量】口服，1次4粒，1日2次。

【不良反应】

1. 消化系统 恶心、呕吐、厌食、食欲不振、口干、口苦、腹痛、腹泻、腹胀、胃痛、胃胀、胃不适、反酸、胃灼热感、便秘、尿黄、目黄、皮肤黄染等表现，转氨酶升高等肝生化指标异常。

2. 皮肤及其附件 皮疹、瘙痒、面红。

3. 全身性　乏力、发热。

4. 心血管系统　胸闷、血压升高、潮红、心悸。

5. 神经系统　头晕、头痛、失眠。

【联用西药注意事项】

酸性较强的西药，如维生素C、烟酸、谷氨酸等。含苷类有效成分的中药及其制剂，如含有芍药苷的白芍，当与酸性较强的西药如维生素C、烟酸、谷氨酸等联用时，后者能分解前者有效成分苷，影响吸收，降低疗效。

（四）天麻首乌片

【药物组成】天麻、何首乌、丹参、当归、桑叶、女贞子、黄精、白芷、熟地黄、川芎、蒺藜（炒）、墨旱莲、白芍、甘草。

【功能主治】滋阴补肾，养血息风。用于肝肾阴虚所致的头晕目眩、头痛耳鸣、口苦咽干，腰膝酸软、脱发、白发；脑动脉硬化、早期高血压、血管神经性头痛、脂溢性脱发见上述证候者。

【用法用量】口服，1次6片，1日3次。

【不良反应】不详。

【联用西药注意事项】

1. 镇静催眠药　天麻及其制剂中的天麻素及其苷元能通过阻断中脑网状结构上行激活系统的觉醒反应而具有一定的镇静催眠作用。当与镇静催眠药联用时，会增强镇静催眠药对中枢的抑制作用，出现中枢抑制过度表现的头昏、嗜睡等不良反应，因此，天麻与镇静药联用时，用量不宜过大。

2. 中枢兴奋药，如尼可刹米、戊四氮、山梗菜碱等。天麻及其制剂与中枢兴奋药尼可刹米、戊四氮、山梗菜碱联用时，天麻素、天麻苷元具有镇静催眠作用，能抑制中枢神经，从而拮抗中枢兴奋药对中枢的兴奋作用，因此，二者应避免联用。

3. 麻醉药　天麻具有镇痛作用，当天麻及其制剂与麻醉药联用时，可使麻醉药对中枢的抑制作用增强，引起心脏毒性、窒息，甚至死亡，因此天麻及其制剂与麻醉药联用时，用量不宜过大。

4. 抗心律失常药　天麻能对抗垂体后叶素引起的心肌缺血和心律不齐，具有抗心律失常作用，当天麻及其制剂与抗心律失常药联用时，会增强抗心律失常药的作用，同时还可增强抗心律失常药的毒副作用，引起心律失常，因此二者联用时用量不宜过大。

5. 降血压药　天麻及其制剂与降压药联用时，由于天麻素及苷元有降压作用，能降低外周阻力，会使降压药的降压作用累加，极易出现低血压反应，因此二者联用时用量不宜过大。

6. 免疫抑制剂　天麻及其制剂与免疫抑制剂联用时，因天麻中天麻多糖可增强机体非特异性免疫及特异性免疫功能，会削弱或降低免疫抑制剂的疗效，因此两类药应避免联用。

7. **肾上腺皮质激素药**　何首乌及其制剂与肾上腺皮质激素药联用时，因肾上腺皮质激素类药具有免疫抑制作用，而何首乌有对抗激素类药的免疫抑制作用及所致的白细胞下降作用，因此，何首乌及其制剂不宜与肾上腺皮质激素药联用。

8. **肾上腺素受体激动药**，如肾上腺素、去甲肾上腺素、异丙肾上腺素。何首乌及其制剂与肾上腺受体激动药联用时，由于肾上腺素、去甲肾上腺素、异丙肾上腺素等肾上腺素受体激动药，与肾上腺素受体结合后可激动受体，产生肾上腺素样作用，能够加强心肌收缩性，加速传导，加快心率，提高心肌的兴奋性，增加心输出量。而何首乌具有减慢心率、增加冠脉血流量的药理作用，二者作用拮抗，因此，何首乌及其制剂不宜与肾上腺素受体激动药联用。

9. **降糖药**，如苯乙双胍、格列本脲、胰岛素。何首乌及其制剂能使糖异生，减少人体组织对葡萄糖的利用，降低葡萄糖分解，使血糖升高，当与降糖药苯乙双胍、格列本脲、胰岛素等联用时，会产生药理拮抗作用，从而使药效降低。因此，何首乌及其制剂不宜与降糖药联用。

10. **碱性药物**　女贞子含齐墩果酸、熊果酸、棕榈酸、硬脂酸等有机酸，属酸性药物，与碱性西药联用，会引起中和反应，使药效降低。

11. **氢氧化铝制剂、钙制剂、亚铁制剂**。含有槲皮素的桑叶及其制剂与氢氧化铝制剂、钙制剂、亚铁制剂等含各种金属离子的西药联用会形成螯合物而影响人体对药物的吸收，降低疗效。因此，桑叶及其制剂不宜与氢氧化铝、碳酸钙、硫酸亚铁等西药联用。

12. **酸性药物**，如维生素C、烟酸片、谷氨酸片等。白芍及其制剂与维生素C、烟酸片、谷氨酸片等酸性药物联用时，因白芍中的芍药苷在酸性过强的条件下，有可能使苷分解成苷元和糖，影响疗效。因此，二者应避免联用。

第十二节　压疮

褥疮系患者身体长期受压部位，因血液循环不好、营养缺乏而引起的组织坏死。本病相当于中医"席疮"，治宜益气通络，养血润肤。

一、常用西药

可选用碘附、莫匹罗星、红霉素软膏等药物。

二、常用中成药

创灼膏

【药物组成】石膏（煅）、炉甘石（煅）、甘石膏粉、苍术、木瓜、防己、延胡索（醋制）、黄柏、郁金、虎杖、地榆、冰片、白及。

【功能主治】排脓，拔毒，去腐，生皮，长肉。用于烧伤，烫伤，挫裂创，老烂脚，压疮，手术后创口感染，冻疮溃烂，慢性湿疹及常见疮疖。

【用法用量】外用，涂敷患处，如分泌物较多，每日换药1次，如分泌物较少，2～3日换药1次。

【不良反应】不详。

【联用西药注意事项】不详。

第十三节　冻疮

冻疮是由寒冷引起的局限性皮肤炎症损害。常见于冬季，病程缓慢，气候转暖后自愈，易复发。本病相当于中医中的"冻疮""冻烂肿疮"，治宜温经散寒、活血通络。

一、常用西药

可选用莨菪碱、阿托品、维生素E等药物。

二、常用中成药

风痛灵

【药物组成】乳香、没药、血竭、樟脑、冰片、丁香罗勒油、麝香草脑、薄荷脑、氯仿、香精、水杨酸甲酯。

【功能主治】活血散瘀，消肿止痛。用于扭挫伤痛，风湿痹痛，冻疮红肿。

【用法用量】外用，适量涂擦于患处，每日数次。或均匀喷涂于所备敷贴的吸附层上，再贴于患处。必要时用湿毛巾热敷后，随即涂擦，以增强疗效，但以患者皮肤能耐受为度。

【不良反应】有报道称本品可致过敏反应，过敏体质者及3岁以下儿童慎用。

【联用西药注意事项】

有肝肾毒性西药。丁香有肾毒性，与具有肝肾毒性西药联用会加重肾脏的毒副作用。

第五章 清洁、保护、营养类药

第一节 清洁剂

一、生理盐水

【别名】生理氯化钠溶液，等渗氯化钠溶液。

【药理作用】本品含氯化钠0.85 % ~ 0.95%，与人体血浆的渗透压相等，能够避免细胞破裂或皱缩。

【适应证】用于急性过敏性、炎症性皮肤损害，清除皮肤损害上的异物，如污物、渗出物、鳞屑、痂皮及残留药物等。

【用法用量】冲洗或湿敷。

【不良反应】无殊。

【注意事项】无殊。

【制剂规格】100ml、250ml、500ml。

二、植物油

【别名】菜油，橄榄油，芝麻油，花生油，蓖麻油，棉子油，豆油。

【药理作用】既作清洁剂又作保护剂、润滑剂、赋形剂等，作用缓和，无刺激性。

【适应证】用于脱痂、去屑及去除油溶性药物的作用。

【用法用量】涂搽患处，数小时后轻拭。

【不良反应】无殊。

【注意事项】无殊。

【制剂规格】无固定规格。

三、软皂

【别名】钾肥皂，软肥皂，绿肥皂。

【药理作用】本品有溶解脂肪、膨胀角质、促进药物吸收及缓和的杀菌j止痒等作用；可配成洗剂、搽剂、软膏、糊剂及肥皂等用作清洁去污剂，亦可作为助悬剂和乳化剂。本品中保留有甘油，故使用后不引起皮肤干燥、脱屑和皲裂。

【适应证】用于慢性鳞屑性皮肤病（如银屑病），可去除痂皮和鳞屑，利于药物穿透。

【用法用量】涂搽患处，2~3次／日。

【不良反应】浓度过高、使用次数过多可致接触性皮炎、湿疹复发或脱屑、皲裂和疼痛。

【注意事项】皮肤破溃处禁用；本品水溶液遇酸即分解j遇硬水、碱土金属、重金属即析出沉淀；与阳离子表面活性剂配伍禁忌。

【制剂规格】无固定规格

第二节　保护剂

一、氧化锌

【别名】锌白，亚铅华，锌氧粉。

【药理作用】本品有轻度收敛、防腐及干燥作用，能吸附皮肤与创伤的渗出液，常作为粉剂、洗剂、油膏、糊剂等的基药。

【适应证】可用于急性、亚急性、慢性皮炎和湿疹。

【用法用量】涂搽患处，2次／日。

【不良反应】偶有皮肤灼烧感、瘙痒、红肿等。

【注意事项】禁止入眼。

【制剂规格】软膏剂：1.5g／10g；油剂：40g／100g。

二、炉甘石

【别名】异极石。

【药理作用】本品为碳酸锌矿石，常配成洗剂外用，可抑制局部葡萄球菌生长、吸收创面分泌液，兼有轻度防腐、止痒作用。

【适应证】用于急性皮炎、湿疹、荨麻疹等急性瘙痒性皮肤病。

【用法用量】摇匀，涂搽患处，2~3次／日。

【不良反应】l偶有皮肤刺激、干燥等反应i

【注意事项】显著渗出的皮肤损害处不宜使用。

【制剂规格】洗剂：15g／100ml。

三、滑石粉

【别名】含水硅酸镁。

【药理作用】用作赋形剂、保护剂，可使皮肤润滑、干燥，是粉剂、洗剂、糊剂等的基药。常与氧化锌、淀粉等合用。

【适应证】用于急性皮炎、湿疹、荨麻疹等皮肤病。

【用法用量】涂搽患处，2～3次／日。

【不良反应】偶有皮肤刺激、干燥等反应。

【注意事项】创面不宜使用；与季铵化合物配伍禁忌；持久吸入本品粉尘可致尘肺。

【制剂规格】无固定规格。

四、淀粉

【别名】米淀粉、麦淀粉等。

【药理作用】用作赋形剂、保护剂，5%～10%本品可与水、甘油混合配成甘油软膏，也可作为软膏、糊剂等的基质。

【适应证】用于皮炎、湿疹、荨麻疹等皮肤病。

【用法用量】涂搽患处，2～3次／日。

【不良反应】无殊。

【注意事项】本品制剂易霉败，宜用时新鲜配制，或加防腐剂；糊化的淀粉易干缩，可加适量甘油。

【制剂规格】无固定规格。

第三节　营养剂

一、鱼肝油

【药理作用】本品属维生素类药，为无毒海鱼肝脏中提取的脂肪油，经脱去部分固体脂肪后，用精炼食用植物油、浓度较高的鱼油或维生素A与维生素D3调节浓度，再加适量稳定剂制成，可配制成软膏。具有营养局部上皮、促进其生长、加速伤口愈合的作用。

【适应证】用于治疗皮肤溃疡、手足皲裂等。

【用法用量】直接涂搽，或制成鱼肝油纱布贴敷患处，2～3次／日。

【不良反应】无殊。

【注意事项】无殊。

【制剂规格】软膏剂：10%。

二、尿囊素

【别名】脲咪唑二酮，脲基海因，脲基醋酸内酰胺，结瘢剂。

【药理作用】能促进细胞增生，修复上皮组织，使溃疡面愈合，对皮肤有安抚麻醉作用；0.1%～1.5%浓度具有角质松解作用。

【适应证】用于治疗手足皲裂、冻疮、久治不愈的溃疡等：

【用法用量】局部涂搽，2～3次／日，2周为1个疗程。

【不良反应】无殊。

【注意事项】无殊。

【制剂规格】复方尿囊素脂：含本品1%。

三、愈创蓝油烃

【别名】蓝油烃，二甲异丙奥，愈创，愈创奥。

【药理作用】本品萃取自芳樟、桉叶等植物油，为肉芽组织再生剂，并具有消炎作用，可促进创面愈合，无刺激性。

【适应证】用于灼烫伤、手足皲裂、冻疮及各种皮炎湿疹等。

【用法用量】外用，2～3次／日。

【不良反应】无殊。

【注意事项】避光；密闭，凉处保存。

【制剂规格】软膏剂：0.3%（另含水杨酸苯酯1%）。

第六章 消毒防腐剂及收敛、止汗剂

第一节 氧化剂类消毒防腐剂

一、高锰酸钾

【别名】过锰酸钾，灰锰氧，锰强灰。

【药理作用】本品为强氧化剂，可杀灭细菌繁殖体、病毒，并破坏肉毒杆菌毒素。高浓度时对组织有刺激和腐蚀作用，低浓度时有收敛作用。

【适应证】用于急性皮炎或急性湿疹，特别是伴继发感染或坏死、小面积溃疡者。

【用法用量】临用前配制成0.01%～0.1%溶液（取本品0.1g加水100～1 000ml），可直接冲洗患处，也可用消毒棉签蘸取后清洗或用纱布润湿后敷于患处；渗出较多时，可直接将患处浸入溶液中洗浴。

【不良反应】高浓度反复多次使用可引起腐蚀性灼伤，并易使皮肤着色。

【注意事项】对本品过敏者禁用，过敏体质者慎用；本品为强氧化剂，水溶液久置后渐还原而失效，故应临用前以温水配制并立即使用；配制时禁用手直接接触本品；用药部位如有灼烧感、红肿等，应停止用药并洗净。

【制剂规格】原粉；片剂：0.1g、0.2g、0.3g。

二、过氧化氢

【别名】双氧水。

【药理作用】本品为强氧化剂，可作为消毒剂、脱色剂及除臭剂，能形成氧化能力很强的自由羟基，从而抑制或杀灭各种微生物。

【适应证】用于化脓性外耳道炎和中耳炎、口腔炎、牙龈炎、扁桃体炎及清洁伤口，低浓度本品亦可治疗黄褐斑。

【用法用量】1%～3%溶液涂搽治黄褐斑；3%溶液滴耳、清洁伤口、湿敷创面或漱口；3%～6%溶液用作消毒剂。

【不良反应】高浓度可对皮肤和黏膜产生刺激性灼伤；连续应用漱口可产生舌乳头可逆性肥厚。

【注意事项】本品不稳定，遇光、热易分解变质；与还原剂及其他氧化剂配伍禁忌。

【制剂规格】溶液剂：3g／100ml、30g／100ml等。

三、过氧乙酸

【别名】过氧醋酸。

【药理作用】本品为强氧化剂，具有广谱、高效、快速灭菌作用，可杀灭各类细菌、真菌、病毒、芽孢等微生物。

【适应证】可用于对皮肤、手，以及餐具、医护用品、病室，无菌实验室等进行消毒处理；亦可用于治疗足癣、甲癣。

【用法用量】0.1％～0.5％溶液可采用洗刷、浸泡、喷雾、熏蒸等方法，对器械、空气和皮肤进行消毒；0.5％溶液局部涂搽治疗足癣，1次／2～3日；1％溶液浸泡病甲治疗甲癣，20分钟／次，2～3次／日，连用2周。

【不良反应】高浓度溶液（>1％）对皮肤黏膜有强烈刺激作用，甚至引起灼伤；长时间接触低浓度溶液，可致皮肤粗糙：干裂、脱皮。

【注意事项】本品稀溶液易分解，宜随配随用；本品腐蚀作用强，尤其金属制品、水泥或大理石地面墙面，长期可导致腐蚀损坏。

【制剂规格】溶液剂：20％、30％、40％等（溶剂为醋酸）。

四、过氧苯甲酰

【别名】过氧苯酰，过氧化苯甲酰，过氧化二苯甲酰。

【药理作用】本品涂于皮肤表面可缓慢释放出氧，具有角质松解、角质剥脱和杀菌作用。

【适应证】主要用于痤疮，可与维A酸、四环素或红霉素联用。

【用法用量】局部涂搽，每日数次，可连用数月。

【不良反应】可有皮肤干燥i刺痛、发红等。

【注意事项】本品为强氧化剂，易燃易爆，应避热遮光密封保存。

【制剂规格】乳膏剂、明胶剂：5％～10％；洗剂：2.5％～5％。

第二节　醇类、酸类、酚类、醛类消毒防腐剂

一、乙　醇

【别名】酒精，醇。

【药理作用】为最常用的皮肤消毒剂，作用迅速，能使细菌蛋白脱水、凝固变性。能杀灭细菌增殖体，但不能杀灭芽孢，亦不能杀死肝炎病毒，故本品只能用于一般消毒，达不到灭菌标准70%浓度的本品穿透力及杀菌作用最强。本品亦为优质溶剂，可溶解多种药物以配成酊剂。

【适应证】主要用于皮肤及器械消毒。

【用法用量】40%～50%溶液用于防止压疮，20%～30%溶液擦身，用于高热患者的降温，70%～75%溶液用于皮肤消毒。

【不良反应】对皮肤有轻度刺激性，高浓度可使皮肤脱水。

【注意事项】本品易燃；能使多种无机盐、有机盐、明胶、纤维素衍生物等的水溶液发生沉淀；浓乙醇与硝酸、硝酸银等可生成有爆炸性的盐类；可与水合氯醛生成有毒物质。

【制剂规格】溶液剂：各种浓度。

二、异丙醇

【别名】2-丙醇。

【药理作用】消毒防腐剂，亦有溶解、润湿、助溶等作用，杀菌作用比乙醇强2倍，但不能杀灭芽孢。

【适应证】主要用作术前皮肤消毒，以及擦拭皮肤防止压疮感染。

【用法用量】局部涂搽。

【不良反应】对皮肤有轻度刺激性。

【注意事项】本品不宜用于器械消毒；遇氧化剂即分解。

【制剂规格】溶液剂：30%～70%。

三、醋　酸

【别名】乙酸，醋酸。

【药理作用】本品水溶液有杀菌、止痒、角质松解等作用；对铜绿假单胞菌感染

效果尤佳；原液有腐蚀作用。

【适应证】用于皮肤及甲真菌感染、细菌感染性皮肤病、多汗症、鸡眼和胼胝等。

【用法用量】0.5%～2%溶液用于烧伤、烫伤及其他铜绿假单胞菌感染创面的清洗；1%溶液用于止痒；7%溶液用于手足多汗症治疗；10%～15%溶液外搽治疗手、足、体癣；30%溶液有角质松解作用，外搽治疗甲癣；原液用于腐蚀胼胝和鸡眼等。

【不良反应】有发红、干燥等局部刺激症状。

【注意事项】本品与碱类、水杨酸盐类、苯甲酸盐类或碳酸盐 类药物配伍禁忌。

【制剂规格】溶液剂：各种浓度。

四、硼 酸

【别名】正硼酸，焦硼酸，殷泰。

【药理作用】本品对真菌和细菌有较弱的抑制作用。

【适应证】用于轻度小面积急性湿疹、急性皮炎、脓疱疮、 压疮。

【用法用量】2%～4%溶液用于冲洗和湿敷；10%软膏用于外伤、烧烫伤、湿疹和皲裂，1～2次／日。

【不良反应】硼酸吸收中毒后可发生恶心、呕吐、腹泻，重者可致循环衰竭、休克，甚至死亡；外用偶见烧灼感、红肿等局部刺激症状。

【注意事项】婴儿禁用；不宜大面积使用，避免接触眼睛及口、鼻等黏膜。

【制剂规格】洗剂1.3%；软膏剂：5%、10%。

五、硼 砂

【别名】硼酸钠，焦硼酸钠，四硼酸钠，月石。

【药理作用】本品有消毒、防腐、脱脂、轻度剥脱和微弱抑菌作用。10%～30%硼酸甘油用于鹅口疮；与碳酸氢钠制成洗头剂用于皮脂溢出。

【不良反应】与硼酸相似

【注意事项】不宜大面积使用，以防吸收中毒；忌与矿酸及树胶脂配伍。

【制剂规格】软膏剂、糊剂：10%；硼砂甘油钾溶液：每1ml含硼砂20mg、甘油0.17ml、碳酸钾22mg。

六、苯 酚

【别名】酚，石炭酸。

【药理作用】防腐剂、腐蚀剂、止痒剂，可使菌体蛋白变性而有杀菌作用，其抗菌力超过乙醇，可杀死一般细菌及真菌，对芽孢、病毒无效。

【适应证】用于足癣、汗疱疹、角化过度性皮肤病及瘙痒性皮肤病等。

【用法用量】1%~2%水溶液、洗剂、酊剂或软膏用于皮肤止痒；5%~10%酊剂用于小片斑秃；与等量樟脑研磨液化，可治疗足癣：汗疱等；20%以上溶液至纯液态酚有腐蚀作用。

【不良反应】本品毒性大，具有很强的刺激性和腐蚀性。

【注意事项】本品勿用于黏膜消毒；本品与樟脑、薄荷脑、冰片、甘油等共研，即可软化或液化，并可减轻本品的刺激性。

【制剂规格】溶液剂、洗剂：1%~2%；软膏剂：2%；酊剂：5%~10%；甘油剂：1%~5%。

七、甲酚皂

【别名】煤酚皂，来苏儿。

【药理作用】本品为甲酚异构体的混合物，对多种革兰阳性和阴性菌、真菌等有杀灭作用。

【适应证】主要用于环境、用具、排泄物消毒。

【用法用量】环境、用具消毒，喷洒或擦抹污染物体表面：1%~5%溶液，作用时间为30~60分钟，若存在结核杆菌则需5%溶液，作用1~2小时；消毒敷料、器械及处理排泄物用5%~10%水溶液。

【不良反应】有刺激性气味；皮肤可有红斑、皮炎等。

【注意事项】禁用于食具、人体消毒；鉴于对人体有毒性及环境污染，本品使用渐少。

【制剂规格】溶液剂：250g/500ml。

八、六氯酚

【别名】双三氯酚。

【药理作用】杀菌作用强于苯酚，对革兰阳性菌效力强对革兰阴性菌真菌作用较弱。

【适应证】用于术前消毒和治疗化脓性皮肤病j痤疮：毛囊炎等。

【用法用量】可加于液体或固体肥皂、洗剂、软膏、乳膏或粉剂中使用。

【不良反应】一般对皮肤无刺激性，但反复使用可引起皮肤对光敏感。

【注意事项】婴儿慎用；不宜用于破损皮肤；本品与碱土金属、乙酰苯胺、奎宁、哌嗪等配伍禁忌。

【制剂规格】软膏剂、乳膏剂、含药肥皂、含药液体皂：0.25%~3%。

九、戊二醛

【别名】胶醛。

【药理作用】本品有强力广谱杀菌作用，对细菌繁殖体、真菌、病毒及细菌芽孢等均有效。pH值7.5~8.5时本品作用最强。

【适应证】可用于治疗甲癣、寻常疣及多汗症，亦用于器械、环境及饮用水消毒。

【用法用量】外涂：5%~10%溶液用于治疗寻常疣；10%溶液治疗多汗症及甲癣。环境及物品消毒：500~2 000倍水稀释，喷洒或擦拭。

【不良反应】对皮肤黏膜有刺激，可引起接触性皮炎。

【注意事项】本品配制和使用时应戴橡胶手套，避免接触皮肤和黏膜；避免入眼或吸入体内；医疗器械等灭菌后需用无菌水冲洗干净方可使用；本品水溶液性能不稳定，应按规定时间及时更换新配药液。

【制剂规格】溶液剂：2%、20%、25%等。

十、聚甲酚磺醛

【别名】爱宝疗。

【药理作用】本品对革兰阳性菌、革兰阴性菌及某些真菌：厌氧菌和滴虫有效。

【适应证】用于皮肤伤口与病变的局部治疗（如烧伤、肢体溃疡、压疮、慢性炎症），亦用于尖锐湿疣。

【用法用量】将浸有本品的纱布块压在出血、局部烧伤、压疮和肢体溃疡部位1~2分钟。

【不良反应】常见局部刺激症状、肛门下坠感。

【注意事项】妊娠期妇女、哺乳期妇女慎用。

【制剂规格】溶液剂：3.6g／10ml、9g／25ml。

第三节　卤素化物类消毒防腐剂

一、碘

【别名】碘片。

【药理作用】消毒防腐剂，氧化剂，可杀灭细菌、真菌、病毒、芽孢和阿米巴原虫，但组织穿透能力弱。杀菌力与浓度成正比。

【适应证】用作皮肤及手术部位消毒，以及皮肤真菌病、放线菌病、孢子丝菌病：头癣、甲癣、毛囊炎等的治疗。

【用法用量】用碘酊涂擦皮肤，待稍干后再用70％乙醇将碘擦去。1％碘酊用于黏膜消毒；2％～10％碘酊、碘软膏用于皮肤消毒及治疗皮肤真菌病、放线菌病、孢子丝菌病、头癣、甲癣、毛囊炎、小面积烧伤等。

【不良反应】涂于皮肤或黏膜可引起急性接触性皮炎，时间长久可引起"碘烧伤"，导致脱皮；对伤口或破损皮肤和黏膜有强烈刺激，可引起疼痛。

【注意事项】对碘过敏者禁用；新生儿慎用；禁止口服；对机体的腐蚀性、刺激性与浓度成正比；不宜用于破损皮肤、眼及口腔黏膜的消毒；禁与汞溴红同涂一处皮肤；用碘酊消毒皮肤后，常需用酒精脱碘。

【制剂规格】酊剂：10g／500ml、25g／500ml。

二、氯碘喹啉

【别名】氯碘喹，氯碘羟喹，慰欧仿，维沃仿。

【药理作用】本品有防腐、收敛、消毒、刺激肉芽组织新生及上皮修复等作用。

【适应证】常用于治疗化脓性皮肤病。

【用法用量】外涂，2次／日。

【不良反应】可产生过敏反应。

【注意事项】对碘过敏者、甲状腺肿大者及肝肾功能不全者禁用；与氧化剂配伍禁忌。

【制剂规格】粉剂、软膏剂、粞剂：5％～10％。

三、碘仿

【别名】三碘甲烷，三碘代甲烷，磺碘j海碘仿。

【药理作用】本品与组织分泌液接触后，缓慢释放出碘而发挥防腐作用；此外，还能阻止白细胞游出、抑制化脓、抑制创面分泌；并有一定的镇痛作用。

【适应证】用于溃疡面和创口。

【用法用量】软膏外涂，纱布外敷

【不良反应】大面积和长期应用，可吸收中毒；可引起过敏反应。

【注意事项】一般创口用量不得超过2g。

【制剂规格】软膏剂：10％；碘仿纱布：4％～6％。

四、碘伏

【别名】碘附，强力碘，达尔复消毒洗净剂。

【药理作用】为碘和聚醇醚复合而成的广谱消毒剂，对细菌增殖体、真菌、病毒、芽孢均有较强的杀灭作用；对皮肤刺激性小，毒性低，作用持久。

【适应证】可用于皮肤、黏膜细菌性感染的治疗与预防。

【用法用量】皮肤消毒；清洗感染的皮肤损害。

【不良反应】可产生过敏反应。

【注意事项】对碘过敏者禁用；本品稀释液稳定性差，宜临用时配制。

【制剂规格】水溶液剂：0.75%、0.5%。

五、聚维酮碘

【别名】聚乙烯酮碘，聚乙烯吡咯烷酮碘，皮维碘，艾利克，丽泽。

【药理作用】本品与皮肤黏膜接触后，逐渐释放出游离碘而起到杀菌作用，对细菌繁殖体、真菌，以及呼吸道与肠道病毒等均有杀灭作用。

【适应证】用于皮肤、黏膜的消毒，以及烫伤滴虫阴道炎、真菌性阴道炎、化脓性皮肤病、真菌性皮肤病等的治疗。

【用法用量】溶液或软膏局部涂搽，1～2次／日；栓剂用于阴道疾病。

【不良反应】局部有灼烧感、瘙痒、红肿、皮炎等。

【注意事项】对碘过敏者禁用；不宜用于破损皮肤、眼及口腔 黏膜的消毒；孕妇、新生儿及皮损面积超过20%者忌用；如误服中毒，应立即用淀粉糊或米汤洗胃。

【制剂规格】溶液剂：0.2g／20ml、2.5g／100ml、2.5g／50ml、3.75g／50ml、5g／50ml；凝胶剂：0.25g／5g、0.5g／5g,乳膏剂：0.5g／5g；软膏剂：0.5g／5g；膜剂50mg；栓剂：0.2g。

第四节　表面活性剂类消毒防腐剂

一、度米芬

【别名】杜灭芬，消毒宁，消毒灵。

【药理作用】本品为季胺类阳离子表面活性剂，具有广谱杀细菌、真菌作用。

【适应证】常用作皮肤、黏膜消毒，亦可预防和治疗口腔炎症。

【用法用量】0.5%酊剂用于皮肤消毒；0.02%溶液可用于局部湿敷，治疗渗出性、感染性皮肤病。

【不良反应】重复多次外用后偶可引起皮肤干燥或过敏反应；大量进入口中可引起恶心呕吐、肌肉松弛、皮肤发绀，甚至呼吸麻痹和窒息。

【注意事项】本品在碱性介质活性增强，在肥皂、酸性有机物和脓血中则下降。

【制剂规格】酊剂：0.5%；溶液剂：0.02%、0.05%。

二、苯扎溴铵

【别名】新洁尔灭，溴苄烷胺。

【药理作用】本品为阳离子表面活性剂类抑菌药，对革兰阳性细菌繁殖体杀灭作用较强。

【适应证】用于皮肤、黏膜和小面积伤口的消毒。

【用法用量】0.1%溶液用于皮肤消毒，0.01%溶液用于创面、黏膜消毒。

【不良反应】用药部位有烧灼感、瘙痒、红肿等过敏反应。

【注意事项】过敏体质者慎用；禁用塑料或铝制容器贮存；低温时可能出现混浊或沉淀，可置于温水中加温，振摇使溶后使用。

【制剂规格】溶液剂：25g／500ml；酊剂：0.5g／500ml。

三、苯扎氯铵

【别名】洁尔灭，邦迪。

【药理作用】本品为阳离子表面活性剂类广谱抑菌药，对革兰阳性细菌、阴性细菌的繁殖体杀灭作用较强。

【适应证】用于皮肤消毒、黏膜和伤口消毒，手术器械消毒。

【用法用量】取适宜面积贴剂贴敷创面；0.01%溶液用于创面消毒；0.1%溶液用于皮肤及黏膜消毒f手术前洗手用0.05%～0.1%溶液浸泡5分钟；0.005%以下溶液用于膀胱和尿道灌洗；0.0025%溶液作膀胱保留液。

【不良反应】偶见变态反应性结膜炎、视力减退、接触性皮炎，灌洗可引起恶心、冷汗，甚至死亡。

【注意事项】对本品过敏者禁用；禁止与肥皂及盐类消毒药合用；不宜用于膀胱镜、眼科器械及合成橡胶制品的消毒。

【制剂规格】贴剂：20mm×70mm、22.5mm×12.7mm、19mml×19mm、25mm×18mm（0.11mg／cm²）；溶液剂：0.05g／500ml、0.25g／500ml、0.15g／150ml。

四、氯己定

【别名】洗必泰。

【药理作用】本品为阳离子型表面活性抑菌药，对革兰阳性细菌、阴性细菌的繁殖体杀灭作用较强，但对芽孢、病毒及耐酸菌无效。

【适应证】用于皮肤和黏膜的消毒及创面感染。

【用法用量】皮肤、黏膜预防性消毒：0.02%水溶液浸泡3分钟；手术部位消毒：0.5%醇溶液（含醇70%）；皮肤或创面消毒：0.05%水溶液冲洗伤口；烧伤、烫伤：0.5%霜剂涂抹创面，或者贴剂贴敷；咽峡炎及口腔溃疡漱02%水溶液漱口：

【不良反应】偶见黏膜刺激；、红斑等过敏反应或接触性皮炎。

【注意事项】妊娠3个月内的妇女禁用；禁止与皂类或其他阴离子表面活性剂、碘酊合用。

【制剂规格】．涂膜剂：0.1g／50ml、0.2g／：100ml、1g／500ml；贴剂：18mm×72mm；溶液剂：0.02g／100ml、0.05g／100ml；散剂：0.3g；软膏剂：50mg／10g。

第五节　染料类、重金属娄、及其他消毒防腐剂

一、甲紫

【别名】龙胆紫；碱基青莲；碱性紫。

【药理作用】1本品抑制革兰阳性菌繁殖，对真菌如白色念珠菌也有作用

【适1应挂】用于皮肤黏膜的化脓性感染i白色念珠菌引起的口腔炎；也用于烫伤、烧伤等。

【用法用量】外涂：2～3次／日，1%水溶液用于黏膜感染，0.1%～1%水溶液用于烧伤、烫伤。

【不良反应】偶见黏膜刺激、接触性皮炎。

【注意事项】面部有溃疡性损害时慎用，可造成皮肤着色；治疗鹅口疮时，仅在患处涂药，禁止吞咽；涂药后不宜加封包大面积破损皮肤不宜使用；不宜长期使用。

【制剂规格】l溶液剂：0.2g／20ml、5g／500ml。

二、依沙吖啶

【别名】利凡诺，雷佛奴尔；彼芬。

【药理作用】本品对革兰阳性菌及少数革兰阴性菌有较强抑制作用。

【适应证】用于小面积创伤j溃烂及感染性皮孳嬉囊蠹。

【用法用量】清洗创面后用溶液冲洗或软膏涂抹患处2～3次／日；贴剂贴敷于创面。

【不良反应】局部有灼烧感、瘙痒、红肿等；

【注意事项】本品水溶液不稳定。遇光后颜色逐渐变深。

【制剂规格】软膏剂：10mg／10g、溶液剂：0.1g／100ml、0.5g／500ml；贴剂：0.4mg。

三、呋喃西林

【别名】呋喃新、呋喃星、硝基呋喃腙。

【药理作用】本品对多种革兰阳性和阴性菌有抗菌作用对厌氧菌亦有作用。

【适应证】用于局部炎症及化脓性皮肤病。

【用法用量】外涂适量、涂患处，2～3次／日；冲洗创面：0.2％溶液，用于烧伤、烫伤；外贴：清洁患处，选择适宜尺寸膏剂贴剂贴于患处。

【不良反应】皮肤烧灼感、皮疹、瘙痒等。

【注意事项】对本品过敏者禁用；避免接触眼睛及其他黏膜部位；皮肤破损处不宜使用；如用药部位出现皮疹、瘙痒、红肿等应停止用药、洗净。

【制剂规格】橡皮膏剂：18mm×24mE、18mm×70mm、50mm×75mm；凝胶剂：0.02g／20g；膏剂：0.02g／10g；溶液剂：0.02％。

四、氯化汞

【别名】二氯化汞，氯化高汞，升汞。

【药理作用】本品汞离子可与微生物蛋白质巯基结合，杀菌力极强，具有消毒防腐杀虫、脱色等作用；

【适应证】用于皮肤消毒及色素性皮肤病的治疗。

【用法用量】1％～2％酊剂用于治疗雀斑、黄褐斑；0.5％～1％软膏、酊剂用于生发；0.1％水溶液用于消毒。

【不良反应】本品极毒，水溶液具有腐蚀性，能使皮肤、黏膜变硬甚至坏死；口服毒性剧烈。

【注意事项】水溶液不宜直接用于创面；乙醇溶液对皮肤刺激性较小；配制溶液

时，加入氯化铵及氯化钠有助于增加溶液稳定性及缓和对组织的刺激作用。

【制剂规格】原粉；升汞毒片：0.1g、0.5g。

五、汞溴红

【别名】红溴汞，红汞，红药水。

【药理作用】本品对多种革兰阳性和阴性菌有抑制作用

【适应证】用于浅表创面皮肤外伤的消毒。

【用法用量】外用，2%溶液外涂于皮肤伤口。

【不良反应】。可使皮肤染上洋红色；局部过敏反应；长期连续使用可影响肾功能。

【注意事项】汞过敏者禁用；妊娠期妇女、哺乳期妇女及老年人儿童慎用；禁与碘酊同时涂用；不可长期大面积使用。

【制剂规格】溶液剂：0.4g／20ml、2g／100ml、10g／500ml。

六、硫柳汞

【别名】硫汞柳酸钠。

【药理作用】为有机汞皮肤消毒剂，具有抑制细菌和真菌的作用，杀菌力强于汞溴红，毒性和刺激性较小。

【适应证】用于浅表创面皮肤外伤的消毒。

【用法用量】0.1%溶液用于皮肤黏膜、手术器械的消毒；0.1%乳膏或软膏用于治疗真菌性皮肤病。

【不良反应】可产生过敏反应。

【注意事项】汞过敏者禁用；忌与酸、碘类接触；本品溶液必须用蒸馏水配制。

【制剂规格】原粉；溶液剂：0.1%；酊剂：0.1%；乳膏剂、软膏剂：0.1%。

七、硝酸银

【别名】欣纳星。

【药理作用】本品为收敛剂、消毒防腐剂及腐蚀剂，对淋病奈瑟菌敏感，对化脓性肺炎球菌金黄色葡萄球菌、铜绿假单胞菌、变形杆菌、沙眼衣原体等亦具抗菌活性。1%～2%水溶液有上皮恢复作用，2%～5%水溶液有收敛作用，10%以上水溶液或纯品有腐蚀作用。

【适应证】用于急性渗出性皮炎湿疹、溃疡，防止浅二度烧伤创面的感染，以及用于腐蚀赘生物等。

【用法用量】0.1%～0.3%溶液湿敷，用于急性湿润性湿疹、皮炎和黏膜炎症等；

1%～2%溶液滴眼，用于预防新生儿淋菌性眼炎；1%～5%溶液涂布，用于渗出性湿疹、皮炎、女性急性外阴溃疡、口腔溃疡；1%～5%软膏均匀涂布于无感染的创面，厚0.2～0.4cm，1～2次／日，可促进上皮恢复；20%以上溶液或硝酸银棒用于腐蚀过度生长的肉芽、疣赘、鸡眼和寻常狼疮等。

【不良反应】偶见局部红斑，充血、烧灼感；长期应用可产生银沉着症。

【注意事项】外用于创面每次不超过500g；不可涂于眼内，使用时勿与健康组织接触；换药前必须把皮肤上原有的药膏清除干净；如刺激性强烈持久应停止应用；本品遇光及多数有机物质、金属、亚铁盐、甲醛、鞣质等易还原，析出金属银而呈灰黑色。

【制剂规格】溶液剂：各种浓度；软膏剂：0.5g／500g；硝酸银棒。

第六节　收敛、止汗剂

一、甲　醛

【别名】蚁醛，福尔马林。

【药理作用】本品为止汗剂、收敛剂及消毒防腐剂，可凝固蛋白质，有硬化组织和止汗作用，且能溶解类脂质，故有强大的杀菌作用，对细菌:芽孢真菌病毒均有效。

【适应证】5%～10%溶液外用治疗手足多汗症、腋臭。

【用法用量】外用涂擦，1～2次/日。

【不良反应】偶见局部刺痛、红、肿、瘙痒等；甲醛蒸气对眼及呼吸道黏膜刺激强烈。

【注意事项】蛋白质、琼脂、明胶等遇本品i可生成不溶性化合物；本品遇强氧化剂可生成甲酸，同时发热，加速其气体挥发i故常与高锰酸钾配合用于环境消毒。

【制剂规格】溶液剂：180g／500ml。

二、氯化铝

【别名】三氯化铝，六水氯化铝，结晶氯化铝。

【药理作用】本品有抑制分泌和收敛等作用i能抑制大汗腺的分泌。

【适应证】l用于多汗症、腋臭等。

【用法用量】腋部多汗症：每晚涂药1次，干燥后覆以塑料薄膜，次晨洗去；连用2～7日，好转后改为1～3次／周；掌跖多汗症：每晚涂药1次，3～5次后改为1次／4～5日。

【不良反应】本品浓溶液有极强腐蚀性，稀溶液无刺激性。

【注意事项】本品遇无机酸i碱可发生化学反应。

【制剂规格r溶液剂j酊剂：6%～20%等。

三、明 矾

【别名】硫酸铝钾，锶明矾，白矾。

【药理作用】本品能沉淀蛋白质，故止汗、收敛作用极强，另有防腐及腐蚀作用。

【适应证】用于治疗多汗症i以及用于腐蚀疣等赘生物。

【用法用量】2%～5%溶液剂局部涂搽治疗多汗症；钾明矾棒用于腐蚀尖锐湿疣、化脓性肉芽肿等：

【不良反应】本品有较强腐蚀性。

【注意事项】本品遇碱可析出氢氧化铝沉淀，枸橼酸盐、甘油等可阻止沉淀发生。

【制剂规格】原粉；溶液剂：5%等；钾明矾棒。

四、鞣 酸

【别名】单宁，单宁酸，鞣质。

【药理作用】本品为收敛剂，能沉淀蛋白质。

【适应证】用于治疗多汗症及急性湿疹、烫伤、压疮等。

【用法用量】3%水溶液洗涤治疗口腔炎；5%～20%软膏、糊剂用于治疗渗出性溃疡湿疹、烫伤。压疮等；10～20%粉剂外扑用于治疗手足多汗症。

【不良反应】本品自创面吸收后，对肝脏有剧烈毒性，并加深创面，延迟愈合。

【注意事项】本品不宜大面积、长期使用，以防吸收中毒；本品水溶液能缓慢水解成没食子酸，并氧化使颜色变深9故应临用现配或加入甘油以延迟水解；盐类、蛋白质、明胶、淀粉等溶液遇本品均可产生沉淀。

【制剂规格】水溶液剂：3%等；软膏剂、糊剂：5%、20%等；粉剂。

五、醋酸铅

【别名】铅糖。

【药理作用】本品为收敛剂，能沉淀蛋白质。

【适应证】用于急性皮炎、湿疹及汗疱性皮肤病等。

【用法用量】0.1%～0.3%水溶液冷湿敷，用于急性皮炎、湿疹等；0.5%水溶液浸泡用于汗疱疹、汗疱型手足癣。

【不良反应】反复使用可中毒。

【注意事项】本品与苯酚、水杨酸、间苯二酚及尿素等共研可液化成团块，与硫酸镁、明矾及其他含结晶水的物质研合时亦可形成软块。

【制剂规格】原粉；溶液剂：0.5%、1%等。

六、次没食子酸铋

【别名】碱式没食子酸铋，次桔酸铋，次没苍；代马妥。

【药理作用】本品为收敛剂，并有消毒及促进肉芽生长等作用。

【适应证】用于包皮龟头炎、单纯疱疹、带状疱疹、湿疹、烧烫锈等。

【用法用量】外用2~3次／日。

【不良反应】大面积、长期使用可中毒。

【注意事项】本品遇光易变质、褪色。

【制剂规格】粉剂：10%；软膏剂、糊剂、油剂：10%~20%。

第七章　神经系统常用药

第一节　中枢兴奋药

一、尼可刹米Nikethamide（可拉明、Coramine）

【剂型与规格】注射剂：0.25 g／ml、0.375 g／1.5ml。

【用法与用量】皮下、肌内注射或静脉注射，每次0.25～0.5g，极量：每次1.25g。儿童：6个月以下者，每次75mg；1岁者，每次125mg；4～7岁者，每次175mg。

【药理与用途】能选择性地兴奋延髓呼吸中枢，也可通过颈动脉体和主动脉体化学感受器反射地兴奋呼吸中枢，使呼吸加深加快，当呼吸中枢被抑制时其兴奋作用更为明显。临床主要用于中枢性呼吸抑制，对肺心病引起的呼吸衰竭及吗啡过量引起的呼吸抑制疗效显著。

【不良反应】不良反应少见；用量过大时出现血压升高、心悸、出汗、呕吐、震颤及阵挛性惊厥等；中毒时可出现癫痫样惊厥，随之中枢抑制。

【注意事项】用量过大时可引起惊厥，可用短效巴比妥类药（硫喷妥钠）控制；儿童高热不宜使用；注意选择剂量和给药间隔，静脉注射应缓慢。

二、山梗菜碱Lobeline（洛贝林）

【剂型与规格】注射剂：3mg／ml、10mg／ml。

【用法与用量】皮下或肌内注射，每次3～10mg，极量：每次20mg，每日50mg；儿童每次1～3mg。静脉注射，每次3mg，极量每日20mg；儿童每次0.3～3mg，必要时，每半小时可重复1次。静脉注射需缓慢。

【药理与用途】能选择性地兴奋颈动脉体化学感受器，反射性地兴奋呼吸中枢，大剂量也能直接兴奋呼吸中枢。临床主要用于新生儿窒息、一氧化碳中毒引起的窒息、吸入麻醉药及其他中枢抑制剂（如阿片、巴比妥类）的中毒，以及肺炎、白喉等传染病引起的呼吸衰竭。

【不良反应】大剂量能引起心动过速、传导阻滞及呼吸抑制，甚至可引起惊厥；中等剂量可发生恶心、呕吐、咳嗽、震颤及头晕。

【注意事项】注意选择剂量和给药间隔时间，静脉注射应缓慢；由进行性呼吸中枢衰竭引起的呼吸停止和呼吸无力等不宜使用本品。

三、多沙普仑Doxapram（吗乙苯咯、吗啉吡酮、Dopram）

【剂型与规格】注射剂：20mg／ml、400mg／20ml。

【用法与用量】对麻醉药引起的中枢抑制：静脉注射，0.5～1mg／kg（不超过2mg／kg），5分钟内注完。用于其他药物引起的中枢抑制：静脉注射，2mg／kg，每1～2小时重复1次，至患者清醒。静脉滴注，每次0.5～1.5mg／kg，开始速度为每分钟5mg，以后逐渐减少。

【药理与用途】本品能直接兴奋延髓呼吸中枢与血管运动中枢。作用原理是可通过颈动脉体化学感受器，兴奋呼吸中枢。其特点是作用快、维持时间短。临床用于麻醉药、中枢抑制药引起的中枢抑制。

【不良反应】不良反应少见，但也有引起头痛、无力、恶心、呕吐、呼吸困难、腹泻及尿潴留等；大剂量可引起反射亢进或惊厥。

【注意事项】高血压、惊厥、冠心病、脑水肿、甲亢、嗜铬细胞瘤及癫痫患者禁用；孕妇及12岁以下儿童慎用。

四、二甲弗林Dimefline（回苏灵）

【剂型与规格】注射剂：8 mg／2 ml。

【用法与用量】肌内注射，每次8mg。静脉注射，每次8～16mg，以5%葡萄糖液稀释后缓慢注入。静脉滴注，适用于重症患者，可用16～32mg以生理盐水稀释后作静脉滴注。

【药理与用途】对呼吸中枢有较强的兴奋作用。其作用比尼可刹米强100倍。一般适用于各种原因引起的中枢性呼吸衰竭。麻醉药、催眠药所致的呼吸抑制，以及外伤、手术等引起的虚脱和休克。

【不良反应】不良反应有恶心、呕吐及皮肤烧灼感等；剂量过大可引起肌肉抽搐或惊厥，尤以儿童多见。

【注意事项】静脉注射速度必须缓慢；用量大较易引起肌肉抽搐或惊厥，可用异戊巴比妥等短效巴比妥类药物急救；有惊厥病史者忌用，肝、肾功能不全者及孕妇禁用。

五、一叶萩碱Securinine（叶萩碱）

【剂型与规格】注射剂：4 mg／ml、16mg／2ml。

【用法与用量】儿童麻痹后遗症：依病情选穴，再选配穴位组合。穴位分2～3组，每组2～4个穴位，每日或隔日轮流注射1组，10～20日为一疗程，0.2～0.4mg／kg。面神经麻痹：在患侧面部穴位注射，每日1次，12日为一疗程，休息1～2日再开始第2疗程；穴位可选9个，分为3组轮流注射，每日1组，每穴每次注入0.8～1.2mg。神经内科疾患：每次肌内注射8~16mg，每日1次，14日为一疗程。

【药理与用途】作用与士的宁相似，但毒性较低。能兴奋脊髓，增强反射及肌肉紧张度。体内代谢较快，无蓄积。动物实验表明，小量能增强心肌收缩，并有抑制胆碱酯酶作用。用于治疗儿童麻痹症及其后遗症、面神经麻痹，对神经衰弱、低血压、自主神经功能紊乱所引起的头晕以及耳鸣、耳聋等有一定疗效。

【不良反应】局部肿胀，疼痛感。

【注意事项】局部肿胀和疼痛感，多发生在面部穴位注射时，一般在停药后2~3天自愈；不可注入血管内。

六、吡硫醇Pyritinol（脑复新、Neuroxin）

【剂型与规格】片剂：100mg、200mg；注射剂：100mg、200mg。

【用法与用量】口服，每次100~200mg，每日3次；儿童每次50~100mg，每日3次；静脉滴注，200~400mg，每日1次。

【药理与用途】本品系维生素B6的衍生物，能促进脑内葡萄糖及氨基酸代谢，改善全身同化作用。增加颈动脉血流量，改善脑血流量。用于脑震荡综合征、脑外伤后遗症、脑炎及脑膜炎后遗症等的头胀痛、头晕、失眠、记忆力减退、注意力不集中、情绪变化等症状的改善。亦用于脑动脉硬化症、老年痴呆精神病等。

【不良反应】少数患者服后出现皮疹、恶心等，停药后可恢复。

【注意事项】孕妇慎用。

七、哌甲酯Methylphenidate（利他林、Ritalin）

【剂型与规格】片剂：5mg、10mg；注射剂：10mg／ml、20mg／2ml。

【用法与用量】口服，每次10mg，每日3次（饭前服）；儿童每次5mg，每日2次（早饭及午饭前服），之后逐渐增加，每日最大剂量40mg。皮下注射、肌内注射、静脉注射，每次10mg，每日1~3次。

【药理与用途】本品为呼吸兴奋剂，小剂量时通过颈动脉体化学感受器反射性兴奋呼吸中枢，大量时直接兴奋延髓呼吸中枢。用于注意缺陷多动障碍（儿童多动综合征，轻度脑功能失调）、发作性睡病，以及巴比妥类、水合氯醛等中枢抑制药过量引起的昏迷。

【不良反应】儿童长期应用可产生食欲减退、失眠、视觉模糊、惊厥、精神病样的情感或思维改变；偶见腹痛、心动过速和过敏。

【注意事项】长期用药可产生依赖性，儿童一般不注射用药；注射用药能引起血压暂时明显升高；过度兴奋、青光眼、心律失常、癫痫，高血压患者和6岁以下儿童、孕妇禁用。

八、甲氯芬酯Meclofenoxate（氯酯醒、遗尿丁、Lucidril）

【剂型与规格】片剂：0.1g；粉针剂：0.06g、0.1g、0.25g。

【用法与用量】口服，每次0.1～0.2g，每日3次；儿童每次0.1g，每日3次。静脉注射或静脉滴注，每次0.1～0.25g，每日3次；儿童每次60～100mg，每日2次；新生儿可注入脐静脉，临用前用5%葡萄糖注射液稀释成5%～10%溶液使用。肌内注射，昏迷状态每次0.25g，每2小时1次；新生儿缺氧症每次60mg，每2小时1次。

【药理与用途】能促进脑细胞的氧化还原代谢，增加对糖类的利用，并能调节细胞代谢。对中枢抑制的患者有兴奋作用。用于外伤性昏迷、新生儿缺氧症、儿童遗尿症、意识障碍、老年性精神病、乙醇中毒及某些中枢和周围神经症状。

【不良反应】有兴奋、失眠、倦怠、血管痛、头痛、血压波动等不良反应。

【注意事项】精神过度兴奋或锥体外系症状患者、高血压患者禁用。

九、纳洛酮Naloxone（丙烯吗啡酮、烯丙羟吗啡酮、Narcan）

【剂型与规格】注射剂：0.4 mg / ml。

【用法与用量】静脉注射，每次0.4～0.8mg加生理盐水或葡萄糖液稀释，必要时可重复给药甚至连续静脉给药；儿童每次0.01mg / kg，每次最大剂量0.2mg。本品口服无效。

【药理与用途】阿片受体拮抗剂，通过阻断阿片受体而发挥兴奋中枢神经、兴奋呼吸、抑制迷走神经中枢作用。纳洛酮尚具有稳定溶酶体膜、降低心肌抑制因子作用。临床适用于麻醉和非麻醉镇痛药过量、安眠药中毒、急性乙醇中毒、脑梗死、休克等。

【不良反应】偶见恶心、呕吐、血压升高、心率加快及肺水肿。

【注意事项】应用时需注意观察，在用药后5分钟内可出现一过性恶心、呕吐；高血压和心功能不全的患者禁用。

十、士的宁Strychnine（番木鳖碱、士的年）

【剂型与规格】片剂：1mg；注射剂：2mg / ml。

【用法与用量】口服，1～3mg，每日3次，每次最大剂量5mg，每日最大剂量10mg。皮下注射，每次1～3mg，每次最大剂量5mg。

【药理与用途】选择性地兴奋脊髓，提高骨骼肌的紧张度，对大脑皮层亦有一定兴奋作用。临床适用于巴比妥类药物中毒、瘫痪、弱视症及阳痿的治疗，亦可用于对抗链霉素的毒性反应。

【不良反应】过量可出现烦躁不安、呼吸困难、牙关紧闭，甚至出现强直性惊厥，窒息等。

【注意事项】安全范围小，现已少用；排泄缓慢，有蓄积作用，不能长时间应用；如误服超量，早期可用0.1%高锰酸钾洗胃，而惊厥发生后则禁用洗胃等措施，宜用戊巴比妥钠或水合氯醛灌肠；癫痫、破伤风、突眼性甲状腺肿、高血压、动脉硬化、肝肾功能不全及骨骼肌兴奋性增强的疾病患者禁用。吗啡中毒，因脊髓处于兴奋状态，禁用本品解救。

第二节　镇痛药

一、吗啡Morphine（美菲康）

【剂型与规格】片剂：5mg、10mg；控释片：30mg；注射剂：5mg／0.5ml、10mg／ml。

【用法与用量】常用量：口服，每次5～15mg，每日15～60mg；皮下注射，每次5～15mg，每日15～40mg。极量：口服，每次30mg，每日100mg；皮下注射，每次20mg，每日60mg。

【药理与用途】阿片受体激动剂，具有镇痛、镇静、镇咳、抑制呼吸、兴奋平滑肌、扩张外周血管及肠蠕动作用。用于剧烈疼痛及麻醉前给药，心肌梗死引起的心绞痛及心源性哮喘。

【不良反应】主要有眩晕、恶心、呕吐、便秘、排尿困难、嗜睡及呼吸抑制等；急性中毒，出现昏睡、针尖样瞳孔、呼吸深度抑制。

【注意事项】连续使用可成瘾；治疗胆绞痛、肾绞痛时应合用阿托品，单用可使痉挛加剧；与巴比妥类、镇静药及吩噻类安定药合用时应减少吗啡的用量；肝功能减退者、急腹症患者未能明确诊断前、颅内压增高、急性左心衰竭晚期出现呼吸衰竭时慎用；婴儿、哺乳期妇女、慢性阻塞性肺疾患、前列腺肥大、肺源性心脏病、支气管哮喘及颅脑损伤等禁用。

二、可待因Codeine（甲基吗啡、Paveral）

【剂型与规格】片剂：15mg、30mg；糖浆：0.5%；注射剂：15mg／ml、30mg／2ml。

【用法与用量】口服或皮下注射，每次15～30mg，每日30～90mg。每次最大剂量0.1g，每日最大剂量0.25g；儿童口服，镇痛：每次0.5～1.0mg／kg，每日3次；镇咳：为镇痛剂量的1／3～1／2。

【药理与用途】镇痛作用约为吗啡的1／12～1／7，强于一般的解热镇痛药，临床适用于轻中度疼痛，亦可用于辅助全麻或局麻。本品为中枢性镇咳药，适用于伴有胸疼的剧烈性咳嗽。

【不良反应】不良反应少见，偶有恶心、呕吐、便秘及眩晕等；大剂量可出现兴奋、烦躁不安及呼吸抑制；儿童过量使用可致惊厥。

【注意事项】有少量痰液的病例宜配合祛痰剂，若痰液过多应禁用；不宜长期使用，久用可产生耐受性及成瘾性；干咳影响睡眠，可在睡前服；与解热止痛药合用时，应减量；儿童、老年人、哺乳期妇女，支气管哮喘、胆结石、颅脑外伤或颅内病变、前列腺肥大患者慎用；孕妇、阻塞性肺部疾病患者禁用。

三、哌替啶Pethidine（度冷丁、Dolantin、Meperidine）

【剂型与规格】片剂：25mg、50mg；注射剂：50mg／ml、100mg／2ml。

【用法与用量】口服，每次50～100mg，每日200～400mg，极量每次150mg，每日600mg。皮下注射或肌内注射，每次25～100mg，每日100～400mg，极量：每次150mg，每日600mg，两次用药间隔不宜少于4小时。静脉注射，成人以每次0.3 mg／kg为限。

【药理与用途】阿片受体激动剂，作用及机制与吗啡相似，镇痛作用相当于吗啡1／10～1／8，成瘾性较吗啡为轻，抑制呼吸作用较吗啡弱。应用于各种剧痛、心源性哮喘、麻醉前给药、内脏剧烈绞痛，与氯丙嗪、异丙嗪等合用进行人工冬眠。

【不良反应】有头痛、头昏、出汗、口干、恶心、呕吐等；过量可致瞳孔散大、惊厥、心动过速、血压下降、呼吸抑制、昏迷等。

【注意事项】连续应用亦成瘾；因对局部有刺激性，不宜皮下注射；儿童慎用，老年人用药量应较常规量小；治疗胆绞痛、肾绞痛需与阿托品合用；不宜与异丙嗪多次合用，否则可致呼吸抑制引起休克等；不宜与单胺氧化酶抑制剂合用；婴儿、哺乳期妇女、慢性肺通气功能障碍、支气管哮喘、颅内压增高、休克、昏迷及肝功能减退的患者禁用。

四、美沙酮Methadone（美散痛、阿米酮、Amidon、非那酮、Phenadon、Dolophine）

【剂型与规格】片剂：7.5 mg、10mg。

【用法与用量】口服，每日10～15 mg，分2～3次服。极量：一次10mg，每日20mg。每次最大剂量10mg，每日最大剂量20mg；儿童口服，每日体重0.7 mg／kg，分4～6次服用。

【药理与用途】阿片受体激动剂，镇痛作用与吗啡相等或略强，但依赖性、成瘾性均较吗啡小。临床适用于创伤性、手术后或癌性疼痛的止痛，亦可用作阿片类药物成瘾后的戒毒治疗。

【不良反应】头痛、眩晕、恶心、嗜睡、便秘、肌肉痉挛和阳痿等，发生率较低。

【注意事项】对胎儿呼吸有抑制作用，产前不宜用；不宜作静脉注射；成瘾性小，但久用也能成瘾；呼吸功能不全者及婴幼儿禁用。

五、芬太尼Fentanyl（Fentanylum、Sublimaze）

【剂型与规格】注射剂：0.Img／ml；透皮贴剂：2.5mg；5.0mg。

【用法与用量】注射剂：肌肉或静脉注射，每次0.05～0.1mg，于手术前30～60分钟肌内注射。诱导麻醉：静脉注射0.05～0.1mg，2～3分钟重复注射。维持麻醉：静脉注射或肌内注射0.025～0.05mg。一般镇痛及术后镇痛：肌内注射0.05～0.1mg。透皮贴剂：首次每贴2.5mg，贴于皮肤，每3天1贴，以后根据疼痛程度调整剂量。

【药理与用途】为阿片受体激动剂，属强效麻醉性镇痛药，镇痛作用产生快，但持续时间较短，副作用比吗啡小。用于麻醉前、中、后的镇静与镇痛，也用于诱导麻醉，作为麻醉辅助用药。

【不良反应】个别病例可能出现恶心和呕吐、视觉模糊、发痒和欣快感。静脉注射可引起胸壁肌强直、呼吸抑制。

【注意事项】静脉注射时可能引起胸壁肌肉强直，如一旦出现，需用肌肉松弛剂对抗；有弱成瘾性、不宜与单胺氧化酶抑制剂合用；孕妇、心律失常患者、患有帕金森综合征、锥体外系综合征的患者慎用；支气管哮喘、呼吸抑制、颅脑肿瘤或颅脑外伤引起的昏迷、对本品特别敏感的患者以及重症肌无力患者、2岁以下儿童禁用。

六、丁丙诺啡Buprenorphine（布鲁林诺啡、布诺啡、叔丁啡、Buprenox）

【剂型与规格】片剂：0.4mg；注射剂：0.3mg／ml。

【用法与用量】肌内注射或静脉缓慢注射，每次0.15～0.3mg，每6～8小时1次。舌下含化，每次0.4～0.8mg。需重复时应间隔6小时。

【药理与用途】阿片受体部分激动剂，为新型强效镇痛药，镇痛作用为吗啡的30倍。临床适用于手术后及其他疼痛。

【不良反应】有头晕、嗜睡、恶心、呕吐、出汗等。

【注意事项】长期应用仍可产生依赖性，不可滥用；高龄、身体虚弱者以及正在服用中枢神经抑制剂者慎用；不宜与其他药物配伍使用，以防沉淀；孕妇、哺乳期妇女、6岁以下儿童或疼痛原因不明者不宜应用。

七、布桂嗪Bucinnazine（强痛定、Fortanodyn）

【剂型与规格】片剂：30mg、60mg；注射剂：50mg／2ml、100mg／2ml。

【用法与用量】口服，每次30～60mg，每日90～180mg；儿童每次1mg／kg。皮下或肌内注射，每次50～100mg，每日1～2次。

【药理与用途】速效镇痛药，镇痛作用弱于吗啡、哌替啶。用于各种疼痛，如神经痛、偏头痛、手术后疼痛、腰痛、灼烧后疼痛、排尿痛及肿瘤痛。

【不良反应】偶有恶心或头晕、困倦等，停药后即消失。

【注意事项】连续使用本品亦有成瘾性，故不可滥用。

八、曲马多Tramadol（反胺苯环醇、奇曼丁、Tramal）

【剂型与规格】胶囊剂：每粒50mg；滴剂：50mg／20滴；栓剂：100mg／枚；注射剂：50mg／ml、100mg／2ml。

【用法与用量】口服、皮下注射、肌内注射或静脉注射，每次50～100mg。必要时每3～4小时可重复给药1次。直肠给药，每次100mg。每日最大剂量400mg。

【药理与用途】阿片受体激动剂，作用于中枢神经系统与疼痛相关的特异性受体。镇痛作用强于布桂嗪，稍弱于哌替啶，起效迅速，不抑制呼吸，依赖性小。临床适用于癌症、外伤、多种原因引起的中或重度急慢性疼痛。

【不良反应】出汗、头晕、恶心、呕吐、口干、疲劳、精神迟钝等现象；少数对心血管系统有影响（心悸、直立性低血压）等。

【注意事项】对长期治疗慢性疼痛患者，只能在需要时应用；可影响驾驶和机械操作的能力；对吗啡类制剂过敏者、孕妇及哺乳期妇女、有滥用或依赖性倾向的患者慎用；乙醇、安眠药、镇痛药或其他中枢神经系统抑制药物的急性中毒患者禁用；接受单胺氧化酶抑制剂的患者禁用。

九、延胡索乙素Tetrahydropalmatine（四氢帕马汀）

【剂型与规格】片剂：50mg；注射剂：60mg／2ml、100mg／2ml。

【用法与用量】镇痛：口服，每次100～150mg，每日2～4次；皮下注射，每次60～100mg。痛经：口服，每次50mg。催眠：口服，每次100～200mg。

【药理与用途】具有镇痛、镇静、催眠及安定作用，镇痛作用较哌替啶弱，但较一般解热镇痛药作用强。服药后10～30分钟起效，维持2～5小时。临床适用于胃肠道或肝胆系统所致钝痛、分娩止痛、痛经、失眠等。

【不良反应】偶有眩晕、恶心，大剂量时对呼吸中枢有一定的抑制作用；有时引起锥体外系症状。

十、高乌甲素lappaconitine（拉巴乌头碱、利妥、Lito）

【剂型与规格】片剂：5mg；注射剂：4mg／2ml。

【用法与用量】口服，每次5～10mg，每日1～3次。肌内注射或静脉注射，每次4mg，每日1～2次。

【药物与用途】非成瘾性镇痛药，有镇痛、局部麻醉、降温解热及抗炎作用，无成瘾性。临床适用于恶性肿瘤疼痛及其他顽固性疼痛的治疗。

【不良反应】个别患者出现荨麻疹、心慌、胸闷头晕症状，停药后症状很快消失。

【注意事项】可改善部分恶性肿瘤的临床症状如食欲增加、精神好转、机体免疫指标增高。

十一、羟考酮Oxycodone（奥施康定、Oxycontin、泰乐宁、Tylox）

【剂型与规格】片剂（控释）：5mg、10mg、20mg、40mg。

【用法与用量】口服，每12小时服用一次（必须整片吞服，不得掰开、咀嚼或研磨），用药剂量取决于患者的疼痛严重程度和既往疼痛药的用药史。

【药理与用途】本药为半合成的纯阿片受体激动药。主要通过激动中枢神经系统内的阿片受体而起镇痛作用。镇痛效力中等。适用于缓解持续的中度到重度疼痛。

【不良反应】可能出现阿片受体激动剂的不良反应。可能产生耐受性和依赖性。常见不良反应：便秘、恶心、呕吐、头晕、瘙痒、头疼、口干、出汗及乏力；偶见不良反应：厌食、紧张、失眠、发热、精神错乱、腹泻、腹痛、消化不良、皮疹、焦虑、欣快、呼吸困难、直立性低血压、寒战、抽搐、胃炎、噩梦、思维变态、打嗝；服药过量可能发生呼吸抑制。

【注意事项】缺氧性呼吸抑制、颅脑损伤、麻痹性肠梗阻、急腹症、胃排空延迟、慢性阻塞性呼吸道疾病、肺源性心脏病、慢性支气管哮喘、高碳酸血症、已知对羟考酮过敏、中重度肝功能障碍、重度肾功能障碍、孕妇及哺乳期妇女禁用；手术前或手术后24小时内不宜使用。

十二、氨酚曲马多Paracetamol and Tramadol Hydrochloride

【剂型与规格】片剂：为复方制剂，每片含盐酸曲马多37.5 mg、对乙酰氨基酚325mg。

【用法与用量】口服，根据止痛的需要每4～6小时服用1～2片，每天最多不得超过6片。无需考虑食物的影响。

【药理与用途】曲马多为中枢性阿片镇痛剂，对乙酰氨基酚是非甾体类解热镇痛药。曲马多和对乙酰氨基酚联合使用具有协同效应。适用于中重度急性疼痛的短期治疗（不得超过5天）。

【不良反应】最常见为中枢神经系统和胃肠道系统的不良反应。表现为恶心、头晕和嗜睡。

【注意事项】已知对曲马多、对乙酰氨基酚或本品中其他成分或阿片类物质过敏者、孕妇、哺乳期妇女、16岁以下儿童、肝损害患者禁用；乙醇、安眠药、麻醉剂、中枢镇痛药、阿片类或精神病药物急性中毒的患者禁用；有呼吸抑制危险的患者、颅内压升高或脑部创伤的患者慎用。

十三、萘普待因Naproxen Codeine（西泰孟）

【剂型与规格】片剂：为复方制剂，每片含磷酸可待因15mg、萘普生150mg。

【用法与用量】口服，每次1~2片，每日3次。连续使用不超过7天。

【药理与用途】本品中的磷酸可待因和萘普生分别作用于吗啡受体及抑制前列腺素的合成，而起到中枢和外周的镇痛作用。本品为镇痛药。适用于各类手术后疼痛、神经痛等及各种中、晚期癌痛的二级止痛。

【不良反应】可有轻微思睡、头晕、胃部不适、恶心或呕吐。停药后即自行消失。

【注意事项】对本品成分（可待因和萘普生）过敏者、孕妇及哺乳期妇女、对阿司匹林或其他非甾体抗炎药有过敏史者禁用。心、肝、肾功能不全患者，高血压患者或有上消化道溃疡史患者慎用；注意发生药物依赖的可能。连续使用不超过7天。

十四、丙氧氨酚Propoxyphene Napsylate and Paracetamol（丙氧氨酚复方、Compound Propoxyphene Napsylate and Paracetamol、达宁）

【剂型与规格】片剂：每片含无水萘磺酸右丙氧芬50mg、对乙酰氨基酚250mg。

【用法与用量】口服，每次1~2片，每日3~4次，饭后服。儿童酌减。7岁以下儿童不宜使用。

【药理与用途】本药为复方制剂，具有中等程度的镇痛效应。本品中的对乙酰氨基酚可能通过抑制中枢神经系统中前列腺素的合成（包括抑制前列腺素合成酶）以及阻断痛觉神经末梢冲动而产生镇痛作用。萘磺酸右丙氧芬为中枢性麻醉镇痛药，其化学结构和药理作用与美沙酮相似，镇痛作用较弱。两种成分在镇痛方面有协同作用。用于治疗各种中轻度癌性疼痛。也可治疗神经性疼痛、手术后疼痛、血管性头痛、骨关节痛、二线脱瘾等，但不宜长期连续服用。

【不良反应】少数病例出现消化道反应，如恶心、呕吐、腹上区不适；偶见头晕、嗜睡、便秘、纳差、口干、无力。

【注意事项】对本药成分过敏者、呼吸抑制、头损伤、急性乙醇中毒、急性气喘发作者禁用；7岁以下儿童不宜使用；肝、肾和肾上腺皮质功能不全、孕妇、哺乳期妇女、老年人、甲状腺功能减退者慎用。

十五、苯丙氨酯Phenprobamate（氨甲酸苯丙酯、强肌松、强筋松、Spantol）

【剂型与规格】片剂：0.2g。

【用法与用量】口服，饭后服用。镇静、松弛肌肉：每次0.2~0.4g，每日3次；抗焦虑：每次0.4~0.8g，每日3次。

【药理与用途】本品为镇静药。作用于中枢神经系统脑干下部，能抑制多突触反射，阻断来自异常兴奋肌肉的神经传导，产生肌肉松弛作用。也作用于大脑皮层高位中枢，具有较弱的安定作用。用于一般焦虑及肌肉痉挛、肌肉强直等肌肉异常紧张引起的疼痛。

【不良反应】偶有嗜睡、头晕、全身乏力、行走不稳、恶心、胃胀、腹痛、胃不适感及胃部钝痛。

【注意事项】对本品过敏者禁用。

十六、去痛片Compound Aminopyrine Phenacetin Tablets（索米痛、索密痛）

【剂型与规格】片剂：为复方制剂，每片含氨基比林150mg、非那西汀150mg、咖啡因50mg、苯巴比妥15mg。

【用法与用量】口服，需要时服用，每次1~2片，每日1~3次。

【药理与用途】为一复方解热镇痛药。其中氨基比林和非那西汀能抑制下视丘前列腺素的合成和释放，恢复体温调节中枢感受神经元的正常反应性而起退热作用；同时还通过抑制前列腺素等的合成而起镇痛作用。氨基比林能抑制炎症局部组织中前列腺素的合成和释放，稳定溶酶体酶，影响吞噬细胞的吞噬作用而起到抗炎作用。咖啡因为中枢神经兴奋药，能兴奋大脑皮层，提高对外界的感应性，并有收缩脑血管，加强前两药缓解头痛的效果。苯巴比妥具有镇静、催眠、抗惊厥作用，可增强氨基比林和非那西汀的镇痛作用，并预防发热所致之惊厥。用于发热及轻、中度的疼痛。

【不良反应】本复方所含氨基比林和非那西汀均有明显不良反应。服用氨基比林可有呕吐、皮疹、发热、大量出汗及发生口腔炎等，少数可致中性粒细胞缺乏、再生障碍性贫血、渗出性红斑、剥脱性皮炎、龟头糜烂等；长期服用非那西汀可引起肾乳头坏死、间质性肾炎并发生急性肾功能衰竭，甚至可能诱发肾盂癌和膀胱癌，还可造成对药物的依赖性。非那西汀还易使血红蛋白形成高铁血红蛋白，使血液的携氧能力下降，导致发绀，还可引起溶血、肝脏损害，并对视网膜有一定毒性。

【注意事项】对本品中的成分过敏、贫血、造血功能障碍者禁用；孕妇及哺乳期妇女不推荐使用；老年患者更易致肾功能损害，宜慎用；肝、肾功能不全患者慎用；本品长期服用，可导致肾脏损害，严重者可致肾乳头坏死或尿毒症，甚至可能诱发肾盂癌和膀胱癌。不宜长久使用，以免发生中性粒细胞缺乏，用药超过1周要定期检查血象；氨基比林在胃酸下与食物发生作用，可形成致癌性亚硝基化合物，特别是亚硝胺，因此有潜在的致癌性；长期服用可造成依赖性，并产生耐受；对各种创伤性剧痛和内脏平滑肌绞痛无效。

十七、奈福泮Nefopan（盐酸平痛新、平痛新、肌舒平、甲苯噁唑辛、Bezoxazocine、Fenazoxine）

【剂型与规格】片剂：20mg；胶囊剂：20mg；注射剂：20mg／1ml、20mg／2ml。

【用法与用量】口服，每次20~60mg，每日3次（口服60mg相当于肌内注射或静脉注射本品20mg时疗效）。口服15～30分钟后迅速吸收而起作用：肌内注射或静脉注射，每次20～40mg，每日3次。必要时每3～4小时1次。

【药理与用途】本品为一种新型的非麻醉性镇痛药，兼有轻度的解热和肌松作用。化学结构属于环化邻甲基苯海拉明。所以不具有非甾体抗炎药的特性，亦非阿片受体激动剂。对中、重度疼痛有效，肌内注射本品20mg相当12mg吗啡效应。对呼吸抑制作用较轻。对循环系统无抑制作用。无耐受和依赖性。用于术后止痛、癌症痛、急性外伤痛。亦用于急性胃炎、胆道蛔虫症、输尿管结石等内脏平滑肌绞痛。局部麻醉、针麻等麻醉辅助用药。

【不良反应】常有嗜睡、恶心、出汗、头晕、头痛等。但一般持续时间不长。若过量可引起兴奋，宜用地西泮解救。偶见口干、眩晕、皮疹。

【注意事项】严重心血管疾病、心肌梗死或惊厥者禁用；青光眼、尿潴留和肝、肾功能不全患者慎用。

第三节　治疗偏头痛药

一、麦角胺Ergotamine（贾乃金、Ergomar、Ergostat、Ergate）

【剂型与规格】片剂：0.5mg、1mg；注射剂：0.25 mg／ml、0.5mg／ml；酒石酸麦角胺咖啡因片：每片含酒石酸麦角胺1mg、咖啡因100mg。

【用法与用量】口服，每次1～2mg，每日最大剂量6mg，每周最大剂量10mg。皮下注射，每次0.25～0.5mg，每日最大剂量Img。

【药理与用途】有明显的脑血管收缩作用，对子宫也有收缩作用。临床适用于偏头痛急性发作，也可用于减轻或防止丛集性头痛的急性发作。

【不良反应】常见胃肠道不适、肌无力甚至胸痛；偶有焦虑或精神错乱、幻视、胃痛、气胀等。

【注意事项】头痛症状一出现立即使用，在头痛已达高峰时用无效；长期连续使用，可致严重的血管收缩及动脉内膜炎，并可造成坏疽。连用时间不宜过长；对偏头痛无预防及根治作用；老年人慎用；孕妇、冠心病、严重高血压、甲亢、闭塞性血栓性脉管炎、肝肾功能不全以及对本品过敏患者禁用。

二、苯噻啶Pizotifen（新度美安、Pizotifan、Pizotyline）

【剂型与规格】片剂：0.5 mg。

【用法与用量】口服，每次0.5～1mg，每日3次，开始0.5mg，晚上服，第4～6天，每次0.5mg，每日2次，第7天起每日3次，病情基本控制后，每周递减5mg至适当剂量维持。

【药理与用途】5-羟色胺拮抗剂，有很强的抗组胺作用和很弱的抗乙酰胆碱作用。临床适用于防治典型和非典型偏头痛，能减轻症状，减少发作次数，但对急性发作并无立即缓解作用；亦可用于红斑性肢痛症、血管神经性水肿等。

【不良反应】常见为嗜睡；偶有口干、乏力、头晕、面红、肌肉痛等。

【注意事项】对急性发作无立即缓解作用；长期应用应注意查血象；嗜睡多发生在开始服药的1~2周内，继续服药可逐渐减轻或消失；驾驶员及高空作业患者慎用；不宜与单胺氧化酶抑制剂合用；青光眼、前列腺肥大患者及孕妇禁用。

三、麦角胺咖啡因Ergotamine and CafFeine

【剂型与规格】片剂：双层片，内层含酒石酸麦角胺Img，外层含无水咖啡因0.lg。

【用法与用量】口服，每次1~2片，如无效，隔0.5~1小时后再服1~2片。但24小时内不得超过6片。

【药理与用途】麦角胺是一种α-肾上腺素受体阻断药，通过对平滑肌的直接收缩作用，使扩张的颅外动脉收缩，或与激活动脉管壁的5. 羟色胺受体有关，使脑动脉血管的过度扩张与搏动恢复正常，从而使头痛减轻。咖啡因也可收缩脑血管，降低脑血流。与麦角胺合用有协同作用。主要用于偏头痛发作早期，减轻头痛。也用于血管扩张性头痛、组胺引起的头痛等。

【不良反应】常见的有：手、趾、脸部麻木和刺痛感，脚和下肢肿胀（局部水肿），肌痛；少见或罕见的有：焦虑或精神错乱（大脑缺血）、幻视（血管痉挛）、胸痛、胃痛、气胀等。

【注意事项】孕妇及活动期溃疡病、冠心病、严重高血压、甲状腺功能亢进、闭塞性血栓性脉管炎、肝肾功能损害者以及对本药过敏者禁用。

第四节　脑血管疾病药

一、吡拉西坦Piracetam（脑复康、吡乙酰胺、酰胺吡咯环酮、吡咯烷酮乙酰胺）

【剂型与规格】片剂：400mg；胶囊剂：200mg；口服液：400mg／10ml、800mg／10ml；注射剂：1g／5 ml、4g／20ml。

【用法与用量】口服，每次0.8~1.6g，每日2~3次，3~6周为一疗程；儿童酌减。

肌内注射，每次1g，每日2～3次。静脉注射，4g，每日1次。静脉滴注，4～8g，每日1次，用5%葡萄糖或0.9%氯化钠注射液稀释至250ml。老年及儿童用量减半。

【药理与用途】γ-氨基酸的衍生物，可直接作用于大脑皮质，具有激活、保护及修复神经细胞的作用。还能提高大脑的ATP／ADP的比值，有助于大脑对氨基酸和磷脂的吸收以及大脑蛋白质的合成，提高大脑对葡萄糖的利用和能量的贮存，降低脑血管阻力而增加脑血流量。无镇静、抗胆碱、抗组胺作用。用于老年精神衰退综合征、老年性痴呆、脑动脉硬化、脑血管意外所致记忆及思维减退、一氧化碳中毒所致思维障碍、儿童智力下降等。

【不良反应】偶见口干、纳差、失眠、荨麻疹、呕吐等症状，停药后可消失。

【注意事项】孕妇、新生儿和肝肾功能不全者禁用。

二、茴拉西坦Aniracetam（阿尼西坦、脑康酮、三乐喜、AM、Draganon、Ro-13-5057）

【剂型与规格】胶囊剂：100mg。

【用法与用量】口服，每次200mg，每日3次，1～2个月为一疗程，或遵医嘱。

【药理与用途】能通过血—脑脊液屏障选择性作用于中枢神经系统，有改善记忆障碍的作用，能对抗缺氧引起的记忆减退。具有起效快、作用强、毒性低、无镇静作用的特点。用于脑血管病后及中、老年人的记忆减退，可使生活能力提高、记忆再现。亦用于神经衰弱及其他精神疾病引起的脑功能障碍等。

【不良反应】偶见口干、嗜睡及胃肠道反应，停药后消失。

【注意事项】妊娠、哺乳期妇女、严重肝肾功能障碍者慎用。

三、氨酪酸Aminobutyric Acid（γ-氨基丁酸、γ-氨酪酸、GABA、Gammalon）

【剂型与规格】片剂：0.25g；注射剂：1g／5ml。

【用法与用量】治疗脑血管病：口服，每次1g，每日3次；静脉滴注，0.75～1.0g，加于300～500ml生理盐水中，2～3小时滴注完。治疗肝性脑病：口服，每次1g，每日3次；静脉滴注，1～4g，以5%或10%葡萄糖注射液250～500ml稀释后于2～3小时内滴注完。

【药理与用途】有降低血氨及促进脑代谢作用，能增强葡萄糖磷酸酯酶活性，恢复脑细胞功能，亦为中枢递质，用于脑卒中后遗症、脑动脉硬化症、头部外伤后遗症以及尿毒症、煤气中毒所致昏迷；亦用于偏瘫、记忆障碍、语言障碍、精神幼稚等；还可用于治疗肝性脑病。

【不良反应】偶见灼热感、恶心、头晕、失眠、便秘、腹泻等。

【注意事项】静脉滴注过程中如出现胸闷、气急、头昏、恶心等，应立即停药；

静脉滴注必须充分稀释后缓慢进行，以免引起血压急剧下降而导致休克；大剂量可出现运动失调、肌无力、血压下降、呼吸抑制等。

四、乙酰谷酰胺 Aceglutamide（醋谷胺、酰胺戊二酸胺、Acetylglutamide）

【剂型与规格】注射剂：100mg / 2ml、250mg / 5ml。

【用法与用量】肌内注射或静脉滴注，每日100 ~ 600mg，静脉滴注时用5%或10%葡萄糖注射液250ml稀释后缓慢滴注。小儿用量酌减。对神经性腰痛、头痛，亦可用穴位注射。

【药理与用途】中枢兴奋剂，谷氨酰胺的乙酰化合物，有改善神经细胞代谢、维持神经应激功能及降低血氨的作用，能通过血—脑脊液屏障。用于脑外伤昏迷、肝性脑病、偏瘫、高位截瘫、小儿麻痹后遗症、神经性头痛及腰痛等。

【注意事项】静脉注射时有可能引起血压下降。

五、丁苯酞 Butylphthalide（恩必普、NBP）

【剂型与规格】软胶囊：0.1g。

【用法与用量】空腹口服，每次0.2g，每日4次，10 ~ 12天为一疗程。本品应与复方丹参注射液联合使用。

【药理与用途】为人工合成的消旋体（消旋–3–正丁基苯酞）。本品对急性缺血性脑卒中患者的中枢神经功能的损伤有改善作用，可促进患者功能恢复。动物药效学研究提示，本品可阻断缺血性脑卒中所致脑损伤的多个病理环节，具有较强的抗脑缺血作用，明显缩小大鼠局部脑缺血的梗死面积，减轻脑水肿，改善脑能量代谢和缺血脑区的微循环和血流量，抑制神经细胞凋亡，并具有抗脑血栓形成和抗血小板聚集作用。用于轻、中度急性缺血性脑卒中。

【不良反应】本品不良反应较少，可见转氨酶一过性升高，停药后可恢复正常。偶见恶心、腹部不适、皮疹及精神症状等。

【注意事项】对本品或芹菜过敏者、有严重出血倾向者禁用；肝肾功能受损者、有精神症状者慎用；用药过程中需监测肝、肾功能；餐后服用影响药物吸收，建议餐前服用；因本品尚未进行出血性脑卒中临床研究，故不推荐出血性脑卒中患者使用。

六、尼莫地平 Nimodipine（尼莫通、Nimotop）

【剂型与规格】片剂：20mg、30mg；注射剂：10mg / 50ml、2mg / 10ml。

【用法与用量】口服，每次20 ~ 60mg，每日3次；治疗缺血性脑血管病：每次30 ~ 60mg，每日3次；治疗偏头痛：每次40mg，每日3次；治疗突发性耳聋：每日40 ~ 60mg，分3次服；治疗轻、中度高血压：每次40mg，每习3次。静脉滴注，开始每小时0.5mg，2小时后可酌情增至每小时1 ~ 2mg，疗程5 ~ 14天后改为口服。

【药理与用途】本品为钙离子拮抗剂，具有抗缺血和抗血管收缩作用；能选择性扩张脑血管，对抗脑血管痉挛，增强脑血流量，对局部缺血有保护作用。临床用于预防和治疗蛛网膜下腔出血后脑血管痉挛所致的缺血性神经障碍、高血压、偏头痛等。对突发性耳聋也有一定疗效。

【不良反应】可出现头痛、颜面潮红、胃肠道不适、恶心、热感和血压下降；少数患者可出现中枢神经系统反应、运动过度、情绪抑郁和血小板减少。

【注意事项】年老体弱、肾功能严重损害以及严重心血管功能损害者慎甩；脑组织积水及脑压上升者、孕妇和哺乳期妇女慎用。

七、桂哌齐特Cinepazide（克林澳、安捷利）

【剂型与规格】注射剂：80mg／2ml。

【用法与用量】静脉滴注，一次320mg，溶于500ml10%的葡萄糖注射液或生理盐水中，静脉滴注，速度为100ml／h，每日1次。

【药理与用途】为钙离子通道阻滞剂，通过阻止Ca^{2+}跨膜进入血管平滑肌细胞内，使血管平滑肌松弛，脑血管、冠状血管和外周血管扩张，从而缓解血管痉挛、降低血管阻力、增加血流量。本品通过提高脑血管的血流量，改善脑的代谢。用于脑血管疾病：脑动脉硬化、一过性脑缺血发作、脑血栓形成、脑栓塞、脑出血后遗症和脑外伤后遗症；心血管疾病：冠心病、心绞痛，如用于治疗心肌梗死，应配合有关药物综合治疗；外周血管疾病：下肢动脉粥样硬化病、血栓闭塞性脉管炎、动脉炎、雷诺病等。

【不良反应】偶尔发生粒性白细胞减少、血小板减少、消化系统不适、头痛、头晕、失眠、神经衰弱、皮疹、肝酶值升高。

【注意事项】脑内出血后止血不完全者、白细胞减少者、对本品过敏者禁用；孕妇及哺乳期妇女慎用；不推荐儿童使用；服本药过程中要定期进行血液学检查。给药1～2周后，若未见效果可停止服用；由于存在引发颗粒性白细胞缺乏症的可能，建议使用过程中注意观察是否有炎症、发热、溃疡和其他可能由于治疗引发的症状。一旦此类症状发生应停止用药。

八、丁咯地尔Buflomedil（活脑灵、甲氧吡丁苯、赛来乐、乐福调、Loftyl、Fonzylane）

【剂型与规格】片剂：150mg、300mg；丸剂：150mg；注射剂：50mg。

【用法与用量】口服，150～200mg，每日2～3次。肌内注射或静脉注射，每日200～400mg。静脉滴注，用量同肌内注射，加入氯化钠注射液或5%葡萄糖注射液250～500ml中缓慢滴注。

【药理与用途】血管扩张剂，通过抑制血管d受体，抑制血管收缩，能有效地增加末梢血管和脑部缺氧组织的血流量，还能增强红细胞的变形能力，抑制血小板聚集，降低血液黏度，改善血液流动性，从而改善外周及心、脑微循环障碍和老年性微血管功能不足症。用于脑血管硬化、脑血栓引起的脑部供血不足、老年性痴呆、末梢血管病、雷诺病、间歇性跛行、动脉炎、耳蜗前庭病、耳鸣、头晕、眩晕、冻疮及缺氧所致疼痛等。

【不良反应】主要为胃肠不适、眩晕、头痛、呕吐、皮肤瘙痒等。

【注意事项】肝肾功能减退患者应适当调整剂量；孕妇、儿童、哺乳期妇女慎用；产后、严重动脉出血及急性脑出血患者、对本品过敏者禁用。

九、前列地尔Alprostadil（保达新、勃乐斯、凯时、前列腺素E1）

【剂型与规格】粉针剂：20μg、30μg、100μg、200μg。

【用法与用量】静脉滴注，临用前将药品溶于500ml氯化钠注射液、5%葡萄糖注射液或6%右旋糖酐注射液后静脉滴注，2~3小时滴完。血栓性脉管炎、闭塞性动脉硬化：每日40~100μg，也可增加到200μg，15~20日为一疗程。

心肌梗死、脑梗死、心绞痛：每日100~200μg，重症可增加，但不超过400μg。

视网膜中央静脉血栓：每日100~20μg；急性胰腺炎：每日200μg。

肝炎、脂肪肝、肝硬化腹水、高血压：每次200μg，静脉滴注，每日或隔日1次，14次为一疗程。

【药理与用途】具有直接扩张血管作用，可增加组织血流量，改善微循环，抑制和解除血小板聚集。用于治疗血栓性脉管炎、闭塞性动脉硬化症、心肌梗死、心绞痛、心力衰竭、脑梗死、视网膜中央静脉血栓；还可用于血管外科手术和体外循环保护血小板。

【不良反应】可出现头痛、食欲减退、腹泻、低血压、心动过速、可逆性骨质增生及局部注射部位发红、发热等。

【注意事项】孕妇和哺乳期妇女禁用，青光眼、眼压亢进、合并胃溃疡或有既往史者以及间质性肺炎患者慎用。本品和抗高血压药、抗血小板聚集药合用时，应停药或减量。

十、长春西汀Vinpocetine（卡兰、阿朴长春胺酸乙酯、长春乙酯、润坦）

【剂型与规格】片剂：5mg；注射剂：10mg／2ml。

【用法与用量】口服，每次5~10mg，每日3次；静脉滴注或静脉注射，每次10mg，每日1~3次；开始剂量每天20mg，以后根据病情可增至每天30mg，缓慢滴注。

【药理与用途】本品为脑血管扩张药，能抑制磷酸二酯酶活性，增加血管平滑肌松弛的信使c-GMP的作用，选择性地增加脑血流量，此外还能抑制血小板凝集，降低人体血液黏度，增强红细胞变形力，改善血液流动性和微循环，促进脑组织摄取葡萄糖，增加脑耗氧量，改善脑代谢。适用于脑梗死后遗症、脑出血后遗症、脑动脉硬化症等。

【不良反应】有时可出现皮疹、荨麻疹、瘙痒过敏症状，此时应停药；亦可出现腹痛、腹泻、食欲不振、白细胞减少、AST、ALT、γ-GTP、AL-P、血尿素氮升高；偶见头昏、颜面潮红、血压轻度下降、心动过速等。

【注意事项】对本品中所加成分过敏者、颅内出血后尚未完全止血者、严重缺血性心脏病者、严重心律失常者、孕妇或已有妊娠可能的妇女禁用；哺乳期妇女慎用，必须使用时应停止哺乳；长期使用应注意检查血象变化。

十一、氟桂利嗪Flunarizine（氟脑嗪、脑灵、西比灵、Sibelium）

【剂型与规格】胶囊剂：5mg。

【用法与用量】口服，起始剂量：65岁以下患者每晚1次，每次10mg；65岁以上患者，每晚1次，每次5mg。维持治疗可减至每周给药5日。

【药理与用途】本品为选择性的钙离子拮抗剂，能直接扩张血管，作用、用途与桂利嗪相似。对脑血管有选择性扩张作用。能预防由缺血缺氧引起的神经细胞内Ca2+增多所致的损害，能消除由脑外伤和脑出血所引起的脑血管痉挛，对前庭基底动脉供血不全所引起的症状和偏头痛有较好疗效。临床适用于脑血管灌注不足和外周肢体血管硬化有关的疾病，如偏头痛、眩晕及间歇性跛行、脑梗死后遗症、动脉硬化等所致的脑血流障碍、记忆力减退、失眠等。

【不良反应】本品毒副作用较少，但可能出现嗜睡和疲劳无力；长期用药可能增加体重、出现锥体外系反应及转氨酶升高等。

【注意事项】有抑郁病史、巴金森病或其他锥体外系疾病的患者禁用：颅内出血未止者、脑梗死急性期、孕妇及哺乳期妇女禁用；注意不能用含乙醇饮料冲服。

十二、桂利嗪Cinnarizine（脑益嗪、肉桂嗪、Aplactan）

【剂型与规格】片剂：25mg；胶囊剂：25mg；注射剂：20mg／20ml。

【用法与用量】口服，每次25～50mg，每日3次，饭后服。静脉注射，每次20～40mg，缓慢注入。

【药理与用途】本品为哌嗪类钙通道拮抗剂，可阻止血管平滑肌的钙内流，引起血管扩张而改善脑循环及冠脉循环，特别对脑血管有一定的选择作用。本品能抑制磷酸二酯酶，阻止cAMP分解成无活性的5-AMP，从而增加细胞内的cAMP浓度，抑制组胺、5.羟色胺、缓激肽等多种生物活性物质的释放，对补体C4的活化也有抑制作用。临床适用于脑血管障碍、脑栓塞、脑动脉硬化等症。

【不良反应】偶见胃肠道症状、嗜睡、皮疹等。

【注意事项】静脉注射可使血压短暂下降；孕妇禁用。

十三、环扁桃酯Cyclandelate（安脉生、安知生、抗栓丸、Acyclin、Anaspat）

【剂型与规格】胶囊剂：100mg。

【用法与用量】口服，每次100~200mg，每日4~5次，症状改善后改为维持剂量每日300~400mg，分3~4次服。

【药理与用途】直接作用于血管平滑肌使血管扩张，对脑、肾、四肢血管及冠状动脉有持续扩张作用，使血流量增加，并能促进侧支循环。用于脑血管障碍，如脑动脉硬化症、脑卒中及脑外伤后遗症；血管痉挛性疾病，如手足发绀、肢端动脉痉挛症、间歇性跛行、冻疮；内耳循环障碍，如美尼埃病及美尼埃综合征；视网膜循环障碍如视网膜中心动静脉栓塞、中心性脉络膜视网膜炎；也用于冠状动脉硬化及冠状动脉功能不全等。

【不良反应】偶有皮肤潮红、眩晕、头痛、心悸、皮疹、胃肠道功能紊乱等；大剂量可出现低血压。

【注意事项】严重闭塞性冠状动脉痉挛和青光眼、出血或有出血倾向者慎用；脑血管意外的急性期、妊娠、围生期及哺乳期妇女禁用；与食物同服可减少不良反应的发生。

十四、倍他司汀Betahistine（培他啶、甲胺乙吡啶、抗眩啶、敏使朗、Merislon、Betaserc）

【剂型与规格】片剂：4mg、5mg.6mg；注射剂：2mg／2ml、4mg／2ml。

【用法与用量】口服，每次4~8mg，每日2~4次。肌内注射，每次2~4mg，每日2次。静脉滴注。10~30mg，加入5%葡萄糖注射液或0.9%氯化钠注射液中，一日1次。

【药理与用途】组胺类药物，具有扩张毛细血管循环，扩张脑血管，增加脑血流量，特别是对内耳的毛细血管前括约肌有松弛作用，从而增加内耳血流量。此外，可调整内耳毛细血管的通透性，消除内耳淋巴水肿。并可增加脑内动脉的血流量，改善脑循环，从而改善眩晕症状。用于梅尼埃综合征、前庭神经炎、流行性眩晕、颈性眩晕以及脑动脉硬化、缺血性脑血管病、头部外伤或高血压等所致直立性眩晕、耳鸣等，对多种原因所致的头痛及褥疮等也有效。

【不良反应】一般耐受良好，有时可出现食欲不振、恶心、消化性溃疡加重及头痛、心悸、呕吐、口干、皮疹等。

【注意事项】消化性溃疡、支气管哮喘、嗜铬细胞瘤、褐色细胞瘤患者及孕妇等慎用；老年人使用注意调整剂量。小儿禁用。

十五、己酮可可碱Pentoxifylline（循能泰、巡能泰、潘通、Pentomer）

【剂型与规格】片剂（肠溶片）：100mg；缓释片剂：400mg；注射剂：100mg／

5ml、300mg／15 ml。

【用法与用量】口服，肠溶片，每次100～200mg，每日3次，饭后用少量水整片吞服。缓释糖衣片，每次1片，每日2～3次。静脉注射，100～200mg，需缓慢注射。静脉滴注，每日100～400mg，溶于250～500ml生理盐水、5qo葡萄糖注射液或其他常用血液代用品内，1.5～3小时滴完。24小时用量一般不应超过1200mg。

【药理与用途】本品为外周血管扩张剂，能改善细胞变形能力、抑制血小板聚集、减低血液黏滞度，可改善脑及四肢血液循环，增加动脉及毛细血管血流量，并且有抗血栓作用，对血压无明显影响，对支气管平滑肌也有舒张作用。用于脑血管障碍或脑卒中引起的后遗症、周围血管性疾病如动静脉血流阻滞、脑血管障碍、视网膜病、血栓闭塞性脉管炎、间歇性跛行及血管性头痛等以及与血管退行性改变引起的视力、听力损害有关的循环障碍的改善。

【不良反应】一般耐受性良好，少数患者有胃部不适、恶心、头晕、心悸、颜面潮红等，一般减慢注射速度可避免发生；大剂量应用偶见心律失常、心绞痛及血压下降，应减量或停止使用；极少有过敏现象发生。

【注意事项】静脉注射时患者应平卧，缓慢推入；肾功能不全的患者用量应予调整；心脏病患者慎用；心肌梗死、严重冠状动脉硬化、高血压、低血压患者及妊娠期禁用。对本品过敏者禁用。

十六、罂粟碱Papaverine（帕帕非林）

【剂型与规格】片剂：30mg；注射剂：30mg／1ml。

【用法与用量】口服，每次30～60mg，每日3次；肌内注射，每次30～60mg，每日2次。静脉注射，每次30～120mg，每3小时1次，缓慢推注，每日剂量不宜超过300mg。儿童每日1.5mg／kg，分4次肌内注射或静脉注射给药。

【药理与用途】阿片异喹啉类生物碱，具有抑制磷酸二酯酶的作用，对血管、支气管、胃肠道、胆管等平滑肌有松弛作用，能使冠脉扩张、外周阻力及脑血管阻力降低。用于脑血栓、脑栓塞、肺栓塞、肢端动脉痉挛及动脉栓塞性疼痛等。

【不良反应】可见胃肠道不适、潮红、头痛、嗜睡、出汗、皮疹、直立性低血压等。

【注意事项】静脉注射过快可致呼吸加深、潮红、心跳加速及低血压眩晕等；静脉注射过量可致房室传导阻滞、心室颤动、停搏甚至死亡，故应充分稀释后缓慢静脉注射；心绞痛、新近心梗或脑卒中患者慎用；使用本品应注意检查肝功能，有时可见过敏，引起肝脏受损出现黄疸，应立即停用；青光眼患者应定期检查眼压；出血或有出血倾向患者、帕金森病患者禁用。

十七、灯盏花素Breviscapine（灯盏乙素）

【剂型与规格】片剂：20mg；注射剂：5mg／1 ml、5mg／2ml。

【用法与用量】口服，每次2片，每日3次。肌内注射，每次2ml，每日2次，10～15日为一疗程。静脉注射，6～12ml，每日1次，用5%。10%葡萄糖液或生理盐水20ml稀释后，缓慢静脉推注，2～4周为一疗程。静脉滴注，4～8ml，每日1次，加入5%或10%葡萄糖注射液500ml中稀释后滴注，10～15日为一疗程。动脉灌注，6～12ml，用5%～10%葡萄糖液或生理盐水20ml稀释后，缓慢动脉推注，每日或隔日1次，7次为一疗程。穴位注射，0.5～1ml，多穴总量<4ml，连续2周为一疗程。

【药理与用途】从灯盏花全株植物中提取的黄酮类成分。可改善脑微循环，显著增加脑血流量，提高血一脑脊液屏障的通透性，增加外周、冠状动脉和心肌血流量。抗心肌缺血、缺氧及抑制血小板凝聚的功能，另外还具有抗脂质过氧化，促纤溶活性，降低血液黏滞度等作用，还能提高巨噬细胞的吞噬功能及机体免疫功能。用于脑供血不足、椎底动脉供血不足等闭塞性脑血管疾病、脑出血后遗症瘫痪患者以及冠心病、心绞痛、心肌梗死、高血压、高黏滞血症、脉管炎等心血管疾病。亦用于Ⅱ型糖尿病及肺心病等。

【不良反应】无明显不良反应；个别有皮疹、乏力、口干等，但不影响治疗。

十八、川芎嗪Ligustrazine（川芎嗪I号碱、四甲基吡嗪、Tetramethyl、Pyrazine）

【剂型与规格】片剂：50mg；注射剂：40mg／2ml（盐酸盐）、50mg／2ml（磷酸盐）。

【用法与用量】口服，每次100mg，每日3次，30日为一疗程。肌内注射，盐酸盐注射液2ml、磷酸盐注射液2～4ml，每日1～2次，缓慢推注，15日为一疗程。静脉滴注，盐酸盐注射液2～4ml、磷酸盐注射液4～6ml，每日1次，于5%或10%葡萄糖液或0.9%氯化钠溶液或低分子右旋糖酐250～500ml中稀释，缓慢滴注，15日为一疗程。

【药理与用途】具有抗血小板聚集作用，对已聚集的血小板有解聚作用，能扩张小动脉，改善微循环及脑循环，产生抗血栓形成和溶血栓的作用。用于脑供血不全、脑栓塞、脉管炎、冠心病、心绞痛等。

【不良反应】偶见胃部不适、口干、嗜睡等，停药后即可消失，饭后服用可减少或避免副作用；注射一般无明显毒副作用。

【注意事项】注射液酸性强，不宜大量肌内注射；对小量出血与闭塞性脑血管病鉴别困难时应慎用；有出血或有出血倾向者禁用。

十九、曲克芦丁Troxerutin（福尔通、维脑路通、Venoruton）

【剂型与规格】片剂：100mg；注射剂：100mg／2ml、200mg／2ml。

【用法与用量】口服，每次200～300mg，每日3次。肌内注射，每次100～200mg，每日2次。静脉滴注，400mg，每日1次，用5%或10%的葡萄糖注射液稀释后使用。20日为一疗程，可用1～3个疗程，每疗程间隔3～7日。儿童用量酌减。

【药理与用途】有弱毛细血管收缩作用，降低毛细血管通透性与脆性，可防止血管通透性升高引起的水肿，对急性缺血性脑损伤有显著的保护作用，能对抗5-HT和缓激肽引起的血管损伤，保护血管内皮细胞。能抑制血小板聚集，防止血栓形成，并能增加血中氧含量与氧饱和度，能促进新血管形成以增进侧支循环，并有抗放射线损伤、抗炎症、抗过敏、抗溃疡等作用。用于闭塞性脑血管病引起的偏瘫、失语、冠心病梗死前综合征、中心性视网膜炎、血栓性静脉炎、静脉曲张、慢性静脉功能不全、血管通透性升高引起的水肿、淋巴水肿、烧伤及创伤水肿、动脉硬化等病症。

【不良反应】偶见过敏反应和恶心、头晕等。

【注意事项】使用中一旦出现过敏反应，应立即停用。

二十、奥扎格雷Ozagrel（晴尔、奥泽格瑞、丹奥、橘善宝、Xanbon）

【剂型与规格】粉针剂：20mg。用法与用量：静脉滴注，每次40～80mg，溶于适当量的电解质或糖液中，每日1～2次。1～2周为一个疗程。

【药理与用途】TXA2合成酶抑制剂，能阻碍PCH2、TXA2，改善TXA2与PCl2的平衡异常，而抑制血小板的聚集和解除血管痉挛，能抑制脑血栓形成和脑血管痉挛。改善脑缺血急性期的循环障碍及改善脑缺血时能量代谢异常。并用于改善脑血栓症急性期的运动障碍，改善蛛网膜下腔出血手术后的脑血管痉挛收缩以及与此伴随而产生的脑缺血症状。

【不良反应】可见过敏性皮疹、肝功能异常、发热及消化道反应；偶见休克、血小板减少症、室上性心律不齐、血压下降及贫血等；严重不良反应可出现出血性脑梗死、硬膜外血肿、脑内出血、消化道出血、皮下出血等。

【注意事项】有出血或出血倾向及对本品过敏患者禁用或慎用；严重心、肺、肝、肾功能不全者、严重高血压，收缩压超过26.6kPa（200mmHg）以上者禁用。

二十一、阿米三嗪-萝巴新Almitrine／Ranbasioe（都可喜、Duxil）

【剂型与规格】片剂：每片含阿米三嗪30mg及萝巴新10mg。

【用法与用量】口服，每次1片，每日2次，维持剂量按个别情况可减至每日1片。体重不足50kg者，口服1片。

【药理与用途】阿米三嗪和萝巴新的复方制剂。阿米三嗪是本制剂的主要药理活性物质，能增强肺泡-毛细血管的气体交换效益，使通气血流灌注比例正常化而不改变其他呼吸参数，使动脉血氧分压（PaO_2）和氧饱和度（SaO_2）提高；萝巴新可增加前者的作用强度和持续时间，能增加大脑线粒体氧的利用。二者合用使PaO_2和SaO_2明显提高，因而使氧供应和利用增加，促进新陈代谢，有抗缺血及改善脑代谢和微循环的作用，能改善大脑皮层电活动及精神运动表现和行为，能预防脑血管意外的发生，并可改善组织水肿。用于亚急性或慢性脑功能不全、脑缺血后遗症、老年精神行为障碍（如记忆力丧失、智能降低、注意力不集中及活动能力弱、个性改变、情感不稳定等），也用于神经或脉管性视网膜病、耳蜗前庭失调以及脑血管意外后的功能恢复等。

【不良反应】轻微的胃肠道不适；罕见失眠、心悸和体重下降；过量可引起心动过速、低血压、气促等。

【注意事项】用药过程中体重下降3kg者应停药观察；长期服药如脚及下肢出现蚁走感应停止服药；避免与其他含烯丙哌三嗪的药物同服；孕妇（尤其是早孕期）禁用。

二十二、二氢麦角碱Dihydroergotoxine（安得静、海特琴、氢化麦角碱、氢麦毒、喜得镇、Hydergin）

【剂型与规格】片剂（甲磺酸盐）：1mg、1.5mg、4.5mg；缓释片（甲磺酸盐）：2.5mg；含片：0.25mg、0.5mg；注射剂：0.3mg／1ml。

【用法与用量】口服，1～2mg，每日3次，或3～5mg，每日1次，饭前服。缓释片：2.5mg，每日2次。皮下或肌内注射，0.15～0.6mg，每日或隔天1次。舌下给药（含片），0.5～2mg，每4～6小时1次。对脑退化患者，须连续用3～4周后才显疗效，一般需3个月的治疗。

【药理与用途】麦角毒碱的二氢化物，为氢化麦角考宁、氢化麦角汀及α，β-氢化麦角隐亭的甲烷（或乙烷）磺酸盐的混合物。能阻滞仅受体，具有抗肾上腺素作用，并且直接作用于血管运动中枢，使血管扩张；同时也能激活DA和5-HT受体，改善神经传导功能，缓解血管痉挛，改变病理性脑电活动，增加脑血流量和对氧的利用及改善脑细胞代谢功能；对周围血管亦有扩张作用，能降低血压，有益于改善心功能，心输出量可维持不变，而射血分数明显增加；还能减少ATP分解，使神经细胞能量增加。并有抑制血小板和红细胞聚集的作用。用于脑梗死、脑卒中及脑震荡后遗症症状改善；亦用于老年性退行性脑循环障碍及老年性痴呆等。其注射剂还可用于冬眠疗法。

【不良反应】可见胃肠道不适、潮红、眩晕、鼻塞等；注射给药严重反应可出现直立性低血压。

【注意事项】注射后宜卧床休息2小时以上，以避免直立性低血压的发生；本品也可静脉滴注，但应缓慢滴入；服药期间应避免开车和机械操作；慢性精神病者禁用；禁用于低血压、心肌梗死、严重动脉硬化、心搏徐缓、肾功能障碍患者、孕妇及对本品过敏者。

二十三、尼麦角林Nihydroergotoxine（麦角溴烟酯、脑通、Sermion）

【剂型与规格】片剂：5mg、10mg（缓释片）；注射剂：2.5mg／ml。

【用法与用量】口服，每次5mg，每日3次，空腹服。缓释片：每次10～20mg，每日1～2次。肌内注射，每次2～4mg，每日1～2次。静脉滴注，2～4mg，溶于100ml 0.9%氯化钠溶液中，缓慢滴注，每日1～2次。严重病例剂量可提高到每日10mg，用上述方法肌内注射或静脉滴注给药。

【药理与用途】二氢麦角碱衍生物，具有较强的仪受体阻滞作用，血管扩张作用较强，能增加脑血流量，加强脑细胞能量的新陈代谢，增加血氧及葡萄糖的利用，改善脑功能障碍，并能显著地促进脑部蛋白质的合成；还能促进多巴胺的代谢，兴奋神经传导，改善精神和情绪上的异常；尚有抗血小板聚集和抗血栓形成作用。用于急、慢性脑血管疾病和代谢性脑供血不足，可改善慢性脑部功能不全综合征（chronic cerebrovascular insufficiency，CCI）所产生的身体、智能和精神情绪失调，如眩晕、耳鸣、头痛、视觉障碍、记忆力和注意力降低、抑郁、焦虑、感觉迟钝等；亦用于急慢性外周循环障碍、老年性耳聋、视网膜疾病等。

【不良反应】可见潮红、耳鸣、头晕、倦怠、低热及胃肠不适、血压降低等；偶见尿频、口裂、肝肾功能和总胆固醇轻度改变。

【注意事项】本品对外周血管扩张作用较明显：注射后应平躺数分钟，以防止暂时性低血压及眩晕发生；口服给药无此现象发生；粉针剂溶解后在室温避光条件下可保存48小时。

二十四、银杏叶提取物Ginkgo Biloba Leaf Extract（冠心酮、舒血宁、梯波宁、银可络、金纳多、达纳康、Tanakan、天保宁、Teponin、ECb761）

【剂型与规格】片剂：40mg；胶囊剂：40mg；注射剂：5ml，250ml；滴剂：30ml；口服液：30m1（40mg／ml）。

【用法与用量】口服，片剂，每次1～2片，每日3次；滴剂，每次0.5～1.0ml，每日3次；静脉滴注，每日5～10ml，加入250ml输液剂中滴注或每瓶250ml，每日1次。静脉滴注。

【药理与用途】有扩张冠状动脉和脑血管作用，能改善微循环，促进心、脑组织代谢，对神经细胞起保护作用，改善记忆障碍；对血小板活化因子（platelet activating factor，PAF）有拮抗作用，可防止血小板聚集，改善血液流变性；还能清除自由基的生成，降低IPO含量和抑制细胞膜脂质的过氧化。用于脑部、周边循环障碍的患者，包括脑卒中、痴呆症、急慢性脑功能不全及其后遗症；耳部循环障碍、耳鸣、眩晕、突发性耳聋：眼部循环障碍、糖尿病性视网膜病变、老年性黄斑变性、慢性青光眼；血管末梢循环障碍等。

【不良反应】有轻微的胃肠不适，皮肤过敏等反应，不经特殊处理可自行消失。

【注意事项】对银杏叶制剂过敏者、孕妇及心力衰竭者慎用。

二十五、银杏达莫Ginkgo Leaf Extract and Dipyridamole（杏丁）

【剂型与规格】注射剂：5ml、10ml。本品为复方制剂，5ml含银杏总黄酮5mg、双嘧达莫2mg。

【用法与用量】静脉滴注，每次10～25ml，加入0.9%氯化钠注射液或5%N10%葡萄糖注射液500ml中，每日2次。

【药理与用途】本品中银杏总黄酮具有扩张冠脉血管、脑血管，改善脑缺血产生的症状和记忆功能。双嘧达莫抑制血小板聚集，高浓度（50 yg／ml）可抑制血小板释放。用于预防和治疗冠心病、血栓栓塞性疾病。

【不良反应】偶有恶心、呕吐、头晕、皮肤过敏反应；罕见心绞痛加重，一旦停药，症状立即消失。

【注意事项】有出血倾向者、孕妇慎用。

二十六、甲哌酮Tolperisone（甲苯哌丙酮、脑脉宁、托哌酮、Mydocalm、N-553）

【剂型与规格】片剂：50mg。

【用法与用量】口服，每次50～100mg，每日3次，可随年龄、症状增减用量。

【药理与用途】外周血管扩张剂及中枢性肌肉松弛剂，直接扩张血管平滑肌，增加组织血流量，抑制多突触反射，降低骨骼肌张力，缓解因脑、脊髓受损而出现的肌肉强直、阵挛等。用于治疗脑动脉硬化、脑卒中后遗症、脑性麻痹症、痉挛性脊髓麻痹症、肌萎缩性侧索硬化症、血管内膜炎、动脉硬化症及各种脑血管疾病引起的头痛、头晕、眩晕、失眠、记忆减退、肢体麻木、耳鸣等症状。

【不良反应】少数患者可出现食欲不振、腹痛、头晕、嗜睡、面部潮红、患肢肿痛、下肢无力、乏力等，多为一过性，一般停药1～2天即消失。

二十七、吡硫醇Pyritinol（脑复新、Neuroxin、Pyrithioxine）

【剂型与规格】片剂：100mg、200mg；糖浆剂：10 mg／ml；注射剂：100mg、200mg。

【用法与用量】口服，片剂：每次100～200mg，儿童每次50～100mg；糖浆剂：每次10～20ml；每日3次；静脉滴注，200～400mg，每日1次。

【药理与用途】维生素B_6的衍生物，能促进脑内葡萄糖及氨基酸代谢，改善全身同化作用，增加颈动脉血流量，改善脑血流量。用于脑震荡综合征、脑外伤后遗症、脑炎及脑膜炎后遗症等的头胀痛、头晕、失眠、记忆力减退、注意力不集中、情绪变化等症状的改善，亦用于脑动脉硬化症、老年性痴呆精神病等。

【不良反应】少数患者服药后出现皮疹、恶心等，停药后即可恢复。

【注意事项】动物实验有引起第二代动物唇裂的倾向，故孕妇慎用。

二十八、石杉碱甲Huperzine A（哈伯因）

【剂型与规格】注射剂：30μg；片剂：50μg。

【用法与用量】肌内注射，每次30μg，每日2次。口服，每次100~200μg，每日2次，每日最大量不超过450μg。

【药理与用途】高效胆碱酯酶抑制剂，有很强的拟胆碱活性，能改善记忆和认知功能。用于治疗良性记忆障碍和老年痴呆症。

【不良反应】偶见恶心、头晕、出汗、腹痛、视力模糊等反应，均可自行消失。

【注意事项】治疗开始时应注意观察不良反应，以保证安全；有严重心动过速、低血压者以及心绞痛、哮喘、肠梗阻患者慎用。

二十九、七叶皂苷钠Sodium Aescinate

【剂型与规格】注射剂：5mg、10mg。

【用法与用量】静脉滴注，5~20mg，溶于10%葡萄糖注射液或0.9%生理盐水250~500ml中；也可取5mg溶于上述注射液中，静脉注射给药。重症患者可多次给药，但每日不宜超过30mg。儿童用量3岁以下者0.1mg／kg，3~10岁者0.2mg／kg。

【药理与用途】七叶树属植物天师栗（Aesculu.s wilsoniirehd）干燥成熟果实（婆罗子）提取的皂苷钠盐，具有抗渗出和增加静脉张力作用，有消肿、抗炎和改善血液循环的作用。用于脑水肿、创伤、烫伤及手术后引起的肿胀，也用于痔疮、下肢静脉曲张及血栓性静脉炎。

【不良反应】偶见过敏反应。

【注意事项】应用时，勿使药液流出血管外，若发生，可用普鲁卡因或透明质酸局部封闭治疗；不推荐早期妊娠患者使用；本品仅供静脉注射给药；肾损伤、肾功能障碍及Rh血型不合的患者禁用。

三十、复方芦丁Compound Rutin

【剂型与规格】片剂：每片含芦丁20mg、维生素C 50mg。

【用法与用量】口服，每次1~2片，每日3次。

【药理与用途】本品为维生素P属的一种，是一种脱氢黄素酮的糖苷。在食物中常与维生素C共存。维生素P是一种氢的传递体，可能参与体内氧化还原酶的作用，能影响甲状腺的活动，并使肾上腺素免于氧化，在体内能增强维生素C的作用和促进维生素C在体内蓄积，维生素C其主要药理作用是维持血管弹性、增强毛细血管抵抗力、降低其脆性与通透性，并促进其细胞增生和防止血细胞凝集。主要用于脆性增加的毛细血管出血症，也用于高血压脑病、脑出血、视网膜出血、出血性紫癜、急性出血性肾炎、再发性鼻出血、创伤性肺出血、产后出血等的辅助治疗。

【不良反应】未见报道。

【注意事项】孕妇及哺乳期妇女用药尚不明确。

三十一、甘油果糖Glycerol And Fructose（甘果糖输液、固利压、Clycerditol）

【剂型与规格】注射剂：250ml、500ml（每100ml含有甘油10g、果糖5g、氯化钠0.9g）。

【用法与用量】静脉滴注，降颅压：每次250～500ml，每日1～2次，连续用药1～2周，500ml滴注时间约为2～3小时；脑外科手术时的缩小脑容积：每次500ml，滴注时间为30分钟；降眼压及眼科手术：每次250～500ml，滴注时间为45～90分钟。

【药理与用途】本品为渗透性脱水剂，是甘油、果糖、氯化钠的复方制剂，它通过高渗性脱水产生直接作用，并将代谢生成的能量利用，进入脑代谢过程，同时果糖也可改善脑代谢，呈现脑水肿消失、颅压降低及脑血流获得改善的效果。用于脑梗死、脑内出血、蛛网膜下腔出血、头外伤、脑膜炎、脑外科手术后颅内降压；亦用于各种情况的降眼压、降低眼前房及晶体内压力。

【不良反应】偶见尿隐血反应、血红蛋白尿、血尿；有时还可出现高钠血症、低钾血症、恶心、头痛、口渴及少有的倦怠感。

【注意事项】循环功能障碍、肾功能障碍、尿崩症、糖尿病患者及高龄患者慎用；硬膜外、硬膜下血肿患者确认没有再出血后方可使用；大量、急速输入时可产生乳酸中毒；眼科手术中，因会引起尿意，故应先行排尿；本品在摄氏零度以下会结冻，使用前，应先微温解冻，至接近体温时使用；必须限制食盐摄入量的患者甩药时要慎重，因本品含有氯化钠；遗传性果糖不耐受患者禁用。

三十二、甘油氯化钠Glycerol and Sodium Chloride

【剂型与规格】注射剂：250ml、500ml。为复方制剂，每瓶250ml含甘油25g、氯化钠2.25g；每瓶500ml含甘油50g、氯化钠4.5g。

【用法与用量】静脉滴注，每次500ml，每日1～2次。静脉滴注速度应缓慢，每分钟不超过3ml。

【药理与用途】本品为高渗透性脱水剂，用于降低脑出血、脑梗死、脑外伤、脑膜炎、脑肿瘤等引起的高颅压。

【不良反应】可能出现血红蛋白尿或血尿，发生率与滴注速度有关，静脉滴注速度不宜过快（每分钟2～3ml）。一旦发生血尿或血红蛋白尿，应及时停药，2日内即可消失。

【注意事项】静脉滴注速度不宜过快；严重心力衰竭患者慎用。

三十三、甘油Glycerin（丙三醇、Clycerin）

【剂型与规格】溶液剂：500ml。

【用法与用量】口服，50%甘油溶液，1～2ml／kg，首次用量宜大；以后每6～8

小时1次，每日用量可在5 ml／kg以上。可在其他脱水药两次给药期间用药，以防止反跳。

【药理与用途】可提高血浆渗透压而产生脱水作用，并在体内能产生热量，较等量葡萄糖略高；在其代谢过程中不需要胰岛素，可用于糖尿病患者，且不引起电解质紊乱，故可长期使用。用于降低颅内压及眼压，治疗脑水肿等。另外还有润滑、吸湿和溶媒作用。

【不良反应】口服无毒，偶有头痛、眩晕症状发生。

【注意事项】空腹服用对胃肠道有轻微刺激，可引起口渴、恶心、呕吐、腹部不适等。

三十四、胞磷胆碱Citicoline（尼可林、胞二磷胆碱、胞胆碱、CDP-Choline）

【剂型与规格】注射剂：250mg／2ml。

【用法与用量】静脉滴注，每日200～600mg，5～10日为一疗程。肌内注射，每日200mg。

【药理与用途】本品为核苷衍生物，作用比较广泛。对改善脑组织代谢，促进大脑功能恢复和苏醒有一定作用。主要用于急性颅脑外伤和脑手术所引起的意识障碍。

【不良反应】偶可引起失眠、头痛、头晕、恶心、呕吐、厌食、面潮红、兴奋、暂时性低血压等。

【注意事项】脑内出血急性期，不宜大剂量应用。

三十五、依达拉奉Edaravone（必存、易达生、Radicut）

【剂型与规格】注射剂：10mg／5ml。用法与用量：静脉滴注，每次30mg，每日2次。加入生理盐水中稀释，30分钟内滴完。发病24小时内开始用药，14天为一疗程。

【药理与用途】本品是一种脑保护剂（自由基清除剂）。临床研究提示 N-乙酰门冬氨酸（N-acetylaspartate，NAA）是特异性的存活神经细胞的标志，脑梗死发病初期含量急剧减少。脑梗死急性期患者给予依达拉奉，可抑制梗死周围局部脑血流量的减少，使发病后第28天脑中NAA含量较甘油对照组明显升高。主要用于治疗急性脑梗死所致的神经功能损伤，改善神经症状与日常生活动作障碍；蛛网膜下腔出血急性期。

【不良反应】有肝、肾功能异常；恶心、呕吐、腹泻、头痛、失眠、皮疹、血小板减少、弥散性血管内凝血（disseminated intravascular coagulation，DIC）等。

【注意事项】对本品过敏者、重度肾功能衰竭的患者、孕妇及哺乳期妇女禁用。儿童、轻中度肾功能损害的患者、肝功能损害患者、心脏疾病患者慎用。

三十五、脑蛋白水解物Cerebroprotein Hydrolysate（脑活素、优尼泰、丽珠赛乐、Cerebrolysin）

【剂型与规格】注射剂：1ml、2ml、5ml、10ml。

【用法与用量】肌内注射，5ml；皮下注射，2ml；静脉注射，10ml。开始每日注射1次，随后可每周2～3次。静脉滴注，10～30ml稀释于250ml生理盐水或5%葡萄糖注射液中，缓慢滴注，每日1次，一疗程2～4周。儿童用量酌减。

【药理与用途】动物脑蛋白经酶降解而产生的器官特异性氨基酸和多肽的复合物，易透过血—脑脊液屏障并可进入神经细胞，促进蛋白质合成，影响其呼吸链，增加脑组织的抗缺氧能力。含有神经递质、肽类激素及辅酶的前体物，能激活腺苷酸环化酶，催化激素系统，使紊乱的葡萄糖转运正常化，改善脑能量代谢，改善记忆等。用于脑血管代偿不足所致的功能失调、脑卒中、颅脑外伤术后、严重脑部感染继发的功能紊乱、注意力不集中和记忆障碍、老年脑萎缩、脑供血不全引起的脑功能衰退、婴幼儿大脑发育不全、脑震荡或脑挫伤后遗症等。

【不良反应】偶有过敏反应发生，表现为寒战、低热；有时可见胸部不适、头痛、气促、呕吐及排便等。

【注意事项】过敏体质者慎用；本品注射过快可引起轻度发热，极少数患者可出现寒战；一旦出现过敏反应，应立即停药治疗；癫痫持续状态及大发作间歇期因易诱导发作，应禁用；严重肾功能障碍及孕妇禁用。

三十六、小牛血去蛋白提取物Deproteinized Hemoderivative of Calf Blood（爱维治、奥德金、Actovegin）

【剂型与规格】片剂：200mg；注射剂：200mg／5ml、400mg／10ml。

【用法与用量】口服，每次1～2片，每日3次，整片吞服，4～6周为一疗程，可作注射治疗后的继续治疗。静脉注射，初期每日400～800mg，或每周数次输注。静脉滴注，400～2000mg，加入生理盐水或5%葡萄糖注射液250ml中，滴速约每分钟2ml，每日或每周数次滴注，连续2～3周。

【药理与用途】一种不含蛋白质的小牛血液提取物，含有低分子肽和核酸衍生物，在细胞水平发挥作用，提高与能量调节有关的代谢，能改善氧和葡萄糖的吸收及利用，故能提高ATP的周转，为细胞提供较强的能量；在脑功能不全或正常功能降低（低血氧）和能量需求增加（修复、再生）等情况下，保持细胞功能、促使供血量增加。用于脑卒中、脑外伤所致痴呆、动脉、静脉血流障碍及引起的动脉血管病及腿部溃疡、皮移植术、烧伤、烫伤、糜烂、创伤、褥疮的伤口愈合及放射所引起的皮肤、黏膜损伤等。

【不良反应】有过敏史患者偶见过敏反应；较大剂量可引起胃部不适。

【注意事项】糖尿病患者慎用；妊娠及哺乳期妇女需在医师指导下使用；肌内注射时要缓慢，每次不超过5ml；对本品或同类物质有过敏反应的患者禁用；出现过敏反应应立即停药，并根据需要给予抗过敏治疗（抗组织胺或皮质类固醇）；本品是高渗溶液，血管内输注时勿使药液外漏；静脉输注前应用2ml做试验剂，因有过敏反应发生的可能性。

三十七、单唾液酸四己糖神经节苷脂钠Monosialotetrahexosylganglioside Sodium（GM-1、施捷因）

【剂型与规格】注射剂：20mg／2ml、100mg／5 ml。

【用法与用量】治疗血管性或外伤性中枢神经损伤：肌内注射或缓慢静脉滴注，每日20～40mg，一次或分次注射。急性期：静脉滴注，每日100mg；2～3周后改为维持量，每日20～40mg，一般疗程6周。帕金森病：静脉滴注，首剂量500～1000mg；第二日起每日200mg，皮下、肌内注射或静脉滴注，一般用至18周。

【药理与用途】本品能促进由于各种原因引起的中枢神经系统损伤的功能恢复。用于治疗血管性或外伤性中枢神经系统损伤、帕金森病。

【不良反应】有皮疹样反应。

【注意事项】对本品过敏者、遗传性糖脂代谢异常（神经节苷脂累积病）禁用。

三十八、肌氨肽苷Muscular Amino Acids and Peptides and Nucleosides（新苷、永瑞泰）

【剂型与规格】注射剂：2ml：3.5mg（多肽）：0.5mg（次黄嘌呤）；10ml：17.5mg（多肽）：2.5mg（次黄嘌呤）。

【用法与用量】肌内注射，每次2～4ml，每日1～2次；静脉滴注，每次4～10ml.加入0.9%氯化钠注射液或5%～10%葡萄糖注射液500ml中，缓慢滴注（每分钟2ml），每日1次，两周为一疗程。

【药理与用途】本品所含核苷酸和多种氨基酸（必需氨基酸）是参与人体生命活动的重要物质。对心血管系统疾病有改善血液循环障碍、降低血管阻力、增加心肌利用氧等作用，能促进造血系统功能，升高白细胞数量，同时有增加血管弹性、防止血管硬化作用。用于由脑血管意外引起的瘫痪、周围神经系统疾患所引起的肌肉萎缩、神经衰弱综合征等。

【不良反应】个别患者出现发冷、发热、体温略有升高，头晕、烦躁，调慢滴速或停药后症状可消失。

【注意事项】对本品过敏者禁用。使用本品有面色潮红、头痛和头晕等副作用。

三十九、巴曲酶Batroxobin（东菱克栓酶、东菱精纯抗栓酶、Defibrin、Defi-brase、DF-521）

见血液系统药巴曲酶

四十、素高捷疗Solcoseryl

【剂型与规格】注射剂：10ml、5ml、2ml、（10%）250ml、（20%）250ml。片剂：40mg。

【用法与用量】口服，每次2~4片，每日3次。急性患者，静脉滴注，10~20ml加入葡萄糖液或生理盐水250~500ml内静脉滴入，每日1次，连续2周。也可静脉注射给药5~10ml，病情改善后改为2~5ml肌内注射给药。慢性病变、病程较长患者，肌内注射，2~5ml，每日1次或隔天使用。儿童用量酌减，婴儿每日2ml、学龄前儿童每日2~4ml。

【药理与用途】从发育旺盛的健康小牛血液中提取的一种呼吸赋活活性物质，能促进细胞线粒体的呼吸过程，加强氧的利用，提高ATP的产生，促进DNA和蛋白质的合成，增进可逆的细胞区的增殖率，改善葡萄糖的运转，激发胶原的形成，促进毛细血管的生成，并可降低血液黏度，具有如生长因子的活性保护细胞的作用。用于治疗脑供血不足、脑梗死、脑出血、脑动脉硬化、脑功能不全、器质性精神综合征、老年痴呆、颅脑外伤及颅脑手术后恢复以及窒息、脑缺氧、一氧化碳中毒、细菌、病毒等所致的脑部病灶损害、脑代谢紊乱的恢复等。

【不良反应】偶见注射部位疼痛。

【注意事项】本品为高渗液，静脉注射宜慢；本品含微量对羟基苯甲酸盐及相应的游离酸，对这些物质过敏者慎用。

第五节　抗帕金森病药

一、左旋多巴Levodopa（左多巴、Dopar）

【剂型与规格】片剂：50mg、100mg、250mg；注射剂：50mg/20ml。

【用法与用量】治疗震颤麻痹：开始时一日0.25~0.5g，每服2~4日增加0.125~0.5g。维持量一日3~6g，分4~6次服。治疗肝性脑病：每日0.3~0.4g，加入5%葡萄糖500ml中每日1次静脉滴注，待清醒后减量至每日0.2g。

【药理与用途】本药是体内合成去甲肾上腺素、多巴胺等的前体物质，通过血-脑脊液屏障进入中枢，经多巴脱羧酶转化成DA而发挥作用，改善肌强直和运动迟缓效果明显，持续用药对震颤、流涎、姿势不稳及吞咽困难有效，临床用于震颤麻痹。对轻、中度病情者效果较好、重度或老年人效果差。此外用于肝性脑病，可使患者清醒，症状改善。

【不良反应】胃肠道反应；精神障碍；运动并发症；心血管反应；可有直立性低血压，严重时可有眩晕或晕厥；另有心律失常、心绞痛、心肌梗死。

【注意事项】应从小剂量开始逐渐加量；饭后或少食后服药可以减轻胃肠道反应；应坚持长期治疗，至少用药4周以上。有时达6个月始达最佳疗效；患胃及十二指肠溃疡、骨软化症、支气管哮喘、闭角型青光眼、心肌梗死、冠状动脉供血不足的患者慎用；对本品过敏、患严重器质性脑病、内分泌失调、肾脏、肝脏、心脏病、精神病患者禁用；患高血压、糖尿病、心律失常的患者及哺乳期妇女也不宜使用。

二、卡比多巴Carbidopa（α-甲基多巴肼）

【剂型与规格】片剂：12.5mg、25mg。

【用法与用量】常与左旋多巴按1∶10的比例合用。开始1次剂量，卡比多巴10mg，左旋多巴100mg，每日4次。以后每隔3～7日每日增加卡比多巴40mg，左旋多巴400mg，直至每日量卡比多巴达200mg，左旋多巴达2g为限。如患者已先用左旋多巴，须停药8小时以上才能再合用两药。

【药理与用途】卡比多巴为外周脱羧酶抑制剂，不易进入中枢，能抑制外周的左旋多巴转化为多巴胺，使循环中左旋多巴含量增高，而进入中枢的量多。用于各种原因引起的帕金森症。

【不良反应】与左旋多巴合用可出现恶心、呕吐等。还可以引起精神抑郁，面部、舌、上肢及手部的不自主运动。

【注意事项】妊娠期间避免使用卡比多巴和左旋多巴；不宜和金刚烷胺、苯扎托品、开马君、苯海索合用；与左旋多巴合用时，必要时可加服维生素B6；青光眼、精神病患者禁用。

三、卡左双多巴Carbidopa and Levodopa（卡比多巴-左旋多巴、帕金宁、心宁美、神力酶、息宁Sinemet、复方卡比多巴、Compound Carbidopa）

【剂型与规格】控释片：每片含卡比多巴50mg和左旋多巴200mg。

【用法与用量】口服，每次0.5～1片，每日2～4次，按病情需要逐渐增量，一般每日不超过卡比多巴75mg，左旋多巴750mg。本品可整片或半片服用，不能咀嚼和碾碎药片。服用本品时，除左旋多巴外还可继续服用其他标准抗帕金森病药物，但需调整剂量。

【药理与用途】本药是卡比多巴（一种芳香氨基酸类脱羧酶抑制剂）与左旋多巴

（多巴胺的代谢前体）以聚合物为基质的复方控释片剂。左旋多巴在脑内通过脱羧形成多巴胺而缓解帕金森病的症状。不能透过–脑脊液屏障的卡比多巴只抑制外周左旋多巴的脱羧，从而使更多的左旋多巴转运到脑，转化成多巴胺，避免了左旋多巴频繁大剂量给药的必要性。用于治疗帕金森病和帕金森综合征等。

【不良反应】常见运动障碍、恶心、呕吐、抑郁、失眠和幻觉等，偶有消化道出血。

【注意事项】对本药过敏者、精神病患者、闭角型青光眼、严重心血管疾病、肝肾功能不全者、内分泌失调者、孕妇及哺乳期妇女禁用；消化道溃疡、高血压、黑色素瘤患者慎用。调整剂量期间应对患者进行严密监护。

四、多巴丝肼Levodopa and Benserazide（苄丝肼多巴、左旋多巴／苄丝肼、美多巴、Madopar）

【剂型与规格】片剂：复方制剂，125mg含左旋多巴100mg与苄丝肼25mg；250mg含左旋多巴200mg与苄丝肼50mg。

【用法与用量】口服，第一周每次125mg，每日2次。然后每隔一周增加125mg，一般一日总量不宜超过1000mg，分3～4次服用。维持剂量为每次250mg，每日3次。

【药理与用途】本品为复方制剂，含左旋多巴及苄丝肼。苄丝肼为外周脱羧酶抑制剂，不易进入中枢，仅抑制外周左旋多巴转化为多巴胺，使循环中左旋多巴含量增加5～10倍，因而进入中枢的左旋多巴的量也增多，左旋多巴在脑内经多巴脱羧酶作用转化为多巴胺而发挥药理作用，改善帕金森病症状。苄丝肼与左旋多巴合用既可降低左旋多巴的外周性心血管系统的不良反应，又可减少左旋多巴的用量。适用于治疗帕金森病及脑炎后、动脉硬化性或中毒性帕金森综合征，但不包括药物引起的帕金森综合征。

【不良反应】较常见的不良反应有恶心、呕吐，直立性低血压，头、面部、舌、上肢和身体上部的异常不随意运动，精神抑郁，排尿困难；较少见的不良反应有：高血压、心律失常、溶血性贫血、胃痛、非常疲劳或无力；常年使用本药，部分患者可突然发生运动不能、震颤及强直，如"开关"现象；情绪紧张可促进患者发生反常运动不能或"起步困难"。

【注意事项】对左旋多巴或苄丝肼过敏者、孕妇及哺乳期妇女、黑色素瘤患者、严重精神疾患、严重心律失常、心力衰竭、闭角型青光眼、消化性溃疡和有惊厥史者禁用。25岁以下患者、高血压、心律失常、糖尿病、支气管哮喘、肺气肿、肝肾功能障碍、尿潴留者慎用。

五、金刚烷胺Amantadine（金刚胺、三环癸胺）

【剂型与规格】片剂：100mg。

【用法与用量】口服，每次0.1g，早晚各1次，最大剂量每日400mg；儿童用量酌减，可连用3～5日，最多10日，1～9岁儿童每日3mg／kg，每日最大用量不超过150mg。

【药理与用途】进入脑组织后可促进释放多巴胺，或延缓多巴胺的代谢而发挥抗震颤麻痹作用。对震颤麻痹有明显疗效，缓解震颤、僵直效果好。

【不良反应】少数患者有嗜睡、眩晕、抑郁、食欲减退等；亦可出现四肢皮肤青斑、踝部水肿等。

【注意事项】震颤麻痹患者每日超过200mg，疗效不增、毒性增加；老年患者耐受性低可出现幻觉谵妄；精神病、脑动脉硬化、癫痫、哺乳期妇女慎用；可致畸胎，孕妇禁用；肾功能不良者酌减剂量。

六、溴隐亭Bromocnptine（溴麦角隐亭、溴麦亭、溴麦角环肽）

【剂型与规格】片剂：2.5mg、5mg、20mg；胶囊剂：10mg。

【用法与用量】口服，震颤麻痹：开始每次1.25mg每日2次，2周内逐渐增加量，必要时每14～28日每日增加2.5mg，直至最佳效果。每日剂量20mg为宜。

【药理与用途】多肽类麦角生物碱、选择性地激动多巴胺受体，一般剂量时激动D2受体，发挥抗震颤麻痹作用。抗震颤麻痹的疗效优于金刚烷胺及苯海索，对僵直、少动效果好，对重症患者效果好，用于左旋多巴疗效不好或不能耐受患者、症状波动者，用于各种原因所致催乳激素过高引起的闭经或乳溢，抑制生理性泌乳，治疗肢端肥大症、女性不育症，也可用于舞蹈病。

【不良反应】有恶心、头痛、眩晕、疲倦、腹痛、呕吐等；也可出现低血压、多动症、运动障碍及精神症状。

【注意事项】如与左旋多巴合用可提高疗效，但应用本品10mg，须减少左旋多巴剂量12.5%；用于治疗闭经或乳溢，可产生短期疗效，不宜久用；长期应用需定期检查肝功能及血象；对麦角生物碱过敏者、心脏病、周围血管性疾病及妇女妊娠期禁用。

七、吡贝地尔Piribedil（双哌嘧啶、泰舒达、Trastal、Trivastal）

【剂型与规格】片剂：50mg。

【用法与用量】口服，治疗帕金森病单独使用本品时，每次50mg，每日3次；与左旋多巴合用时，每次50mg，每日1～2次。其他用途时，每次50mg，每日1次。

【药理与用途】多巴胺受体激动剂，作用于黑质纹状体系统突触后膜的D2受体和中脑皮质、大脑边缘叶的D1、D2受体。临床主要用于帕金森病的辅助治疗。也可用于改善老年患者的智能缺陷所致的某些症状及视网膜血栓性疾病的辅助治疗。

【不良反应】消化道症状包括恶心、呕吐、腹胀；少数患者可出现低血压和嗜睡。

【注意事项】急性心肌梗死和循环衰竭的患者禁用。

八、苯海索Trihexyphenidy（安坦、Artane）

【剂型与规格】片剂：2mg。

【用法与用量】口服，开始第1天1～2mg，逐渐增至每日5～10mg，分次服。对药物引起的锥体外系反应，口服，开始每日1mg，并渐增剂量直至每日5～15mg。最多每日不超过20mg。

【药理与用途】对中枢纹状体M-胆碱受体有阻断作用，外周抗胆碱作用较弱，所以不良反应轻。临床用于震颤麻痹，脑炎后或动脉硬化引起的震颤麻痹，改善震颤明显，但总的疗效不及左旋多巴、金刚烷胺。用于轻症及不能耐受左旋多巴的患者，利血平、吩噻嗪类引起的锥体外系反应和肝豆状核变性。

【不良反应】有口干、便秘、尿潴溜、瞳孔散大、视力模糊等抗胆碱反应。

【注意事项】老年人对药物较敏感，注意控制剂量；青光眼患者和前列腺肥大的老年患者禁用。

九、巴氯芬Baclofen（氯苯氨丁酸、力奥来素、Lioresal）

【剂型与规格】片剂：5mg、10mg、25mg。

【用法与用量】口服，每次5mg，每日3次，可根据病情渐增量至15～20mg。

【药理与用途】解痉药，能抑制单突触和多突触的脊髓传递，其机制在于激动CABA β受体而使兴奋性氨基酸及门冬氨酸的释放受到抑制。适用于减轻脊髓病变、多发性硬化、脊髓损伤所致的肢体肌张力增高。

【不良反应】可有嗜睡、恶心、呕吐、乏力、眩晕、低血压、失眠、肝功能异常等不良反应。

【注意事项】本品不宜与镇静剂、乙醇、左旋多巴合用；肾功能及肺功能不全者，以及脑卒中患者、儿童适当减量；溃疡病、精神病、癫痫患者，妊娠及哺乳期妇女慎用。

第六节　抗癫痫药

一、苯妥英钠Phenytoin Sodium（大仑丁、Dilantin）

【剂型与规格】片剂：100mg；注射剂：0.25 g／5 ml；粉针剂：0.1g、0.25g。

【用法与用量】口服，每次50～100mg，每日2～3次，一般每日100～300mg，极量：一次300mg；儿童每日5～10mg／kg，分2次给药。静脉用药时，缓慢注射（小于每分钟50mg），每次10～15mg／kg，隔6～8小时重复，儿童每次5mg／kg，给药速度不超过每分钟1～3mg／kg。注射时须心电图监测。

【药理与用途】本品对大脑皮层运动区有高度选择性的抑制，防止异常放电的传播。主要用于抗癫痫大发作、局限性发作，对精神运动性发作效果次之，对小发作无效。用于全身强直阵挛性发作、复杂部分性发作（精神运动性发作、颞叶癫痫）、单纯部分性发作（局限性发作）和癫痫持续状态。还用于治疗三叉神经痛及心律失常。

【不良反应】长期或血药浓度超过每毫升30μg，可能引起恶心，呕吐甚至胃炎，饭后服用可减轻。常见不良反应有眩晕、头痛、恶心、呕吐、厌食、皮疹等；儿童可发生牙龈增生；偶见共济失调、白细胞减少、再生障碍性贫血、构音不全、眼球震颤、复视等；罕见肝功能损害及骨髓抑制。

【注意事项】大量快速静脉注射可出现房室传导阻滞；偶见心动过缓或心脏停搏、短时心脏收缩力减弱，并扩张血管，血压降低等；久服骤停易引起癫痫发作加剧；应定期检查血常规和齿龈的情况，长期服用时应补充维生素D和叶酸；妊娠哺乳期妇女和肝、肾功能障碍者慎用；对乙内酰脲衍生物过敏者禁用。

二、丙戊酸钠Sodium Valproate（抗癫灵）

【剂型与规格】片剂：100mg、200mg。

【用法与用量】口服，每次200~400mg，每日2~3次；儿童每日20~30mg／kg，分2~3次服用，一般宜从低剂量开始。

【药理与用途】本品为一种不含氮的广谱抗癫痫药。对人的各型癫痫如各型小发作、肌阵挛性癫痫、局限性发作、大发作和混合型癫痫均有效。用于其他抗癫痫药无效的各型癫痫患者，尤以小发作为最佳。

【不良反应】常见胃肠道反应，如厌食、恶心、呕吐；少数患者出现淋巴细胞增多、血小板减少、脱发、思睡、无力、共济失调。

【注意事项】少数患者出现肝脏毒性，发现肝功能变化时及时停药处理；服用6个月以内应定期查肝功能和血象；有先天代谢异常者慎用；肝病患者、孕妇禁用。

三、卡马西平Carbamazepine（酰胺咪嗪、痛惊宁、痛痉宁、得理多、Tegretol）

【剂型与规格】片剂：100mg、200mg。

【用法与用量】口服，每次100~200mg，每日2~3次，逐渐增至400mg，每日2~3次；儿童每日10~20mg／kg，分次服。

【药理与用途】本品可稳定过度兴奋的神经细胞膜，抑制反复的神经放电，减少突触对兴奋冲动的传递。抗癫痫作用，对精神运动性发作最有效，对大发作、局限性发作和混合型癫痫也有效，减轻精神异常对伴有精神症状的癫痫尤为适宜。对三叉神经痛、舌咽神经痛疗效较苯妥英钠好。有抗利尿作用。能预防或治疗躁狂抑郁症、抗心律失常。

【不良反应】有头晕、嗜睡、乏力、恶心、呕吐，偶见粒细胞减少、可逆性血小板减少，甚至引起再生障碍性贫血和中毒性肝炎等；应定期检查血象；偶见过敏反应。

【注意事项】可致甲状腺功能减退；大剂量时可引起房室传导阻滞，应控制剂量。定期查血、肝功能及尿常规；心肝肾功能不全者及初孕妇、哺乳期妇女忌用，青光眼、心血管严重疾患及老年病者慎用；卡马西平过敏者、房室传导阻滞、造血功能障碍和间歇性血卟啉病史者禁用。

四、苯巴比妥Phenobarbital（鲁米那、Luminal）

【剂型与规格】片剂：10mg、25mg；30mg、60mg、100mg；注射剂：100mg、200mg。

【用法与用量】镇静、抗癫：每次0.015～0.03g，每日3次。催眠：每次0.03～0.09g，睡前服1次。抗惊厥：肌内注射其钠盐，每次0.1～0.28，必要时4～6小时后重复给药1次。

【药理与用途】为长效巴比妥类，具有镇静、催眠、抗惊厥作用，本品还有增强解热镇痛药之作用。用于镇静，如焦虑不安、烦躁、甲状腺功能亢进、高血压、功能性恶心、儿童幽门痉挛症；催眠，用于顽固性失眠症；抗惊厥，对兴奋药中毒、高热、破伤风、脑炎、脑出血引起的惊厥，也可用于癫痫持续状态治疗大发作，增强解热镇痛药的作用。

【不良反应】用药后出现头晕、困倦等后遗效应；久用可产生耐受性及依赖性，应警惕蓄积中毒；少数患者可出现皮疹、药物热、剥脱性皮炎等过敏反应。

【注意事项】用于治疗癫痫时不能突然停药，以免引起癫痫大发作；大剂量用产生急性中毒，最后呼吸衰竭而死亡；严重肺功能不全、支气管哮喘及颅脑损伤呼吸中枢受抑制者慎用或禁用；对本品过敏、严重肝、肾功能不全者、肝硬化者禁用；严重贫血、心脏病、糖尿病、高血压、甲亢患者、老年人、孕妇和哺乳期妇女慎用。

五、扑米酮Primidone（去氧苯比妥、扑痫酮、Mysoline）

【剂型与规格】片剂：0.25g。

【用法与用量】成人常用量，50mg开始，睡前服用，3日后改为每日2次，一周后改为每日3次，第10日开始改为250mg，每日3次，总量不超过每日1.5g；维持量一般为250mg，每日3次。小儿常用量，8岁以下，每日睡前服50mg；3日后增加为每次50mg，每日2次；一周后改为100mg，每日2次；10日后根据情况可以增加至125～250mg，每日3次；或每日按体重10～25mg／kg分次服用。8岁以上同成人。

【药理与用途】作用与苯巴比妥相似，但作用及毒性均较低。对癫痫大发作及精神运动性发作有效。

【不良反应】呕吐为常见不良反应；宜从小剂量开始，逐渐增量；此外还有嗜睡，共济失调；偶见巨细胞性贫血。

【注意事项】严重肝、肾功能不全者禁用；不宜与苯巴比妥合用。

六、托吡酯Topiramate（妥泰、Topamax）

【剂型与规格】片剂：25mg、50mg、100mg。

【用法与用量】口服，开始25～50mg，每晚1次，以后每周增加1次，每次增加25mg，直至症状控制为止。维持量为每日200～300mg，分2次服用。2岁以上儿童：初始剂量为每日12.5～25mg，然后逐渐增加至每日5～9mg／kg，维持剂量为100mg，分2次服。

【药理与用途】一种新型的抗癫痫药，研究表明该药可阻断神经元持续去极化依赖的钠通道，增加γ-氨基丁酸（GABA）激活CABA受体的频率，还可抑制一些碳酸酐酶同工酶。本品主要用于部分性发作的辅助治疗，近来也有用于单药治疗成功的报告。

【不良反应】与中枢相关的症状，包括思维缓慢、精力不集中、嗜睡、抑郁、焦虑、头晕、遗忘、眼球震颤和共济失调；此外还可有食欲不振、味觉倒错、皮疹和体重减轻。

【注意事项】禁用于对本品过敏者；慎用于孕妇和哺乳期妇女；对伴有潜在肾病的患者，可能增加肾结石形成的危险，大量饮水可防止其发生。

七、拉莫三嗪Lamotrigine（利必通、那蒙特金）

【剂型与规格】片剂：25mg、50mg、100mg、150mg、200mg。

【用法与用量】口服，单药使用：成人及12岁以上儿童：初始量25mg，每日1次，连服2周。随后2周，每次50mg，每日1次，此后，每隔1～2周增量。一次最大增量为50～100mg，直至最佳疗效。通常有效维持量为每日100～200mg，单次或分2次服用。部分患者用量可达一日500mg；与丙戊酸钠合用：前2周为一次25mg，隔日一次；随后2周，每次25mg，每日1次；此后，每隔1～2周增量，一次最大增量为25～50mg，直至最佳疗效。维持量为一日100～200mg，单次或分2次服用。2～12岁儿童：与丙戊酸钠合用：初始剂量为一日0.15mg／kg，每日1次，连服2周；随后2周，每次0.3mg／kg，每日1次；此后，每隔I～2周增量，一次最大增量为0.3mg／kg，直至最佳疗效。维持量为一日1～5mg／kg，单次或分2次服用。

【药理与用途】本品为苯三嗪类抗癫痫药，是一种电压性的钠离子通道腰滞剂。通过减少钠肉流而增加神经元的稳定性。用于成人及12岁以上儿童癫痫部分性发作或全身强直阵挛性发作的单药或添加治疗；用于2～12岁儿童的癫痫部分性发作或全身强直阵挛性发作的添加治疗。也可用于治疗合并有Lennox-Castaut综合征的癫痫发作。

【不良反应】头昏、嗜睡、头痛、疲倦、胃肠道紊乱（包括呕吐和腹泻）、激惹／攻击行为、共济失调、焦虑、精神混乱和幻觉；皮肤不良反应罕见严重的、致命危险的皮疹；罕见弥散性血管内凝血和多器官衰竭；可引起白细胞、中性粒细胞、血小板减少，贫血、全血细胞减少和非常罕见的再生障碍性贫血和粒细胞缺乏症；可有肝功能异常、罕见肝功能衰竭。

【注意事项】对本品过敏者禁用；孕妇和哺乳期妇女、心功能不全、严重肝功能不全、肾衰竭者慎用。

第七节　抗精神失常药

一、氯丙嗪Chlorpromazine（可乐静、冬眠灵、Wintermin）

【剂型与规格】片剂：12.5mg、25mg、50mg；注射剂：10mg／ml、25 mg／ml、50mg／2ml。

【用法与用量】精神分裂症：口服，开始12.5～50mg，每日2～3次，在1周内逐渐增至200～300mg／d，最大量600～800mg／d。一般维持量100～150mg／d。肌内注射，25～50mg，每日2～3次。对极度躁动者，可用50～100mg加入5%葡萄糖或生理盐水500ml中静脉滴注，滴速40～60滴／分。极量，每次100mg。呕吐或呃逆：口服，12.5～25mg，每日2～3次。

【药理与用途】本品通过阻断中脑–边缘叶及中脑–皮质通路中的多巴胺 D2受体而发挥抗精神病作用，用于治疗各型精神分裂症；通过抑制延髓催吐化学感受区及呕吐中枢，产生镇吐作用，用于放疗、化疗及各种疾病或药物引起的呕吐以及顽固性呃逆等；通过抑制下丘脑体温调节中枢，使机体体温随外界环境温度变化而变化，用于低温麻醉及人工冬眠疗法。此外，本品还可阻断d受体及M受体。并可能影响下丘脑某些激素的分泌以及加强中枢抑制药的作用。

【不良反应】自主神经系统反应；锥体外系反应，长期用药可发生迟发性运动障碍；内分泌紊乱；行为改变，用量过大或对药物过敏者常见倦怠、乏力、精神萎靡等，亦可有兴奋、躁动、抑郁、焦虑、幻觉等症状；过敏反应；黄宣及肝功能异常；恶性症候群：用药过程中偶可见高热、意识障碍、肌强直和心甘功能危象，来势较猛，发展很快，预后欠佳，须正确识别与处理。中毒反应：用药过量可出现昏迷、血压下降、休克、心肌损害等症状，须立即对症治疗。

【注意事项】孕妇、哺乳期妇女、儿童及老年人应慎用；用药期间应注意检查肝功能、血常规、尿胆红素等指标及定期进行眼科检查等；用药期间不宜从事驾驶、机械操作及高空作业等；合并严重的心血管疾病、尿毒症、肝功能严重减退、青光眼、前列腺肥大、昏迷、对氯丙嗪过敏及有癫痫病史者禁用。

二、奋乃静Perphenazine（Trilafon）

【剂型与规格】片剂：2mg、4mg；注射剂：5mg／ml、5mg／2ml。

【用法与用量】口服，每次2～4mg，每日1～3次。精神病：每日8～64mg，分次服。对兴奋躁动者，可先肌内注射，每次5～10mg，每日2～3次。

【药理与用途】本品为吩噻嗪类的哌嗪衍生物。药理作用与氯丙嗪相似，但抗精神病作用、镇吐作用较强，镇静作用较弱。毒性较低。对幻觉、妄想、焦虑、紧张、激动等症状有效，也可用于症状性精神病。

【不良反应】锥体外系反应较多，有时可见排尿困难、低血压、迟发性运动障碍、头昏、口干，偶见视物不清。

【注意事项】对吩噻嗪类药物过敏者、肝功能不全者、严重心血管疾患及震颤麻痹等患者禁用。

三、氟奋乃静Fluphenazine（氟非拉嗪、Permitil、Prolixin）

【剂型与规格】片剂：2mg，5mg；注射剂：2mg／ml，5mg／2ml。

【用法与用量】口服，精神分裂症：开始2mg，每日1次，后渐增至每日15～20mg，分2～3次饭后服用，最高剂量每日30mg，维持量每日4mg。焦虑状态：每日1～5mg，分1～2次服用。呕吐、晕动病：每次2mg。

【药理与用途】作用机制同氯丙嗪，抗精神病作用比奋乃静强，且较久，镇静、降低血压作用微弱，但锥体外系反应比奋乃静更多见。用于妄想、紧张型精神分裂症。

【不良反应】用药后容易出现锥体外系反应；偶见嗜睡、乏力、口干、视力模糊、低血压、粒细胞减少等。

【注意事项】出现锥体外系反应，可用抗震颤麻痹药以预防或减少副作用；本药用量最好从小剂量开始，逐步增加；白细胞过低、血压过低、严重肝肾功能不全、心脑血管疾病及癫痫患者慎用；对本品过敏者、帕金森病患者及严重抑郁症患者禁用。

四、三氟拉嗪Trifluoperazine（甲哌氯丙嗪、三氟比拉嗪、Stelazine、Terfluzine）

【剂型与规格】片剂：1mg、5mg。

【用法与用量】口服，开始5mg，每日2～3次，以后渐增至每日30～40mg，最高剂量不超过每日80mg，维持量每日5～15mg。

【药理与用途】与氯丙嗪相似，但其抗精神病和镇吐作用强，镇静催眠作用弱，尚有部分抗组胺、抗惊厥作用。临床主要用于治疗精神分裂症。

【不良反应】与氯丙嗪相似，但锥体外系反应较氯丙嗪明显。

【注意事项】肝功不良、冠心病、有惊厥史者慎用；老年患者宜减量。

五、硫利达嗪Thioridazine（甲硫达嗪、甲硫哌啶、利达新、Ridinc、Mallorol、Mellaril）

【剂型与规格】片剂：10mg、25mg、50mg、100m8。

【用法与用量】口服，开始25—100mg，每日3次，以后渐增至100～200mg，每日3

次。维持量每日100~200mg。

【药理与用途】哌啶族吩噻嗪类抗精神病药，抗精神病作用强度同氯丙嗪，但镇静、抗幻觉、抗呕吐作用弱，锥体外系反应少，降血压及抗胆碱作用较强。临床适用于精神分裂症及老年精神病患者。

【不良反应】锥体外系反应很少。常见昏睡、口干、眩晕、直立性低血压、皮疹等；长期大量应用可见闭经、阳痿、白细胞减少、血小板减少及视网膜色素沉着等；少数患者可出现心电图异常，主要为T波异常、Q-T间期延长；偶见腹泻、腹胀、粒细胞减少、黄疸、肝功能异常等。

【注意事项】孕妇、哺乳期妇女以及有期前收缩者慎用；用药期间不宜从事驾驶、机械操作及高空作业等；用药期间应定期检查血象和肝功；昏迷、器质性心脏病、白细胞或血小板过低以及对吩噻嗪类药物过敏者禁用。

六、哌泊噻嗪Pipotiazine（安乐嗪、哌泊嗪、哌普嗪、皮波梯尔）

【剂型与规格】注射剂：25 mg / 2 ml、50mg / 2ml、100mg / 2ml。

【用法与用量】深部肌内注射，初次剂量25~50mg。1周后再注射50~100mg，以后视病情调整剂量和间隔时间。一般每3~4周一次，每次25~200mg，病情巩固期可酌减用药量或延长注射间隔。

【药理与用途】常用其棕榈酸酯，为长效吩噻嗪类抗精神病药。其抗精神病作用与氯丙嗪相似，但降压、降体温作用较弱。临床可用于急、慢性精神分裂症，尤适用于慢性及妄想型精神分裂症。

【不良反应】主要是锥体外系反应。亦可见口干、乏力、嗜睡、恶心、视力模糊等。偶见严重失眠、黄疸、粒细胞减少、直立性低血压、皮疹等。

【注意事项】治疗期间不宜饮酒，不宜进行驾驶、机械操作及高空作业等活动；妊娠及哺乳期妇女应慎用；禁止与其他抗精神病药合用；急性闭角型青光眼、前列腺肥大、中毒性粒细胞缺乏患者、年老体弱者，以及严重心、肝、肾功能不全患者禁用。

七、氟哌啶醇Haloperidol（氟哌醇、氟哌丁苯、Serenase）

【剂型与规格】片剂：1mg、2mg、4mg；注射剂：5mg / ml。

【用法与用量】口服，开始2mg，每日1~2次，以后根据病情和耐受情况调整剂量，常用剂量为10~40mg / d，儿童及年老体弱者剂量宜减半。肌内注射，5~10mg，每日1~2次。静脉注射，本药5mg用25%葡萄糖稀释后1~2分钟内缓慢注入，每8小时1次，如好转可改为口服。

【药理与用途】作用机制同氯丙嗪，但其抗精神病作用强大而持久，锥体外系反应多见。抗焦虑作用较强，镇静作用较弱，对体温和血压无明显影响。此外，还可阻断仅肾上腺素受体。临床适用于各种急、慢性精神分裂症、躁狂症及焦虑症，为治疗兴奋性精神分裂症的首选药物之一。还可用于治疗儿童多发性抽动与秽语综合征。

【不良反应】锥体外系反应多见且严重；亦可见头昏、口干、视力模糊、排尿困难、迟发性运动障碍、皮疹等；偶见粒细胞减少、角膜及晶状体浑浊、黄疸、轻度血压下降等；用药过量可致呼吸困难、疲乏无力、肌肉震颤、痉挛、昏迷以及心肌损伤等。

【注意事项】用药期间不宜饮酒；甲亢、青光眼、尿潴留、癫痫、重症肌无力患者及心、肝、肾、肺疾病患者应慎用；孕妇、哺乳期妇女，以及震颤麻痹、心功能不全、严重中枢性抑制状态者禁用。

八、氟哌利多Droperidol（氟哌啶、哒罗哌丁苯、Dridol、Inapsine）

【剂型与规格】片剂：5mg、10mg；注射剂：5mg／ml、5mg／2ml、10mg／2ml。

【用法与用量】治疗精神分裂症：每日10～30mg，分1～2次肌内注射。口服每日5～20mg，分2～3次服用。神经安定镇痛：每5mg加芬太尼0.1mg，在2～3分钟内缓慢静脉注射，5～6分钟内如未达一级麻醉状态，可追加半倍至1倍剂量。麻醉前给药：手术前半小时肌内注射2.5～5mg。

【药理与用途】药理作用与氟哌啶醇相同，特点为体内代谢快，维持时间短，但其抗精神病作用和镇吐作用较强。用于治疗精神分裂症的急性精神运动性兴奋躁狂状态，与镇痛药芬太尼一起静脉注射，可使患者产生一种特殊麻醉状态，用于外科麻醉、某些小手术、烧伤大面积换药、各种内镜检查及造影等，具有较好的抗精神紧张、镇吐、抗休克等作用。

【不良反应】多见锥体外系反应，降低剂量可减轻或消失；尚可引起失眠、头痛、视力模糊、轻度血压降低、口干及消化道症状。

【注意事项】可影响肝脏功能，但停药后可逐渐恢复；与麻醉药、镇痛药、催眠药合用时应减量；用药期间不宜饮酒、不宜从事机械操作及高空作业；心肝功能不全者、休克患者、儿童、老年人、孕妇、基底神经节病变患者及高血压患者、严重抑郁患者禁用。

九、五氟利多Penfluridol

【剂型与规格】片剂：5mg、20mg。

【用法与用量】口服，每次10～40mg，每周1次，以后渐增至每周80～120mg，维持量每周40～80mg。

【药理与用途】本品为长效抗精神分裂症药物。具有强大的抗精神病作用，有镇吐和阻断α-肾上腺受体作用。主要用于侵性精神分裂症患者的维持治疗。对急性精神分裂症也有效。

【不良反应】锥体外系反应；还可见头昏、无力、失眠及心率加快；个别患者有氨基转移酶一过性改变、皮疹、抽搐等症状。

【注意事项】本品镇静作用弱，用于急性发作时，需联合应用其他抗精神病药；孕妇慎用；震颤麻痹、严重肝肾功僖接害及年老体弱者禁用。

十、氯普噻吨Chlorprothixene

【剂型与规格】片剂：10mg、12.5mg、15mg、25mg、50mg；注射剂：30mg／ml。

【用法与用量】口服，治疗精神毒，每日75～200mg，分2～3次服用，必要时可用至每日400～600mg。对兴奋躁动、不合作者，开始可肌内注射，每日量为90～150mg，分次给予。好转后改为口服。治疗神经症：每次服5～25mg，每日3次。

【药理与用途】药理作用与氯丙嗪相似，抗精神病作用不及氯丙嗪，但镇静作用较氯丙嗪强，抗肾上腺素作用及抗胆碱作用弱。用于伴有焦虑或抑郁症的精神分裂症、更年期抑郁症、焦虑性神经症等。

【不良反应】可引起直立性低血压；但锥体外系反应较少见；可见头晕、乏力、口干、便秘、视力模糊、排尿困难、心动过速、血压下降；偶有肝功能损伤，粒细胞减少及皮疹产生。

【注意事项】大剂量引起癫痫大发作；避免皮肤与本品接触。孕妇、哺乳期妇女、青光眼、前列腺肥大、尿潴留、癫痫、骨髓抑制、严重心肝功能不全者慎用；6岁以下儿童禁用。

十一、氟哌噻吨Flupentixol（三氟噻吨、复康素、Fluanxol、Depixol、Depot、Emergil）

【剂型与规格】片剂：5mg。

【用法与用量】口服，开始每日5～10mg，分次服，后渐增至每日10～60mg，维持量每日5～20mg。

【药理与用途】一般作用与氯丙嗪相似，抗精神病作用较氯普噻吨强，无镇静作用，有抗抑郁作用。临床用于急、慢性精神分裂症，尤适于合并情感淡漠、幻觉、焦虑、抑郁等阴性症状者。

【不良反应】用药早期可有锥体外系反应，但症状较轻；其他有失眠、口干、恶心、便秘等。

【注意事项】孕妇、哺乳期妇女、癫痫患者和心、肝、肾功能不全患者慎用；用药期间不宜饮酒；过度兴奋、过度激动、乙醇或药物中毒、昏迷、严重心功能不全患者禁用。

十二、氟哌噻吨–美利曲辛Flupentixol／Melitracen（黛安神、黛力新、Deanxit）

【剂型与规格】片剂：10．5mg（内含氟哌噻吨0.5mg、美利曲辛10mg）

【用法与用量】口服，每日2片，早晨1次顿服，或早晨及中午各服1片。严重者每日3片，早晨2片，中午1片。老年患者及维持剂量为每日1片，早晨口服。

【药理与用途】本品的疗效是两种成分综合作用的结果。氟哌噻吨是一种神经阻滞剂，小剂量具有抗焦虑和抗抑郁作用。美利曲辛是一种双相抗抑郁剂，低剂量应用时，具有兴奋特性。两种成分的合剂具有抗抑部、抗焦虑和兴奋特性。适用于轻、中度焦虑、抑郁、神经衰弱和情感淡漠、嗜睡及药瘾的焦躁不安及抑郁。

【不良反应】有轻微口干，夜间服用可能影响睡眠；较大剂量治疗时，极少数患者可出现不安或轻微震颤。

【注意事项】为避免影响睡眠，每日最后一次服药不应晚于下午4点；如患者已服用镇静药物，则镇静药物可逐步减量停用；在与镇静剂同时使用的过程中，应中午以前服镇静药；下列患者禁用：严重的心脏疾病如心肌梗死恢复早期、束支传导阻滞、未经治疗的窄角性青光眼、高度兴奋、急性乙醇、巴比妥类药物及鸦片中毒者、妊娠期及哺乳期妇女。

十三、氯氮平Clozapine（氯扎平、Clozaril、HF-1854、Leponex、Leptotex）

【剂型与规格】片剂：25mg、50mg。

【用法与用量】口服，开始时25mg，每日1~2次，后渐增至每日200~600mg，待病情控制后，渐减至维持量每日50~100mg。

【药理与用途】苯二氮䓬类广谱抗精神病药，其抗精神病作用及镇静作用迅速而强大，且无明显锥体外系反应。尚有抗胆碱、抗肾上腺素及抗组胺作用等。临床适用于治疗急慢性精神分裂症，对其他药物无效的难治性精神分裂症亦有效。还可用于治疗躁狂症。

【不良反应】常见流涎、多汗、头痛、嗜睡、胃肠道反应；还可见视力模糊、心动过速等；剂量过大或增量过快，可引起癫痫发作及直立性低血压等；偶见粒细胞减少或缺乏，伴以发热、畏寒、咽痛、溃疡等。

【注意事项】治疗早期，应定期检查血象；不宜与卡马西平、磺胺类、氯霉素、氨基比林等诱发白细胞减少的药物合用；闭角型青光眼、前列腺肥大、心血管疾病患者及有癫痫病史者慎用；16岁以下儿童不宜使用；昏迷、中毒、谵妄、低血压、癫痫、严重心肝肾疾病患者及曾有骨髓抑制或血细胞异常病史者禁用。

十四、奥氮平Olanzapine（再普乐、Zyprexa）

【剂型与规格】片剂：5mg、10mg。

【用法与用量】口服，每次10mg，每日1次。

【药理与用途】为选择性单胺能拮抗剂。其抗精神病活性是通过拮抗多巴胺和5-羟色胺2型（5-HT$_2$）受体而介导的。用于精神分裂症。

【不良反应】常见嗜睡和体重增加；少见头晕、外周水肿、直立性低血压、急性或迟发性锥体外系运动障碍、口干、便秘、肝转氨酶一过性升高；罕见变态反应。

【注意事项】窄角型青光眼患者、孕妇、哺乳期妇女及对本品过敏者禁用；18岁以下患者不宜使用；有低血压倾向的心血管和脑血管患者、肝功能损害、前列腺肥大、麻痹性肠梗阻和癫痫患者慎用；慎用于驾驶人员及从事机械操作者。

十五、舒必利Sulpiride（硫苯酰胺、舒宁、止吐灵、Doamatil、Equilid）

【剂型与规格】片剂：10mg、100mg；胶囊剂：50mg；注射剂：50mg／2ml、100mg／2ml。

【用法与用量】口服，呕吐：每日100～200mg。精神病：开始每日口服300～600mg，1周内增至600～1200mg。肌内注射，每日200～600mg，分两次注射。静脉滴注，每日300～600mg，稀释后缓慢滴注，滴注时间不少于4小时。一般以口服为主，对拒药者或治疗开始1—2周内可用注射给药，以后改为口服。

【药理与用途】抗精神病作用与氯丙嗪相似，但其镇吐作用强大，并具有抗抑郁作用。对淡漠、退缩、木僵、忧郁、幻觉、妄想等症状疗效好，而无明显镇静、抗躁狂及催眠作用。临床用于治疗急性妄想型和单纯型精神分裂症、顽固性恶心、呕吐以及抑郁症。

【不良反应】用药早期可有头痛、失眠、口干、便秘、排尿困难、视力模糊以及胃肠道反应等；剂量过大或长期用药可出现锥体外系反应、阳痿、溢乳、月经异常、男性乳房发育、高血压等；增量过快可有一过性心电图改变、血压上升或下降、胸闷、脉频等；偶有皮疹、瘙痒等过敏反应。

【注意事项】用药期间不宜从事机械操作及高空作业；不可增量过快；高血压、肝功能不全者及孕妇慎用；幼儿及嗜铬细胞瘤患者禁用。

十六、利培酮Risperidone（利螺环酮、利哌利酮、利司贝、维思通、Risperdal）

【剂型与规格】片剂：1mg、2mg、3mg、4mg。

【用法与用量】口服，开始0.5mg，每日1～2次，3～7日内渐增至有效治疗量1～2mg，每日1～2次，或2～3mg，每日2次，最大剂量不超过每日8mg，维持量1～2mg，每日1次。老年人、心肝肾功能不全者剂量应减半。

【药理与用途】新一代抗精神病药物，为高选择性的5 -HT2／D2受体平衡拮抗剂，可有效地改善精神分裂症的阳性及阴性症状。对伴有的情感症状也有效。而抗胆碱作用及锥体外系反应较少。临床适用于各型精神分裂症，尤对急慢性精神分裂症的阳性和田性定袄及伴发的情感症状如焦虑、抑郁等都有效。

【不良反应】较少，主要有头痛、头晕、恶心、失眠、焦虑等；增量过快可有锥体外系反应及直立性低血压；抗胆碱能及心脑管系统不良反应少见；偶有粒细胞减少或血小板减少的报道。

【注意事项】老年人、肝肾功能不全者、心血管疾病患者慎用；因服用多巴胺拮抗剂引起的迟发性运动障碍及恶性症候群者禁用。

十七、帕利哌酮Paliperidone

【剂型与规格】片剂（缓释片剂）：3mg、6mg、9mg；注射液：0.75ml：75mg。

【用法与用量】缓释片剂：本品推荐剂量为6mg，每日1次，早上服用。仅在经过临床评价后方可将剂量增加到6mg／d以上，而且间隔时间通常应大于5天。当需要增加剂量时，推荐采用每次3mg／d的增量增加，推荐的最大剂量是12mg／d。可在进食或不进食的情况下服用本品。本品必须在液体帮助下整片吞服，不应咀嚼、掰开或压碎片剂。必须根据患者肾功能情况进行个体化的剂量调整。

注射剂：推荐剂量，对于从未使用过本品口服制剂、利培酮口服制剂或利培酮注射剂的患者，建议在开始本品治疗前，先通过口服本品缓释片或口服利培酮确定患者对本品的耐受性。建议患者在起始治疗首日注射本品150mg，一周后再次注射100mg，前2剂起始治疗药物的注射部位均为三角肌。建议维持治疗剂量为每月75mg，根据患者的耐受情况和（或）疗效，可在25～150mg的范围内增加或降低每月的注射剂量。第2剂药物之后，每月1次注射的部位可以为三角肌或臀肌。

【药理与用途】用于精神分裂症急性期和维持期的治疗。本品是利培酮的主要代谢产物。与其他抗精神分裂症药物一样，本品的作用机制尚不清楚，但目前认为是通过对中枢多巴胺2受体和5-羟色胺2受体拮抗的联合作用介导的。

【不良反应】最常见的不良反应是静坐不能和锥体外系障碍，其他有直立性低血压、QT间期延长、体重增加、心率过快、口干等。

【注意事项】禁止用于那些最用稠培酮和本品过敏患者，包括过敏性反应和血管神经性水肿。本品只适用于那些对胎儿的利益大于风险的妊娠患者。哺乳期妇女接受本品囊闷，建设不要哺乳。本品会增高痴呆相关性精神病老年患者的死亡事，未t瑚于治疗痴呆相关性精神病患者。使用包括帕利哌酮在内的抗精神病药物的患者出现过抗精神病药恶性综合征。本品会引起一定程度的校正QT间期延长。如果接受本品治疗的患者出现迟发性运动障碍的体征和症状，则应考虑停止使用药物。本品会增高催乳素水平，而且增高会在长期给药过程中持续存在。在已知存在心血管疾病或脑血管疾病以及易出现低血压的患者中慎用本品。在易发低血压的患者中应考虑监测体位性生命体征。存在癫痫病史或其他可能降低癫痫阈值病症的患者中应小心使用本品。

十八、硫必利Tiapride（胺甲磺回胺、泰必乐、泰必利）

【剂型与规格】片剂：100mg；注射剂：100mg／2ml。

【用法与用量】舞蹈症等：口服，开始一般每日150～300mg，分3次服。老年性精神运动障碍：静脉注射或肌内注射，剂量为24小时内注射200～400mg，根据病情逐渐减量，然后改为口服。急、慢性乙醇中毒：急性开始24小时内肌内注射或静脉注射，600～1200mg，每4～8小时1次，3～4日后减量。各种疼痛如头痛、痛性痉挛、神经肌肉痛等，开始每日200～400mg（平均300mg），连服3～8日，严重病例每日肌内注射200～400mg，连续3日。维持量每次50mg，每日3次。

【药理与用途】为抗精神失常药，对感觉运动方面神经系统疾病及精神运动行为障碍具有良效。具有镇痛、镇吐、兴奋胃肠平滑肌等作用。用于治疗舞蹈病、老年精神病、老年人精神运动不稳定、激动、多言、震颤、失眠、幻觉、谵妄等症、急慢性乙醇中毒，对抗戒断症状的作用显著。

【不良反应】有嗜睡、溢乳、闭经、消化道反应、头晕、乏力等；个别患者可出现兴奋。

【注意事项】能增强中枢抑制药的作用，可与镇痛药、催眠药、安定药、抗抑郁药、抗震颤麻痹药及抗癫痫药合用、治疗开始时应减少合用的中枢抑制药剂量。

十九、碳酸锂Lithium Carbonate

【剂型与规格】片剂：0.125g、0.25g、0.5g；胶囊剂：0.25g、0.5g。

【用法与用量】口服，躁狂症：一般剂量为每次0.125～0.5g，每日3次，开始可用较小剂量，以后可逐渐加到每日1.5～2g，维持量为每日0.75～1.5g。粒细胞减少、再生障碍性贫血：每次300mg，每日3次。月经过多症：月经第1日服0.6g，以后每日0.3g，分为3次服，共服3天。总量1.2g为一疗程，每一月经周期服一疗程。

【药理与用途】碳酸锂有明显抑制躁狂症作用，可以改善精神分裂症的情感障碍，治疗量时对正常人精神活动无影响。对升高外周区细赡有作用。本药小剂量用于子宫肌瘤合并月经过多的有一定治疗作用。锂盐无镇静作用，一般对严重急性躁狂患者先与氯丙嗪或氟哌啶合用，急性症状控制后再单用碳酸锂维持。

【不良反应】有头昏、恶心、呕吐、腹痛、腹泻等副作用。

【注意事项】积蓄中毒时，可出现脑病综合征乃至昏迷、休克、肾脏损害，应立即停药，静脉注射氨茶碱，以促进锂的排泄；用药期间应保持正常食盐摄入量，促锂盐经肾排除；老年人易产生蓄积中毒，注意调整剂量；本药不宜与吡罗昔康合用，否则可导致血锂浓度过高而中毒；严重心血管病、肾病、脑损伤、脱水、钠耗竭及使用利尿药者禁用；年老体弱、12岁以下儿童、哺乳期妇女慎用；治疗期间应定期检查：肾功能、血锂含量、甲状腺功能、白细胞计数及分类。

二十、丙咪嗪Imipramine（米帕明、Deprinol、Tofranil）

【剂型与规格：片剂：10mg、12.5 mg、25mg、50mg；胶囊剂：50mg、75mg、100mg。

【用法与用量】口服，每次25～50mg，每日3次，渐增至每次50mg，每日3次。每日极量200～300mg。维持量每日75～150mg。儿童遗尿症：5岁以上每次12.5～25mg，每晚1次。

【药理与用途】有较强的抗抑郁作用，但兴奋作用不明显，镇静作用弱。对内源性抑郁症，反应性抑郁症及更年期抑郁症均有效，但疗效慢。对精神分裂症伴发的抑郁状态无效，也可用于儿童遗尿症。

【不良反应】常见为口干、心动过速、出汗、视力模糊、眩晕；有时出现便秘、失眠、精神紊乱、胃肠道反应、荨麻疹、震颤、心肌损害、直立性低血压，偶见白细胞减少。

【注意事项】服药期间忌用升压药。高血压、心脏病、肝肾功能不全、青光眼、癫痫、前列腺肥大者及孕妇禁用；膀胱炎、严重抑郁症、老年人及5岁以下患者慎用；用量较大或较长期用药者宜作白细胞计数及肝功能检查。

二十一、氯米帕明Clomipramine（安拿芬尼、Anafranil、氯丙咪嗪、Chlorimi- pramine、海地芬、Hydiphen）

【剂型与规格】偏激：10mg、25mg、50mg、100mg；缓释剂：75mg；注射剂：25mg / 2 ml。

【用法与用量】口服，抑郁症：开始25 mg，每日2～3次，缓释片每次75mg，睡前服用。然后根据需要和耐受情况调整剂量。病情较重者可肌内注射，开始每日25～50mg，渐增至每日50～150mg，分1～2次肌内注射，症状好转后改口服。或50～75mg以生理盐水250～500ml稀释后静脉滴注，每日早晨1次，于1.5～3小时内滴完，连续3～5日，待症状好转后改口服。维持量每日50～100mg，缓释剂75mg；恐惧症及强迫症：口服，开始25mg，每日1次，以后视病情和耐受情况调整剂量。极量每日250mg。

【药理与用途】三环类广谱抗抑郁药，作用机制同丙咪嗪，但作用迅速而强大。尚有抗焦虑及镇静作用。临床用于治疗各种抑郁症，尤以内源性和反应性抑郁症疗效显著。还可用于各种类型的恐惧症和强迫症的治疗。

【不良反应】同丙咪嗪，偶见男性性功能障碍。

【注意事项】严重心脏病、循环障碍、急性心梗、传导阻滞、低血压、青光眼、排尿困难、白细胞过低、对本品过敏者禁用；癫痫患者及孕妇慎用；服用期间，不宜饮酒或含乙醇饮料；不得与单胺氧化酶抑制剂合用。

二十二、阿米替林Amitriptyline（阿密替林、Amitril）

【剂型与规格】片剂：10mg、25mg；注射剂：25 mg / 2 ml。

【用法与用量】口服，治疗抑郁症：每次服25mg，每日2～4次，以后递增至每日150～300mg，分次服。维持量每日50～150mg。老年患者和青少年每日50mg，分次或夜间1次服。治疗小儿遗尿症：睡前口服10～25mg，11岁以上儿童每次服25～50mg。

【药理与用途】三环类抗抑郁药，可使各类抑郁症患者情绪提高，对其思考缓慢，行为迟缓及食欲不振有所改善，有较强的镇静催眠作用。适用于各种类型抑郁症。对内源性抑郁症、更年期抑郁症疗效较好，对反应性抑郁症亦有效，对功能性遗尿有一定疗效。

【不良反应】常见口干、嗜睡、便秘、视力模糊、排尿困难、心悸、心律失常；偶见直立性低血压、肝功能损害及迟发性运动障碍。

【注意事项】用药期间不宜饮酒；应定期检查血象、血压、心功能及肝功能等指标；孕妇、哺乳期妇女、老年人及5岁以下儿童慎用；严重心脏病、癫痫病史患者、肝功能损害、急性心肌梗死、高血压、甲亢、支气管哮喘、青光眼、前列腺肥大及尿潴留者禁用。

二十三、多塞平Doxepin（多虑平、凯舒、Adapin）

【剂型与规格】片剂：25mg、50mg、100mg；胶囊剂：10mg、25mg、50mg；注射剂：25mg／2ml。

【用法与用量】口服，开始25mg，每日3次，后渐增至每日150～300mg，分次服用。病情重者可肌内注射，每次25～50mg，每日1～2次。

【药理与用途】三环类抗抑郁药，作用机制同丙咪嗪，但其镇静性能较强，抗焦虑作用强大。临床常用于焦虑性抑郁症和神经性抑郁症，以及各种类型的焦虑症和焦虑状态。

【不良反应】较少，偶有疲倦、口干、口苦、便秘、视力模糊、心悸、头晕、失眠等；直立性低血压、白细胞减少、癫痫发作等少见。

【注意事项】儿童、肝肾功能不全者、癫痫及心血管疾病患者慎用；孕妇、青光眼患者、前列腺肥大者、对三环类抗抑郁药过敏者、心肌梗死恢复期患者禁用。

二十四、马普替林Maprotiline（路滴美、Ludiomil、Retinyl）

【剂型与规格】片剂：10mg、25 mg、75 mg、100mg；注射剂：25mg／2ml、25mg／5ml、50mg／2ml。

【用法与用量】口服，抑郁症：开始每日25～75mg，分次服，至少2周，然后根据病情需要调整剂量。治疗量一般为每日150mg。老年患者开始每日25mg，渐增至每日50～75mg维持。急性严重抑郁症或口服疗效不佳者，可用本品25～50mg加入10～20ml生理盐水中静脉注射，或本品25～150mg以250ml生理盐水或5%葡萄糖溶液稀释后静脉滴注。儿童遗尿症：口服，25～50mg，睡前0.5～1小时服。

【药理与用途】四环类广谱抗抑郁药，可选择性地抑制中枢神经突触前膜对NA的再摄取。抗抑郁作用较强，尚有中度抗胆碱及镇静作用。临床用于各型押部症及各种原因引起的焦虑和抑郁状态，亦可用于儿童遗尿症。

【不良反应】治疗初期常见口干、乏力、眩晕、便秘、视力模糊等，可自行减轻或消失；少数患者偶见皮疹、心动过速、暂时性低血压等。剂量较大时偶可诱发霉狂及癫痫发作等。

【注意事项】青光眼、前列腺肥大、甲状腺功能亢进、心肝肾功能不全者慎用；用药期同不宜饮酒或进行驾驶等危险操作；老年人或心血管病患者使用较高剂量时，应注意定期进行心电图和心功能检查；孕妇、哺乳期妇女、急性心肌梗死毫者、癫痫患者及有惊厥史者禁用。

二十五、曲唑酮Trazodone（三唑酮、美舒郁、Mesyrel）

【剂型与规格】片剂：50mg、100mg。

【用法与用量】口服，开始每日用50～100mg，分次服，3～4日内，每日剂量可增加50mg，最大剂量门诊患者可达每日400mg，住院患者可达600mg。老年人从每次25mg开始，每日2次，经3～5天逐渐增加至50mg，每日3次，很少超过每日100mg。

【药理与用途】曲唑酮是三唑吡啶类抗抑郁药，其抗抑郁作用相似于三环类和MAOI。抗抑郁作用机制是选择性地阻断5-HT的再吸收，并可有微弱的阻止去甲肾上腺素重吸收的作用。本品还具有中枢镇静作用和轻微的肌肉松弛作用，但无抗痉挛和中枢兴奋作用。临床可用于治疗抑郁症，顽固性抑郁症患者经其他抗抑郁药治疗无效者，用本品往往有效。还可用于治疗焦虑症，尤适用于治疗老年性抑郁症或伴发心脏疾患的患者。

【不良反应】最常见的不良反应是嗜睡；偶见皮肤过敏、粒细胞减少、视力模糊、便秘、口干、高血压或低血压、心动过速、头晕、头痛、腹痛、恶心、呕吐、肌肉痛、震颤、协同动作障碍。

【注意事项】癫痫患者、肝肾功能不良者慎用；本品不推荐孕妇及哺乳期妇女使用，不推荐将此药用于18岁以下儿童和少年；用药期间不宜饮酒及进行驾驶等危险操作。

二十六、氟西汀Fluoxetine（优克、百忧解、Prozac）

【剂型与规格】片剂：20mg；胶囊剂：20mg。

【用法与用量】抑郁症：每日服用20mg，每日1次，然后可根据病情调整剂量。有效治疗量为20～40mg，每日1次，晨服。老年人开始10mg，每日1次，然后可根据病情及耐受情况调整剂量。

【药理与用途】主要是抑制中枢神经对5—羟色胺的再吸收，从而产生抗抑郁作用。适用于治疗抑郁症和其伴随之焦虑，治疗强迫症及暴食症。

【不良反应】肠胃道不适、厌食、恶心、腹泻、神经失调、头痛、焦虑、神经质、失眠、昏昏欲睡及倦怠虚弱、流汗、颤抖及目眩或头重脚轻、皮疹等；大剂量可诱发癫痫发作。

【注意事项】孕妇、哺乳期妇女、肝肾功能不良者慎用；对本品过敏者禁用；服用本品时可出现皮疹，较严重的出现全身过敏反应，故须立即停药；用药期间不宜饮酒。

二十七、帕罗西汀Paroxetine（苯哌苯醚、Paxil、Seroxat）

【剂型与规格】片剂：20mg、30mg。

【用法与用量】口服，开始20mg，每日1次，晨服。2～3周后可视病情渐增至50mg，每日1次。维持量20mg，每日1次。老年人及肝功能不良者酌情减量。

【药理与用途】选择性5-HT再摄取抑制剂，临床用于各型抑郁症及伴有明显焦虑症状和睡眠障碍的抑郁症。

【不良反应】较轻，主要有口干、恶心、呕吐、食欲不振、头痛、眩晕、震颤、失眠、乏力、多汗、性欲减退等；偶见血管神经性水肿、荨麻疹、直立性低血压等；长期服用突然停药可发生停药综合征，表现为失眠、焦虑、恶心、出汗、意识模糊等。

【注意事项】老年人，严重心、肝、肾疾病及有躁狂史者慎用；避免突然停药；孕妇、哺乳期妇女及癫痫患者禁用。

二十八、舍曲林Sertraline（氯苯奈胺、左洛复、Zoloft、Lustral）

【剂型与规格】片剂：50mg、100mg。

【用法与用量】口服，开始50mg，每日1次，1～2周后可渐增至每天100～200mg，每日1次或睡前服。

【药理与用途】强效选择性5-HT再摄取抑制剂，抗组胺及抗胆碱能作用弱。临床用于各型抑郁症及强迫症，并可用于预防抑郁症复发。

【不良反应】较少，可有恶心、腹泻、口干、嗜睡、失眠、男性性功能障碍等；偶见激动、焦虑、震颤、直立性低血压等。

【注意事项】有癫痫史者慎用；孕妇、哺乳期妇女、肝肾功能不全者及对本品过敏者禁用。

二十九、文拉法辛Venlafaxine（文法克星、万拉法新、博乐欣、Efexor、Effexor）

【剂型与规格】片剂：25mg、37.5mg、50mg、75mg、100mg。

【用法与用量】口服，开始25mg，每日3次，需要时每日量可逐渐增至250mg，重症可至350mg，分3次服用。

【药理与用途】NA／5-HT再摄取抑制剂，具有抗抑郁作用。主要用于治疗抑郁症。

【不良反应】可有恶心、呕吐、嗜睡、口干、头昏、便秘、出汗、血压升高、性功能障碍等。

【注意事项】每日量超过200mg时，可引起高血压，服药期间须定期查血压。

三十、西酞普兰Citalopram（喜普妙）

【剂型与规格】片剂：20mg。

【用法与用量】每日服用1次。开始量每日20mg，如临床适应，可增加至每日40mg，或有需要时增至最高剂量每日60mg。超过65岁的患者，剂量减半，即每日10～30mg。一般对躁狂性抑郁精神障碍需4～6个月。若出现失眠或严重的静坐不能，在急性期建议给予镇静剂治疗。

【药理与用途】用于抑郁性精神障碍（内源性及非内源性抑郁）。

【不良反应】副作用通常很少，很轻微，且短暂；最常见的副作用有：恶心、出汗增多、流涎减少、头痛和睡眠时间缩短，通常在治疗开始的第一或第二周时比较明显，随着抑郁状态的改善一般都逐渐消失。

【注意事项】服用单胺氧化酶抑制剂的患者不可同时使用，停用单胺氧化酶抑制剂14天后方可使用。

三十一、阿立哌唑Aripiprazole（奥派、安律凡、博思清）

【剂型与规格】片剂：5mg、10mg。

【用法与用量】口服，每日1次。推荐用法为第一周起始剂量每日5 mg，第二周为每日10mg，第三周为每日15mg，之后可根据个体的疗效和耐受情况调整剂量。有效剂量范围每日10～30mg，最大剂量每日不应超过30mg。

【药理与用途】是最新型治疗精神分裂症药物，是多巴胺的平衡稳定剂。与多巴胺D_2、D_3、5－HT_{1A}和5－HT_{2A}受体有很高的亲和力，与D_4、5－HT_{2C}、5－HT_7、α_1、H_1受体及5－HT重吸收位点具有中度亲和力。本品是通过对D2和5－HT_{1A}受体的部分激动作用及对5－HT_{2A}受体的拮抗作用来产生抗精神分裂症作用的。用于治疗各种类型的精神分裂症。

【不良反应】不良反应较轻，体重增加、锥体外系反应等发生率低，所以患者耐受性比较好。主要有头痛、焦虑、失眠、嗜睡、小便失禁、静坐不能等。

【注意事项】对本品过敏者禁用；心血管疾病患者（心肌梗死、缺血性心脏病、心脏衰竭或传导异常病史）、脑血管疾病患者或诱发低血压的情况（脱水、血容量过低和降压药治疗）、有癫痫病史或癫痫阈值较低的情况（如：阿尔茨海默病）、有吸人性肺炎风险性的患者、孕妇慎用，哺乳期妇女服药期间停止哺乳。

三十二、喹硫平Quetiapur（思瑶康、SeroWel）

【剂型与规格】片剂：0.1g、0.2g。

【用法与用量】口服，一日2次，饭前或饭后服用。治疗初期的日总剂量为：第1日50mg，第2日100mgg，第3日200mg，第4日300mg。从第4日以后，将剂量逐渐增加到有效剂量范围，一般为每日300～450mg。可根据患者的临床反应和耐受性将剂量词整为每日150～750mg。

【药理与用途】是一种新型非典型抗精神病药物，为多种神经递质受体拮抗剂。在脑中，喹硫平对5-羟色胺（5-HT$_2$）受体具有高度亲和力，且大于对脑中多巴胺D$_1$和多巴胺D$_2$受体的亲和力。适用于治疗精神分裂症。

【不良反应】常见不良反应为头晕、嗜睡、直立性低血压、心悸、口干、食欲不振和便秘。

【注意事项】对本品过敏者禁用；心血管疾病、脑血管疾病或其他有低血压倾向的患者、孕妇慎用，哺乳期妇女服药期间停止哺乳。

三十三、米氮平Mirtazapine（米塔扎平、派迪生、瑞美隆、Remeron）

【剂型与规格】片剂：15mg、30mg。

【用法与用量】口服，每次15mg，每日1次，睡前服用，根据病情可逐渐增加（剂量改变应间隔1～2周）。有效剂量通常为每日15～45mg。

【药理与用途】本品为四环类抗抑郁药，属于哌嗪氮䓬类衍生物。为去甲肾上腺素和特异性5-羟色胺的抑制剂。本品可阻断肾上腺素能α$_2$受体，因而刺激去甲肾上腺素及5-羟色胺的释放，同时对组胺H$_1$受体有阻滞作用，对外周α$_1$受体及胆碱能受体也有一定的阻滞作用。用于治疗抑郁症。

【不良反应】嗜睡、体重增加、头晕、水肿、直立性低血压，以及轻度而短暂的抗胆碱能作用如便秘和口干。少见有精神混乱、焦虑、情绪不稳、兴奋、皮疹、水肿、呼吸困难、低血压、肌痛、感觉迟钝、疲乏、眩晕、噩梦、恶心、呕吐、腹泻、尿频。

【注意事项】对本品过敏者禁用；孕妇、哺乳期妇女及儿童不建议使用；粒细胞缺乏、心绞痛、心血管意外、脱水、癫痫、高胆固醇血症、心肌梗死患者及肝肾功能不全者慎用。

三十四、圣·约翰草提取物Extracts of St. John's Wort（SWE、Neurostan、路优泰）

【剂型与规格】片剂：300mg；每片含圣·约翰草的干燥提取物300mg，其中贯叶金丝桃素含量不少于9mg，总金丝桃素含量不少于0.4mg。

【用法与用量】口服，成人和12岁以上儿童，每次1片，每日2～3次。日剂量不超过1800mg，维持剂量为每日300～600mg，疗程为3～6个月。

【药理与用途】本品具有多重抗抑郁作用：可同时抑制突触前膜对去甲肾上腺素（NE）、5-羟色胺（5HT）和多巴胺（DA）的重吸收，使突触间隙内三种神经递质的浓度增加。同时还有轻度抑制儿茶酚氧位甲基转移酶（COMT）的作用，从而抑制神经递质的过多破坏。用于抑郁症、焦虑或烦躁不安。

【不良反应】主要为胃肠道反应、头晕、疲劳或不安、过敏反应（如皮肤红、肿、痒）。有引起皮肤对光的敏感性增加，暴露在阳光下可能出现类似晒伤的反应。

【注意事项】对本品过敏者、12岁以下儿童禁用；妊娠前3个月、哺乳期妇女应尽量避免使用；严重肝肾功能不全者慎用或减量；有光敏性皮肤的患者慎用；在服用本品期间，应避免较长时间使皮肤直接暴露于强烈阳光下，以免出现不良反应；由于本品有抑制MAO的作用，饮食方面应限制乳酪制品的摄入。

第八节　其他神经系统药

乙哌立松Eperisone（妙纳、盐酸乙苯哌丙酮、盐酸乙哌立松、Myonal）

【剂型与规格】片剂：50mg。

【用法与用量】口服，每次50mg，每日3次，饭后服用。

【药理与用途】本品为中枢性肌肉松弛药。能作用于脊髓和血管平滑肌，通过抑制脊髓反射，抑制1运动神经元的自发性冲动，降低肌梭的灵敏度，从而缓解骨骼肌的紧张；并通过扩张血管而改善血液循环，从多方面阻断肌紧张亢进–循环障碍–肌疼痛–肌紧张亢进这种骨骼肌的恶性循环。用于改善下列疾病的肌紧张状态：颈背肩臂综合征、肩周炎、腰痛症；用于改善下列疾病所致的痉挛性麻痹：脑血管障碍、痉挛性脊髓麻痹、颈椎病、手术后遗症（包括脑、脊髓肿瘤）、外伤后遗症（脊髓损伤、头部外伤）、肌萎缩性侧索硬化症、婴儿大脑性轻瘫、脊髓小脑变性症、脊髓血管障碍、亚急性脊髓神经症（subacute myelooptic neuropathy，SMON）及其他脑脊髓疾病。

【不良反应】严重不良反应：休克、肝功能异常、肾功能异常；其他不良反应：皮肤：皮疹、瘙痒等；精神神经：失眠、头痛、困倦、身体僵硬、四肢麻木、知觉减退、四肢发颤等；消化系统：恶心、呕吐、食欲不振、胃部不适、口干、便秘、腹泻、腹痛、腹胀等，偶有口腔炎；泌尿系统：尿闭、尿失禁、尿不尽感等；全身症状：四肢无力、站立不稳、全身倦怠，偶有头晕、肌紧张减退等；其他：颜面热感、出汗等。

【注意事项】对本品过敏者、严重肝、肾功能障碍、休克者、哺乳期妇女禁用；肝功能障碍患者、孕妇慎用；用药期间应注意观察血压、肝功能、肾功能和血象的情况；用药期间不宜从事驾驶车辆等危险性机械操作；若出现四肢无力、站立不稳、嗜睡等症状时，应减少或停止用药；哺乳期妇女应避免用药，必须用药时，应停止哺乳。

第八章 脊柱侧凸康复治疗

第一节 脊柱侧凸概述

一、概念与分类

正常脊柱在冠状面呈一直线、即由C棘突或枕骨结节至臀沟，各棘突应在此垂线上，而在矢状面有4个生理弯曲，即胸椎前凸、胸椎后凸、腰椎前凸及骶椎后凸。因此，脊柱侧凸（scoliosis）是一种病理状态，即脊柱在某一段或几段出现了侧方弯曲，是一种进展性的脊柱侧向弯曲畸形，并常伴有椎体回旋和肋骨变形。发生病因很多，根据病因分为特发性脊柱侧凸与先天性脊柱侧凸。

（一）特发性脊柱侧凸

特发性脊柱侧凸最常见，原因不明，占脊柱侧凸畸形的80％以上，分为婴儿型、少儿型及青春型，有研究认为特发性侧凸的发病机制与大脑皮层功能异常有关，也有研究认为特发性脊柱侧凸可能有遗传因素。

（二）先天性脊柱侧凸

约占5％，由楔形椎、半椎体、椎体半侧融合或并肋等先天畸形所致。其他则由神经肌肉性疾患、神经纤维瘤病或间质形成障碍等引起。

二、临床症状与体征

（一）疼痛

青少年脊柱侧凸常没有症状，而成年患者常主诉腰背部疼痛，其发生率为60％～80％。

（二）畸形

轻度脊柱侧凸外观上可出现胸腰背部不对称，两侧肩胛骨不等高。严重者可导致胸廓旋转、胸廓下沉、上身倾斜、躯干缩短、步态异常等。

（三）肺功能障碍

成人先天性脊柱侧凸患者的肺功能障碍，较特发性脊柱侧凸患者多见，其主要原因是前者肺组织发育受到了限制。肺功能的损害程度与脊柱侧凸度数（Cobb角）的大小呈正比。

三、临床诊断

根据体格检查，确认胸椎是否有生理后凸的减小或前凸，结合X线、CT、MRI表现可明确诊断。

（一）体格检查

嘱患者充分暴露上身，仅穿短裤，观察其躯干，站立位下测量双肩是否水平以及臀裂至C中垂线的距离，观察胸椎是否有生理后凸的减小或前凸。胸廓畸形为脊柱侧凸伴随的常见畸形，移向背侧的凸侧肋骨造成特征性的"剃刀背"畸形。

（二）神经系统检查

进行完整的神经系统检查。注意观察沿着背部中线皮肤部位是否有色素病变、皮下肿块、血管、脂肪、黑痣、毛发和局部皮肤四陷等，同时应仔细检查腹壁反射和双下肢的肌力、感觉、反射和可能存在的病理反射或局部肌群麻痹。

（三）X线检查

X线是诊断脊柱侧凸的主要手段，可以确定畸形的类型、病因、部位、大小、严重程度和柔软性及患者的骨成熟度。

（四）CT、MRI检查

CT和MRI检查在评价根性疼痛、腰椎管狭窄程度方面很有价值。CT用于对伴严重旋转畸形的椎管连续性情况的评估。MRI还可指导脊柱融合水平的选择，椎间盘无退变节段应尽可能保留在融合区之外。

（五）其他

脊髓造影检查可用来发现各个部位有无真性或可能性的压迫，这些发现对于决定畸形部位使用矫正力的大小是十分重要的。

四、临床治疗

脊柱侧凸的矫治是使畸形得到最大限度的矫正，并使之保持在矫正的位置上不再继续发展。治疗方法有非手术治疗和手术治疗。一般根据年龄、侧凸程度、进展情况、有无并发症等选择矫治方案。早期发现、早期矫治是获得良好疗效、避免手术的关键。因为脊柱侧凸畸形早期比较柔软，容易矫治，较少发生严重的结构性改变和并发症。

（一）非手术治疗

常用的非手术矫治方法包括矫正体操、日常活动中的姿势治疗、电刺激、牵引、手法和矫形器等。

1. 电刺激　多选用双通道体表电刺激器，两组电极分别放置在侧凸体表，两通道交替输出的电刺激波，使两组椎旁肌交替收缩与舒张，而使侧弯的脊柱获得持续的矫正力。电刺激治疗可与矫形器联合应用，即白天戴矫形器，夜晚行电刺激治疗。在治疗过程中应定期复查，在第1个月治疗结束后应详细检查，以确定治疗是否有效。以后每3个月复查1次。电刺激不能用于脊柱骨发育成熟的患者。

2. 矫形器　非手术治疗最有效的方法是佩戴矫形器。主要通过矫形器的治疗对侧凸畸形提供被动或主动的矫形力，使侧凸畸形得到最大限度的矫正。主要适应于Cobb角为20°～45°，且骨未发育成熟的特发性脊柱侧凸患者；Cobb角＞45°需手术者，在术前穿戴矫形器可用于防止畸形进一步发展，为手术创造条件。穿戴矫形器注意事项如下：

（1）初始穿戴时，应从第1天穿2～3小时，逐渐增加穿戴时间，1周左右穿戴适应并调整到位后，则每天至少穿戴2～3小时。

（2）初始穿戴1个月后复查，进行调整；以后每3～6个月复查1次，密切观察，随时调整，至穿戴到骨龄成熟。

（3）何时停用矫形器是一件非常重要的事。可逐渐减少穿戴时间，同时X线检查观察脊柱变化。若确实无变化，方可脱下矫形器，但还要坚持治疗性锻炼。一般女孩穿到18岁，男孩穿到20岁。

3. 牵引　牵引的种类很多，如颈牵引、斜台颈牵引、头颅–骨盆环牵引、颈–骨盆牵引、卧位反悬吊牵引等。

（1）头颅–骨盆环牵引：每天检查钉眼有无渗出或感染现象，必要时给予换药。注意头颅环有无滑脱，松动时应将固定螺钉拧紧。严密观察有无神经系统并发症（眶上神经、舌咽神经、外展神经、舌下神经、臂丛神经、喉返神经及脊髓损伤等）。一旦出现神经系统症状，应立即放松支撑杆停止牵引，待神经系统症状恢复后，再试行牵引。注意有无寰枢椎半脱位或齿状突缺血坏死，以及有无肠系膜上动脉综合征的发生。

（2）脊柱侧凸反悬吊牵引：若仅为术前准备，一般牵引2周左右。通过牵引使凹侧软组织得到松解，使脊柱凹侧得到有效伸展。

（二）手术治疗

一般在年龄＞10岁，Cobb角＞40°考虑手术治疗。手术治疗的目标是矫正脊柱畸形或防止畸形加重，重建脊柱的生理弧度，维持躯干的平衡；预防脊柱侧凸可能引起的神经功能障碍，促进已发生的神经功能障碍的恢复；预防和改善脊柱侧凸引起的心、肺功能障碍等。

第二节　脊柱侧凸的康复评定

一、早期筛查

在脊柱侧凸形成和发展过程中，因很少有疼痛或不适等症状而容易被忽略，如能在学龄期和脊柱改变的初期及时发现并早期进行康复训练和治疗，就能较好控制和矫正畸形，防止并发症的发生，减少患者对远期手术的需要。筛查工作从8岁开始进行，教育父母重视和关心孩子的脊柱发育情况，注意观察孩子是否有两肩不平、耸肩、腰不对称、上提、身体倾斜等情况，如果这5个征象中有任何1个，就应该立即就医。

二、临床评定

临床评定包括脊柱侧凸的类型、部位、角度等。脊柱畸形影响到脊柱的功能和心肺功能等方面的功能评定。

一般情况评定包括一般史、手术史、背部疼痛史、畸形出现时间、心肺功能状况和家族史等。评定时应注意观察双侧肩锁关节、髂前上棘和腰的对称性、臀沟的偏移程度。做前屈试验可见两侧背部的高低变化。结构性侧凸可见肋骨隆突畸形，可以用水平计测隆突的高度，也可用方盘量角器和侧凸计了解躯干旋转度。

1. 脊柱侧凸角度的评定最常用的方法　最常用的为Cobb法，上终椎上缘延长线的垂线与下终椎下缘延长线的垂线相交所形成的角就是Cobb角。Cobb角既适用于治疗前的诊断，也适于治疗后的疗效评定，在同一椎体上画线就能很清楚地测出治疗效果。

2. 脊柱侧凸伴旋转的测量在正位　X线片上观察两侧椎弓根的位置，可粗略地观察脊柱的旋转程度。可根据旋转的程度分为5级：双侧椎弓根的位置正常，无旋转移位为0度（阴性）；最严重为4度，即右侧椎弓根旋转到椎体的左侧；如椎弓根位于中线上为3度。近年来，CT开始被用于脊柱侧凸的测量和术前评价。CT可精确地测量脊柱的旋转，明确脊髓受压迫情况。

3. 脊柱柔软度　侧向屈曲位摄片可了解畸形的柔软度，从而估计可矫正的程度。

4. 脊柱发育成熟度（Risserft征）　脊柱发育成熟程度对判断脊柱侧凸发展趋势、确定治疗方案非常重要。保守疗法需持续到骨成熟为止。骨成熟度判定的主要依据是髂嵴骨骺的发育情况。髂嵴骨化呈阶段性，其骨骺自髂前上棘至髂后上棘循序出现。根据髂嵴骨骺的发育程度确定的 Kisser指数，能定量反映骨发育程度。0度为髂嵴骨骺未出现；1度为外侧25％以内出现；2度为50％以内出现；3度为75％以内出现；4度为75％以上出现，但骨骺未与髂嵴融合；5度为全部融合。 Risser指数为5时，表示脊柱生长发育已结束。

第三节　脊柱侧凸的康复护理

脊柱侧凸治疗方法主要根据脊柱侧凸Cobb角的大小选择，分为手术治疗与非手术治疗。当Cobb角＜25°时，主要通过矫正日常活动中的不良姿势，配合矫正体操，每4～6个月随访1次，一般不需要特殊治疗；当Cobb角25°～30°，除上述方法外，配合电刺激，应用矫形支具；当Cobb角＞40°时，需要矫形手术治疗。脊柱侧凸治疗方法的选择除了参考脊柱侧凸的角度，还应考虑其进展情况和发展趋势。如Cobb角为20°，但还有4年的生长发育期、则需要干预；而如果Cobb角为29°，但已停止了生长发育，可能就不需要特殊处理。一般情况下，当年龄＞10岁，Cobb角＞40°，应考虑手术治疗。

一、手术前、后护理

手术治疗的目标是矫正脊柱畸形或防止畸形加重，重建脊柱的生理弧度，维持躯干的平衡；预防脊柱侧凸可能引起的神经功能障碍，促进已发生的神经功能障碍的恢复；预防和改善脊柱侧凸引起的心、肺功能障碍等。脊柱侧凸手术创面大，出血多，并发症涉及多系统多器官，通过良好的护理可达到早期预防，有时虽难以预防，但通过严密细微的观察与护理可及时发现而采取必要的措施。

（一）手术前护理

1. **皮肤准备**　患者因背部畸形，皮肤准备较困难，且常有毛囊炎发生，备皮时需十分小心，不可剃破，有毛囊炎者除每天擦洗、更衣外，并涂以75％的碘酒，待炎症消退后方可手术。

2. **肺功能训练**　对畸形严重或肺活量在60％以下者，术前需行肺功能训练，简单的训练方法是向装有水的瓶内吹气。

3. **脊柱牵引术前行悬吊牵引**　主要适用于畸形严重的患者，通过牵引使椎旁挛缩肌肉、韧带及小关节松动，以便手术使畸形达到最大限度的矫正，一般需要牵引2～3周。

4. **翻身、体位及大小便训练**　使患者了解正确的轴向翻身方法，训练患者俯卧，提高前胸髂部皮肤的耐压力，以适应手术的需要，在患者入院后即训练在床上卧位大、小便，预防术后因不习惯而导致尿潴留及便秘。

5. **配合医疗使用抗生素**　术前1天开始给予抗生素静脉滴入，预防感染。

（二）手术后护理

1. **翻身**　术后患者平卧，定时轴向45°翻身，以防发生压疮，严禁躯干扭曲。

2. 脊髓神经功能观察 由于术中牵拉、术后脊髓水肿、供血障碍或硬膜外血肿压迫等，均可引起脊髓损伤，因此除术中行脊髓监测或行清醒试验外，在术后72小时内不可放松对神经功能的观察。

3. 保持吸道通畅 由于术前肺活量低下，术后切口疼痛，患者不敢咳嗽，呼吸道分泌物排出不畅，而产生气体交换不足，甚至引起窒息。术后恶心呕吐，胃内容物反流也可造成呼吸道梗阻。术后应鼓励并协助患者咳痰、排痰，必要时给予雾化吸入、体位引流及吸痰。

4. 负压吸引的观察 因手术创面大，术后常规放置引流管负压吸引，以减少伤口血肿感染。伤口引流液第1天一般为200～300mL，第2天在100mL以内，第3天可拔除引流管。引流量过少说明引流不畅，应检查原因，立即疏通，必要时送手术室重新放置。吸引的负压过大可造成引流量增加。负压以5～10mL为宜。

5. 胃肠道反应观察 由于手术牵拉及全麻所致，术后患者常有恶心呕吐现象。术后需禁食1～2天，并根据患者病情给予对症处理，如手术3天后恶心呕吐加重，呕吐频繁，呈喷射状，呕吐物为胆汁，应警惕为肠系膜上动脉综合征，可采用持续胃肠减压、体位引流、补液及给予解痉药物，一般1～2周可得到缓解。

6. 预防感染术后观察 每天观察体温、脉搏变化，了解切口有无红肿和渗出、并给予大剂量抗生素3～7天预防感染。

7. 术后锻炼 术后患者早期适当活动可减少卧床并发症，并为离床活动创造条件。根据不同手术决定患者离床时间，一般术后7天患者可开始45°靠坐，10天后可以70°靠坐，切忌腰部折屈，以防脱钩，术后2周可以床边垂足坐。随后协助患者床边试行站立，若能站立30分钟，可制作石膏或塑料背心外固定。

8. 石膏背心或支具固定的护理 石膏背心固定时取站立位，石膏干后腹部开窗，患者可下地活动。石膏固定后注意患者有无不适反应，如恶心呕吐及心慌出虚汗等，一般休息后自行缓解，个别患者可出现类似肠系膜上动脉综合征现象，必要时需将石膏拆除或更换。注意石膏有无压迫现象，应及时给予修整，以防压疮。术后若用新型塑料支具固定则较为舒适。

二、康复护理

脊柱侧凸在Cobb角<25°时，主要是矫正日常活动中的不良姿势，配合矫正体操和加强训练等进行矫正。

（一）治疗性锻炼

通过治疗性锻炼来改善姿势；增加伸长脊柱凹侧和挛缩的软组织的柔韧性；增强腹肌在维持姿势中的力量；矫正肌力不平衡与改善呼吸运动。

1. 姿势训练 通过姿势训练减少腰椎和颈椎前凸程度来伸长脊柱。

（1）骨盆摆动运动：患者坐于球上，左右摆动臀部，每侧维持15秒，重复3组。

也可以前后摆动。

（2）姿势对称性训练：患者通过意识控制，保持坐、立位躯干姿势挺拔和对称；可在直立位做上肢外展、高举前屈、腰背部前屈、后伸、双足交互抬起，进一步在俯卧位锻炼腰背肌、在仰卧位锻炼腹肌及下肢肌。

2. 矫正侧凸训练　有意识地加强凸侧肌肉训练，减轻侧肌肉所产生的拮抗肌收缩反应。采取单侧负重抗阻训练，让患者取仰卧位，对胸段侧凸的患者，让患者凸侧的手提1~2kg的重物，在身体的一侧做上举活动。腰段侧凸则让患者凸侧的下肢在踝部负荷1~2kg沙袋，做直腿抬高运动。卧位下运动可以消除脊柱的纵向重力负荷，放松脊柱各关节，增加脊柱活动度。进行矫正体操练习时，要求动作平稳缓慢，充分用力，准确到位，并至少保持5秒，每次练习20~30分钟，每天坚持训练2~3组。凸侧椎旁肌将会较凹侧强壮有力，从而使两侧椎旁肌达到新的平衡。

如果矫正体操能与矫形器联合应用，将会提高疗效。在佩戴矫形器或进行其他治疗期间都不能中断做操（如在佩戴矫形器期间，每天有1小时可卸下，此时即可重点进行矫正体操）。

3. 改善呼吸运动训练　胸椎侧凸达50°以上合并椎体旋转时，常会产生呼吸困难。呼吸训练应贯穿在所有运动练习中，可按下列步骤指导患者进行胸腹式呼吸。

（1）患者仰卧、屈髋屈膝，指导患者有意识地限制胸廓活动。

（2）患者吸气时腹部隆起，呼气时腹部尽量回缩，可用视觉或用手去检查；在腹部加上1个沙袋可加强这种腹部隆起。

（3）逐渐把胸腹式呼吸相结合，缓慢的腹式吸气后（腹部隆起），胸廓完全扩张，随着呼气过程，腹部回缩，胸廓回复。

注意事项：进行慢吸气和慢呼气锻炼，呼气时间为吸气的两倍；胸腹式呼吸锻炼先在仰卧位进行，然后在坐位，最后在立位下进行。

（二）矫正体操

矫正体操是矫治脊柱侧凸常用的康复护理方法之一，它的作用原理是有选择性地增强脊柱维持姿势的肌肉，通常是以凸侧的骶棘肌、腹肌、腰大肌与腰方肌为重点，调整脊柱两侧的肌力平衡，牵伸凹侧的挛缩的肌肉韧带等组织，以达到矫正畸形的目的。矫正体操对不同发展阶段的脊柱侧凸有不同的效果：早期Cobb角30°以内的轻度侧弯，脊柱活动度、柔切性好，脊柱尚无明显的结构性畸形时，为矫正体操发挥作用的最佳时期、能起到良好的矫正作用。可作为主要的矫正手段单独应用，广泛地用于学校青少年轻型或非结构性侧凸患者。随着脊柱侧凸度数的增大，重力对侧弯的作用力矩加大，单独的矫正体操难以对抗，故矫正体操效果减弱，须与支具矫形或其他矫形措施结合应用。在结构性侧凸，矫正体操虽不能起即时矫正作用，但坚持长期练习可改善脊柱的柔韧性、可屈性，增强支撑脊柱肌肉的肌力，特别是凸侧负荷过重的肌肉，防止其劳损，延缓畸形的发展。行支具矫形时，矫正体操仍为一种必要的辅助疗法，可防止因制动引起的肌肉萎缩及其他失用性改变，预防脊柱僵硬，改善呼吸功能。体操治疗可以促进侧凸的矫正和脊柱平衡的建立，矫正体操治疗是最方便、经济、安全，且无痛苦的治疗，对轻型侧凸患者有益无害，较单纯观察更为积极。另外，脊柱侧凸儿童的全身情况一般较弱，矫正体操有一定的体力负荷，对增进健康、增强体质、促进正常发育、建立正常姿势、改善心肺功能都有一定意义。矫正体操通常在卧位或匍匐位进行，这种姿势消除了脊柱的纵向重力负荷，同时可利用部分肢体重量作躯干肌肉练习的负荷。下面介绍张光铂编制的一套矫正体操，按患者不同的情况可选择性地重点练习。

1. 前、后爬行或匍匐环行　患者取肘膝卧位或膝胸卧位。由于脊柱前倾不同的斜度，可使脊柱的侧弯运动相对集中于脊柱的不同节段，膝胸卧位或肘膝卧位侧弯运动相对集中于上胸段，有利于这一节段畸形的矫正。

匍匐环行是指练习时不是直线前进，而是环形前进，当胸腰段右侧凸时，爬行时左臂尽量向前向右伸，而右膝右髋尽量屈曲向前迈进，右臂左腿随后跟上，但不能超越左臂和右腿。若为胸腰段左侧凸时，其方向相反。

2. 左、右偏坐　患者取跪位，双手上举，先臀部向右5°偏坐，然后再向左侧偏坐，反复交替练习。若为腰段或胸腰段左侧凸，则重点练习右侧偏坐（增加练习时间及次数）；若侧凸相反，则以左侧偏坐为主。

3. 头顶触壁　患者俯卧，面朝地，双肩外展，双肘屈曲、双手向前，使头尽力前伸，用头顶触墙壁，然后头缩回，再以头顶触壁，反复练习，以利上胸段畸形的矫正。

4. 双臂平伸或单侧"燕飞"　患者俯卧，双手置于额前，双手臂渐渐抬起离开地面，向前伸直，然后双手再回额前，如此反复练习。亦可只平伸上举一侧肢体，如尽力举左侧上肢，该侧肩胛带向右倾斜。也可引起胸椎左凸，用以矫正胸椎右凸。若同时上举凸侧上、下肢，形成单侧"燕飞"，有利于增强凸侧的背肌、臀肌力量。另外因上举左下肢可使骨盆向右倾斜，引起腰椎右凸，矫正腰椎左凸，故同时上举左上肢后伸左下肢可用以矫正常见的胸椎右凸及腰椎左凸畸形。

5. 仰卧起坐　患者仰卧，双臂上伸平放垫上，然后仰卧起坐，躯体屈曲，双臂前伸，双手触及趾尖，然后再慢慢双臂上举回至仰卧位。为了增加凸侧腹肌的力量，可使凹侧上肢尽力后伸，凸侧上肢前伸，用手触摸同侧的足趾。

6. 下肢后伸　患者俯卧，双肩外展，双肘半屈，双手掌平放垫上，双下肢后伸，从垫上抬起左、右腿上下交叉呈剪式运动。为加强一侧臀肌和背肌的力量，可只将一侧上肢前伸，同侧下肢直腿后伸，如此有利于矫正腰椎侧凸，如抬左腿可矫正腰椎左。

7. 双腿上举或单腿上举　患者仰卧，双手置于头下，双下肢半屈曲，双足平放垫上，然后双下肢上举，两腿前后交替做剪式运动，以增强腰肌和腹肌的力量。亦可单腿上举同侧的上肢前（上）伸，对侧上肢下伸，以利一侧腰腹肌的增强及腰部畸形的矫正。

8. 深吸慢呼 患者仰卧，双上肢平放身体两侧，手掌向上，双下肢半屈曲，双足平放垫上，用鼻孔深吸气，使胸廓扩展，作轻呼呼声，将气慢慢由口吐出，以增加肺活量。

9. 挺拔站立 患者双足平行靠墙站立，使双肩及髋部紧贴墙壁，使头以及脊柱尽力向上挺拔，保持正确的躯干姿势。

矫正体操是一种肌肉力量的训练，动作须平稳极慢，姿势正确。要求充分用力，用力方向适当。每一动作历时5~10秒，重复10~30次以上，要求有适度的肌肉疲劳感，否则应增加抬起部位的负荷量。每天须练习2~3回，持之以恒，直至骨发育成熟。

（三）佩戴支具护理

在特发性脊柱侧凸的非手术治疗和康复护理手段中，支具疗法占有重要位置。支具治疗的原理是在侧凸顶椎部位施以水平方向的压力。由于脊柱侧凸的节段性间隙两侧不对称，而椎体软骨终板的承重两侧也不对称，顶椎部位水平方向的压力可使侧凸减轻，侧凸节段的软骨终板承重的不对称亦有所减轻，因而可延缓侧凸的发展。支具疗法适用于少年期和青春期的特发性脊柱侧凸，婴儿期亦可使用。但其支具的制作需要精湛的技术。对先天性脊柱侧凸和骨发育成熟期（椎体软骨环的融合和髂嵴骨生长完成可作为标志）的特发性脊柱侧凸，支具治疗无效。治疗脊柱侧凸的常用支具有两类：即CTLSO和TLSO支具。

1. 支具制作 方法有两种：第1种方法是用轻塑料板预制成不同规格的支具，根据患者的身高体形选择一个预制件，然后加工、修整、衬垫；对CTLSO支具还要追加金属立柱。这种制作方法周期短，多数的患者可适应于预制支具。但该类支具矫形作用较差。第2种方法是先用石膏取样，患者取立位或卧位于Rissr石膏床上，必要时加用牵引或加压垫，用石膏取样做成阴模，转换成阳模，再用轻塑料板在阳模上制成支具。这种制作方法的工作周期长，但制成的支具更为合身、适用。支具制成后要试穿，不合身处加以修整，直至患者舒适、满意为止。更重要的是支具佩戴后要摄脊柱前后位X线片，了解支具是否达到矫形作用，压力垫安放位置是否合适等。

2. 支具佩戴护理

（1）指导佩戴注意事项：支具要昼夜穿着，每天持续23小时，留下的1小时用于洗澡、体操等活动练习。支具治疗需持之以恒，若无禁忌，支具可使用至骨发育成熟为止。

（2）指导逐步减少支具佩戴时间：佩戴支具4个月后复查脊柱侧凸角度无变化，每天持续穿戴支具可减少为16小时，稳定后再减为12小时。再复查仍稳定，在去除支具24小时后摄脊柱前后位X线片，如Cobb角仍无变化，即可停止使用。在此期间内如情形有加重仍需恢复每天持续23小时穿着支具。

（3）使用支具期间，指导配合体操锻炼以提高效果。

3. 停用支具的指征

（1）4个月内身高未见增加。

（2）Kisser征4~5级（髂嵴骨骺长全及融合）。

（3）取下支具4天后摄脊柱前后位X线片，Cobb角较前无变化。达到上述指标后，使用支具时间可减少为每天持续20小时。

目前公认，支具治疗可有效地控制早期脊柱侧凸的进展，特别是对轻型特发性侧凸，可避免手术或减轻手术患者侧凸的严重程度，对35°以内的侧凸， Pdsserf征≤2°的患者，支具治疗的有效率可达75%以上。因而支具佩戴是目前脊柱侧凸康复治疗护理的重要手段。

第九章　腰椎间盘突出症康复治疗

第一节　腰椎间盘突出症概述

脊柱对躯体起着支撑、负重和运动的作用。椎间盘结构中纤维环的破坏，除了严重的扭转损伤可直接引起外，还可能是椎间盘退变的基础外伤。随着年龄的增长，纤维环容易在负重时断裂。最易引起纤维环损坏的是剧烈的负重运动，如举重、弯腰提起重物或者长时间重复的屈曲旋转。

一、概念与分类

椎间盘突出症是因椎间盘变性、纤维环破裂、髓核突出、刺激或压迫神经根和马尾神经所表现的一种综合征，造成以腰腿痛为主要表现的疾病。腰椎间盘突出症是临床上较为常见的腰部疾患之一，主要病因是在椎间盘退变的基础上长期姿势不正、腰部负重、外伤等导致。腰椎间盘突出症的病变程度在临床上按CT的表现分类，还有按其突出的部位分类。

（一）按突出程度分类

1. 椎间盘膨出　移位的髓核仍在纤维环内，但因纤维环抗张力减弱而整个向外膨大。

2. 椎间盘突出　移位的髓核已通过纤维环裂隙到了纤维环外面，对相邻组织不但有机械性压迫，还有化学刺激和作为异物的免疫反应。

3. 椎间盘脱出　疝脱的髓核离开突出的纤维环裂口，在椎管内下沉或贴于神经或其他组织。

（二）按突出部位分类

1. 中央型突出　突出发生在椎体后中线，压迫硬膜囊。
2. 偏侧型突出　此型最多见。后纵韧带仍完整，疝突出物移向后外侧。
3. 外侧型突出　突出发生在小关节外侧。

二、临床症状与体征

（一）临床症状

各种各样症状均由于疝突出物对具体神经纤维的压迫所致，而由于压迫水平的不同，与神经根粘连与否而表现各异。如果压迫的是感觉纤维，主要表现为蚁行感、麻木、疼痛；若受压的为运动纤维就会出现动作的障碍，腰和（或）下肢活动不灵活、紧张、无力；若受压的是交感神经纤维，则可能有温度感的变化，如发烫或发凉。

1. 腰部疼痛　多数患者有数周或数月的腰痛史，或有反复腰痛发作史。腰痛程度轻重不一，严重者可影响翻身和坐位。一般休息后症状减轻，咳嗽、打喷嚏、用力排便、变换体位、弯腰、久坐、久站和久行时均可使疼痛加剧。腰痛缓解后1～2周出现下肢痛。但临床上也常看到自起病开始即为腰痛并腿痛，或先出现腿痛后出现腰痛，或就诊期间只有腿痛而无腰痛。

2. 下肢放射性或牵涉性痛　一侧下肢坐骨神经区域放射痛是本病的主要症状，常在腰痛减轻或消失后出现。疼痛从腿部开始，逐渐放射至大腿后侧、小腿外侧，有的可发展到足背外侧、足跟或足掌，影响站立与行走。牵涉性痛在受损神经支配区，如肌肉、关节同时出现疼痛。这两种情况在腰椎间盘突出患者均可存在，后者可能更多些，常因负重或弯腰而加重。

3. 腰部活动障碍　腰部活动在各方面均受到影响，尤以后伸障碍明显。少数患者在前屈时明显受限。

4. 脊柱侧弯　多数患者有不同程度的腰脊柱侧弯。侧凸的方向可以判断突出物的位置与神经根的关系。

5. 麻木感　病程较长者，常有主观麻木感，多局限于小腿后外侧、足背、足跟或足掌。

6. 异常温度感　不少患者患肢感觉发凉，患者主诉腰或下肢某个部位"发烫"或"像冷风经过小洞吹到腿上"一样。客观检查患肢温度较健侧降低。

（二）临床体征

1. 姿势异常　患者为避免神经根受压，自然地将腰固定在某个较舒适的姿势。根据病变的严重程度及个体自动调节能力，腰部可发生过度前凸、变平或侧弯。检查时多数患者腰部生理性弯曲消失，甚至变为后凸；脊柱侧弯多突向患侧，少数突向健侧，后者多为外侧型；骨盆两侧不等高，站立位时常将患腿放到前面，半屈膝以缓解疼痛。

2. 一侧或两侧腰肌紧张　首先是骶棘肌，重者也牵连其他腰腹肌。

3. 压痛及反射痛　在腰椎棘突间及椎旁1～2cm处，相当于突出物的平面，用力下压时，压力至黄韧带、神经根和突出物，可引起下肢反射性疼痛。压迫或叩击时疼痛向臀部或大、小腿放射。

4. 脊柱运动受限　脊柱屈曲、伸展、侧弯及旋转等均不同程度地受限，以后伸受限最大，检查时患者出现因疼痛加重限制了伸展运动，也可以出现由于腰肌紧张弯腰时出现腰椎僵直，动作由骶髂关节和髋关节代偿。

5. 神经根受压或牵扯

（1）直腿抬高试验、足过度背屈试验、起坐伸膝试验、屈颈试验及颈静脉压迫试验均显示阳性。

（2）神经肌肉系统检查：突出的椎间盘压在神经根上，使其支配区域感觉障碍，肌力减弱，腱反射减弱或消失等。

6. 肌紧张试验和肌耐力试验　腰腿痛和脊柱结构的改变有关，也和在其基础上功能的减退有关；反复发作和腰椎稳定性差有关。影响腰椎稳定的机制中，也包括不平衡的肌紧张和骶棘肌耐力不足。

（1）髋屈肌紧张试验：先令患者双屈髋，使骨盆后倾腰椎变平，然后右腿伸直由治疗师支持，同时左膝被紧握推到患者胸前以维持骨盆位置。如果右膝关节位于髋关节水平上水平面即为阳性，如果股直肌短缩，屈膝就会减少到90°，髂胫束紧则小腿会处于轻度外展位。

（2）腘绳肌试验：一侧腿被动直腿抬高，对侧腿、髋、膝屈曲（无外展外旋），足置床上，当同侧膝关节开始屈曲或骨盆开始后倾即达终端，直腿抬高加10°～15°，否则为腘绳肌紧张。

（3）骶棘肌耐力试验：受检者伏卧台上，上体及下体均向后抬起.只有腹壁在床上，测定维持的时间。

三、临床诊断

椎间盘突出症的诊断，除病史与查体体征改变外，一项重要的诊断依据就是影像学检查。在腰椎间盘突出症的诊断中，常用的影像学检查有X线检查、CT检查、MRI检查与脊髓碘油造影等。

（一）X线检查

主要提示腰椎生理性改变，显示生理性前凸变小，病变椎间隙变窄或前窄后宽（侧位）。腰椎出现侧弯时，两侧椎间隙不等宽，病变侧变窄（正位）。

（二）CT检查

提示软组织向后突入椎管，偏一侧多见，挤压神经根，偶有钙化影出现。

（三）MRI检查

对软组织病变的灵度较高，如果患者由椎间盘突出压迫神经根，则在MRI上可以较明显地显露出来，并且根据其信号的强度，可以较好地对椎间盘突出的部位与类型作出诊断。

四、临床治疗

腰椎间盘突出症在临床治疗上可分为手术治疗与非手术治疗两种。

（一）手术治疗

手术治疗是腰椎间盘突出症较为常见的治疗方法，也是行之有效的措施，手术可彻底消除压迫脊神经等周围组织的突出物，以解决腰腿部的临床症状。

（二）非手术治疗

1. 卧硬板床休息　这是一种简单有效的措施，卧床可减轻脊柱压力，使神经根的水肿慢慢消退。
2. 牵引疗法　这是常用疗法之一，牵引疗法历史悠久。
3. 腰围和支持带腰围　主要目的是制动，使受损椎间盘获得局部充分休息。
4. 自我调理　注意保暖，防止着凉。日常生活和工作中注意保持正确的姿势。

第二节　腰椎间盘突出症的康复评定

一、腰椎活动度评定及腰腹肌肌力评定

Shoher于1937年提出的脊柱活动度皮尺测定法，经反复改良后成MMS法，据临床检测具有良好的可重复性，并与X线检查测定有良好相关性。于直立位在腰骶关节（两髂后上棘连线）下5cm及上15cm处各做一标记，向前弯腰时此2点距离延长，后伸时2点互相接近，以其距离的变动动作作为腰椎活动度指标。

二、日常生活活动能力及生活质量评价

日本骨科学会提出的日本骨科学会腰痛评价表（JOA score）包括症状、体征及日常生活能力（activity of daily living，ADL），指标简单合理（表9-1）。在评估时应排除有尿路疾病患者，分别为优、良、中、差4个等级。其中差为＜10分，中为10～15分，良为16～24分，优为25～29分；满分为29分。

治疗改善率＝［（治疗后评分–治疗前评分）÷（满分29–治疗前评分）］×100%；

≥75%为优，50%～74%为良好，0～24%为差。

表9-1 日本骨科学会腰痛评价表

评价项目	得分
自觉症状（9分）	
（1）腰痛	
无	3
偶有轻度腰痛	2
常有轻度腰痛，或偶有严重腰痛	1
常有剧烈腰痛	0
（2）下肢痛和（或）麻木	
无	3
偶有轻度下肢痛和（或）麻木	2
常有轻度下肢痛和（或）麻木，或一侧有严重下肢痛和（或）麻木	1
常有剧烈下肢痛和（或）麻木	0
（3）步行能力	
正常	3
行500m以上发生疼痛、麻木和（或）肌无力	2
步行500m以内100m以上发生疼痛、麻木和（或）肌无力	1
步行100m以内发生疼痛、麻木和（或）肌无力	0
客观症状（6分）	
（1）支腿抬高试验（含腘绳肌紧张）	
正常	2
30°～70°	1
0～30°	0
（2）感觉	
正常	2
轻度感觉障（无主观感觉）	1
明显感觉障碍	0
（3）肌力（两侧肌力均减弱时以严重一侧为准）	
正常	2
轻度肌力减弱（4级）	1
重度肌力减弱（0～3级）	0

评价项目	得分
日常生活活动能力（14分）	
（1）睡觉翻身	
容易	2
困难	1
非常困难	0
（2）站起	
容易	2
困难	1
非常困难	0
（3）洗脸	
容易	2
困难	1
非常困难	0
（4）弯腰	
容易	2
困难	1
非常困难	0
（5）长时间（1h）坐位	
容易	2
困难	1
非常困难	0
（6）持重物或上举	
容易	2
困难	1
非常困难	0
（7）行走	
容易	2
困难	1
非常困难	0
膀胱功能（0）	
正常	0
轻度排尿困难（尿频、排尿延迟）	−3
重度排尿困难（尿频、排尿延迟）	−6

三、疼痛严重程度评价

可以利用视觉类比疼痛评分法（visual analogue pain scale，VAPS）来评价各种疼痛，有较好的可靠性。该方法是在10cm的标尺图上，以一端（0）为无痛，另一端（10）为剧痛难忍，令患者在图上标出自身感受疼痛的位置，其刻度即为疼痛的程度，可得到比较精细的半量化数据。

第三节　腰椎间盘突出症的康复护理

腰椎间盘突出症分手术治疗与保守治疗，不管是手术治疗、保守治疗，还是在预防治疗后的复发等方面，康复护理都起着非常重要的作用。

一、手术前、后护理

（一）手术前护理

1. 卧硬板床　协助患者做好生活护理，解决因卧床而带来的自理能力下降问题。

2. 床上大、小便训练　术前1周指导患者床上大、小便训练，养成床上大、小便的习惯，避免术后因不习惯床上大、小便导致的尿潴留与便秘。

3. 呼吸功能训练　术前3天开始指导患者进行呼吸功能训练，如腹式呼吸、缩唇呼吸、有效咳嗽等方法，避免术后卧床导致的呼吸系统并发症。

4. 健康宣教　向患者讲述术后护理配合要点，讲解绝对卧床休息的重要性和必要性。

（二）手术后护理

1. 卧位护理　术后去枕取平卧位6~10小时，严格卧硬板床休息，减轻身体对椎间盘的压力，防止手术部位的出血，利于手术后恢复。术后禁止在床上大幅度扭动，协助患者轴线翻身。

2. 严密观察患者双下肢感觉、运动、深浅反射情况　麻醉消失后，用钝形针尖轻触患者双下肢或趾间皮肤，观察是否有知觉和痛觉，如果术后出现下肢疼痛加剧、感觉异常、运动障碍等神经压迫症状，应立即报告医生处理。

3. 保持引流管通，注意预防逆行感染　一般术后24~72小时拔除引流管，向患者做好放置引流管相关护理注意事项宣教。严密观察引流液性质（如颜色、透明度、浑浊度）及量并做详细记录，如引流液呈红色，则说明血液较多可能有活动性出血，如渗液量多且清淡可能有硬脊膜破裂或脑脊液外流，均应及时报告医生。

4. 督促、指导呼吸功能训练　督促、指导患者进行深呼吸、腹式呼吸等呼吸功能训练，防止肺部感染。患者出现咳嗽时鼓励咳嗽，指导减轻伤口疼痛的咳嗽技巧。

5. 根据患者手术及术后恢复情况，指导床上肢体功能训练。

二、康复护理

适用于保守治疗、术后恢复期的患者。

（一）体位指导

1. 卧硬板床　卧硬板床以保持脊柱生理弯曲，告知患者卧硬板床的意义并取得配合。

2. 正确的姿势及体位改变方法

（1）坐位：正直、不歪斜，保持脊柱生理弯曲。

（2）卧位：左、右卧位时避免过于弯曲腰部，保持脊柱生理弯曲。

（3）改变体位：改变体位时动作应缓慢，避免过快改变体位。低头拾物时，脚前后放置，避免弯腰动作。

（4）指导日常工作注意事项：劳逸结合，保持脊柱生理弯曲，姿势正确，不宜久坐和久站。

（二）腰部体操训练

1. 骨盆卷动　仰卧位，屈膝屈髋，两手放于身体两侧或胸前，微缩下颚。呼吸时收缩下腹，背部压紧地面，做骨盆后倾动作，维持6秒，放松；呼气收腹，增大腰曲，下胸及骶保持贴紧地面，腰部拱起，做骨盆前倾动作，维持6秒。与前一动作交替，10个为1组，重复2～3组。

2. 俯卧抬腿运动　俯卧，两腿伸直，双手置于额头下，交互将左、右腿抬起保持3～5秒，重复5～10次。

3. 垫高骨盆抬起上身运动　俯卧，垫高骨盆（腹部下面垫一厚垫）、头和胸部用力向上抬至水平位，维持3～5秒，重复10次。

4. 腹肌等长收缩训练　仰卧，弯曲双腿，收缩腹肌和臀肌，使腰背部平贴床面，维持3～5秒，重复10次。

5. 腘绳肌拉伸运动　仰卧，一侧腿屈曲或放于球上，另一侧腿伸直至大腿后群肌肉有拉伸感，双手环抱大腿，靠近前胸，维持15秒，增加伸张度。

6. 髂腰肌拉伸运动　跪位，一只脚放于训练球旁侧，缓慢向前滚动训练球直至对侧髋前侧有牵拉感，保持20～30秒，重复3～4次，左右交替进行。注意保持躯干挺直。

7. 桥式运动　仰卧，两腿屈曲，抬起臀部同时挺胸挺腰，吸气，维持3～5秒，放下，呼气；重复10次。

8. 飞燕式运动　俯卧，两手和上臂后伸，上身和下肢抬起并同时后伸，膝关节保持伸直，维持5秒，重复10次。

（三）躯干屈曲体操（Williams体操）

1. 抱膝触胸运动　仰卧，用力缩紧腹肌，并使腰背紧贴床面，然后双手抱持双膝，使之接近胸部，维持3～5秒，再慢慢回到起始位置，放松后重复10次。

2. 摸脚尖　坐位，双腿伸直，双手平举，用力收缩腹肌，使上身前倾，双手触及脚尖，并维持3～5秒，再慢慢回到起始位置，重复10次。

3. 仰卧位抬头运动　仰卧，双腿弯曲，用力缩紧腹肌，肩胛离床面30°，收下巴，舌顶上腭持续3～5秒，再渐渐躺下，重复10次。

4. 仰卧起坐运动　仰卧，双腿弯曲，双手上举，收下巴，用力缩紧腹肌，使上半身离开床面直到坐起手触足尖，维持3～5秒，放下，重复10次。

5. 弓腰运动　跪卧，收缩腹肌，使腰部向上弓起，并维持3～5秒，再回到起始部位，重复10次。

（四）体操训练注意事项

1. 根据个体差异决定训练次数与训练量　每天训练次数根据个人情况而不同，以训练后不引起疼痛及原有疼痛不加重为宜，训练引起的肌肉疲劳，以短时间休息后能恢复为宜。开始时重复次数宜少，以后酌情渐增，每次训练3～5组，每组动作做10次左右。

2. 训练动作要求及注意事项

（1）腰椎运动的方向根据个人情况而不同，应能缓解症状，至少运动后症状不加重，一般而言，腰椎间盘向后突出者应做腰椎后伸动作，腰椎间盘向前突出者（常见于外伤、孕妇、电工）应做腰椎前屈动作。

（2）有腰椎陈旧性压缩性骨折，尤其伴有骨质疏松的患者，不宜做向前弯腰动作。

（3）对因外伤而引起腰椎不稳者，进行医疗体操训练时，髋关节屈曲不宜＞90°。

3. 医疗专业人员指导　所有病患者在初步进行腰部医疗体操训练时，应有专业人员(如康复治疗师、康复护理师等)的指导，根据专业人员的指导完成训练。之后根据病情及个人掌握方法的情况由专业人员决定，是否可以自行做腰部医疗体操。

三、疾病复发预防护理

（一）腰椎间盘突出症复发率高的原因

腰椎间盘突出症患者经过治疗和休息后，可使病情缓解或痊愈，但本病的复发率相当高，主要原因有以下几点。

1. 腰椎间盘突出症患者经过治疗后，虽然症状基本消失，但许多患者髓核并未完全还纳回去，只是解除了神经根的粘连与压迫，使神经根压迫程度有所缓解。

2. 腰椎间盘突出症患者病情虽已稳定或痊愈，但在短时间内，一旦劳累或扭伤腰部可使髓核再次突出，因破裂的椎间盘纤维不可能自行修复，导致疾病复发。

3. 在寒冷、潮湿季节未注意保暖，风寒湿邪侵入人体病患部位，加之劳累，诱发本病复发。

4. 患者手术时病变节段髓核虽然已摘除，但手术后该节段上、下的脊椎稳定性欠佳，在手术节段上、下2个节段的椎间盘容易脱出，而导致腰椎间盘突出症的复发。

5. 康复训练不够，维持自身合理姿势的能力不足，矫正康复训练是防止复发的最根本方法。康复训练原则是矫正姿势是第1位，要保持挺拔伸展的腰部姿势，避免后侧椎间盘的过大受力而进一步老化；运动量是第2位，是在保持合理姿势的前提下只为巩固正确姿势，不追求运动量。

（二）预防腰椎间盘突出症复发的康复护理

1. 针对发病原因进行宣教，注意保暖，防止劳累及受寒着凉等因素导致复发。

2. 加强正确咳嗽方法、饮食健康与注意事项宣教，避免剧烈咳嗽和便秘时用力排便所致的腹压增高而导致疾病复发。

3. 当腰部处于屈曲位时，如突然加以旋转易诱发髓核突出而导致本病的复发。因此指导日常生活和工作活动的正确姿势，是预防因腰部姿势不当引起疾病复发的基本措施。如需长期坐姿工作者，每1小时左右要活动腰部，有条件者站起来伸伸腰放松，以减轻腰部不适感；如喜欢侧着弯腰睡的患者，尽可能减少弯腰，可选择仰卧或俯卧。

4. 避免突然负重，日常生活和工作中在未有充分准备的情况下，突然使腰部负荷增加，易引起髓核突出。告知患者搬重物时应注意忌用爆发力。

5. 指导患者建立良好的生活习惯，出院后每天坚持做腰部治疗体操，维持正常的体育锻炼，但勿做剧烈运动。

第十章　康复治疗

第一节　膀胱康复护理

一、清洁间歇导尿的适应证

神经系统功能障碍，如脊柱损伤；非神经源性膀胱功能障碍，如前列腺增生；膀胱内梗阻导致排尿不完全；常用于下列检查，如精确测量尿量等。

二、清洁间歇导尿的时机

在患者病情基本稳定，无大量输液，饮水规律，无尿路感染等并发症情况下进行，脊髓损伤患者待度过脊髓休克期后即可。进行清洁间接导尿的患者应符合该病的适应证，并排除禁忌证。

三、饮水计划

饮水计划是患者进行间接性导尿前的准备工作及进行间接性导尿期间要遵从的重要环节，以避免膀胱不能排尿，而过度膨胀，有损其功能。

四、间清洁歇导尿的并发症

包括尿路感染，膀胱过度膨胀，尿失禁，尿道损伤，出血，尿路梗阻，自主神经异常反射，膀胱结石等。

第二节　肠道康复护理

一、神经源肠道病因

神经源肠道是指控制大肠的中枢或周围神经组织导致的排便障碍，常见病因包括脑，脊髓，周围神经病变，如脑卒中，脊髓损伤，椎间盘疾病，椎管狭窄等。

二、脊髓损伤患者肠道康复训练前的准备

1. 详细的评估，判断神经源肠道的类型，从而确定个体化的肠道功能训练计划，判断有无发生自主神经反射异常的危险。

2. 进行腹部平片检查，确认有无肠道梗阻，大便塞嵌的情况。

3. 在进行规律的肠道护理之前，应先将肠道中的粪便排清，然后，再进行训练。

三、脊髓损伤患者的肠道护理目标

近期目标时预防因神经源肠道导致的各种并发症，通过肠道管理，形成规律的排便习惯。长期目标是减少神经源肠道给患者带来的各种不适，提高患者的生活质量，促进患者回归社会和家庭。

四、间清洁歇导尿并发症

包括尿路感染，膀胱过度膨胀，尿失禁，尿道损伤，出血，尿路梗阻，自主神经异常反射，膀胱结石等。

五、肠道功能训练出现自主神经反射异常时的处理

应立即停止刺激；扶患者坐起，放低腿，松开衣领，裤袋，使用抗高血压药物，严密监测血压。

第三节　心肺功能康复护理

一、心肺功能康复的目的

可以提高对手术的耐受能力，促进术后伤口愈合，预防和减少心肺相关并发症的发生，有利于患者整体功能的康复，为患者的术后功能锻炼打下基础。

二、肺功能评定

包括基本的肺容积和肺容量测定、肺通气功能测定、动脉血气分析等。

三、呼吸功能分级

1. 呼吸功能的徒手评定分组　通过让患者做一些简单的动作或，短距离行走，根据患者出现气短的程度初步评定其呼吸功能，徒手评定一般分为0～5级。

2. 呼吸困难分度　根据美国医学会《永久损伤评定指南》将呼吸困难分为轻、中、重三度。

四、肺功能训练的目标

1. 短期目标 改善胸廓活动；提高机体能量储备；改善心理状况；预防并发症。
2. 长期目标 提高机体免疫力，改善全身状况。

五、辅助咳嗽训练

辅助咳嗽技术主要适用于腹部肌肉无力，不能引起有效咳嗽的患者，让患者仰卧于硬板床上或者坐在有靠背的椅子上。面对护士，护士的手置于患者的肋骨下角处，嘱患者深吸气，并尽量屏住呼吸，当其准备咳嗽时，护士的手向上，向里用力推，帮助患者快速呼气，引起咳嗽。如痰液过多可配合吸痰器吸引。

六、协助排痰

卧床期间，骨科患者受限，护士应协助患者进行排痰。护士可指导患者进行有效咳嗽训练，并配合体位引流、叩击、振动的方法，或者借助振动排痰机等进行协助排痰。

第四节　营养与体重管理康复护理

一营养不良的干预措施

可根据患者营养不良出现的原因程度来采取不同的干预措施，包括口服，鼻饲，胃肠外营养等。无关消化道疾病，能够经口进食的患者可根据实际情况采取经口补充营养；不能经口进食的患者可根据实际情况鼻饲的方法；重度营养不良，又不能经口进食的患者，可才用胃肠外营养的方式补充营养。

二、长期使用轮椅的注意事项

长期坐轮椅患者受压迫部位的皮肤情况，防止压疮。坐轮椅时，患者身体承受重力压迫的主要部位包括：肩背（近肩胛骨外）、臀部两侧（股骨粗隆处）、臀部下方（坐骨结节处）、膝部后方。患者可每隔30分钟用双上肢上身进行减压。停放轮椅时，一定要将轮椅刹闸固定，防止轮椅滑动。

三、骨性关节炎患者的饮食护理

骨性关节炎患者应进食高钙食物，以确保骨质代谢的正常需要。老年人的Ca的摄入量应比一般人多，应多喝牛奶，豆制品，蔬菜和水果必要时补充Ca剂。但是，超重者控制饮食，增加维生素的摄入量，如维生素A，维生素B，维生素C，维生素D等。

四、脊柱结核患者的饮食指导原则

结核是一种慢性感染消耗性的疾病，所以容易导致消瘦，需要多吃一些高蛋白食物，注意补充营养，少吃辛辣性刺激食物，不可饮酒，戒烟。

第五节 心理康复护理

一、骨折患者的心理特点

1. 骨折初期，患者受到意外伤害造成骨折，毫无思想准备，身体上承受着骨折后的疼痛和种种生活不适，心理上因离家住院，环境陌生，造成苦恼忧愁，产生一系列紧张、焦虑、恐惧、孤独等心理。

2. 经过骨折初期的治疗后，骨折患者进入骨折修复期，因骨折患者多需长时间的石膏托外固定、患肢制动、牵引，使患者产生厌烦情绪，表现为表情淡漠、抑郁、沉闷、易怒、烦躁，有时甚至是毫无理由的哭闹。

3. 经过长期的治疗，骨折患者进入康复期。但是，很多患者对于功能锻炼思想负担过重，害怕过早活动会影响骨折愈合或已愈合的骨折再次折断，在功能锻炼中，有些患者因耐受程度差，害怕疼痛，锻炼强度不够。

二、创伤后应激障碍

创伤后应激障碍（posttraumatic stress disorder,PTSD）是指在强烈的精神创伤后发生的一系列心理、生理应激反应所表现出的一系列临床综合征。创伤后应激障碍综合征又称创伤后压力反应、创伤后压力综合征、创伤后压力心理障碍症等，主要症状包括噩梦、性格大变、情感解离、麻木感、失眠、逃避会引发创伤回忆的事物、易怒、过度警觉、失忆和受惊吓等。

三、术后谵妄

谵妄是指急性意识模糊状态或急性大脑衰竭。对于术后谵妄，麻醉常被认为是主要原因。术后谵妄的特性包括：

（1）意识水平下降，保持注意力的能力下降；

（2）学习记忆能力下降；

（3）感觉异常；

（4）睡眠-觉醒循环的改变；

（5）对时间、地点、人物定向力障碍；

（6）精神运动性活动改变。

第十一章 营养药

第一节 肠外营养药

一、丙氨酰谷氨酰胺Alanyl Glutamine（20-L-丙氨酰-L谷氨酰胺、茉美活力、力太、力肽、培尔吉、信肽灵、重太、Dipeptiven）

【剂型与规格】注射液：20g／100ml。

【用法与用量】1倍的本品必须与可配伍的氨基酸溶液或含氨基酸的输液按至少5倍混合再输注（静脉滴注），每日剂量：1.5～2.0ml／kg，连续使用不能超过3周。

【药理与用途】在体内迅速分解为谷氨酰胺和丙氨酸，其特性可经由肠外营养输液补充谷氨酰胺。本双肽分解释放出的氨基酸作为营养物质各自储存在身体的相应部位并随机体的需要进行代谢。对可能出现体内谷氨酰胺耗减的病症，可应用本品进行肠外营养支持。为接受肠外营养的患者提供谷氨酰胺。

【不良反应】输注速度过快时，可出现寒战、恶心、呕吐等，应立即停药。

【注意事项】严重肾功能不全（肌酐清除率＜25 ml／min）或严重肝功能不全的患者禁用；定期监测肝功和酸碱平衡。

二、复方氨基酸（9AA）Compound Amino Acid Injection（9AA）

【剂型与规格】注射液：13.98g／250ml（5.592%）。

【用法与用量】静脉滴注，成人1日250～500ml，滴速缓慢。

【药理与用途】可补充体内必需氨基酸，使蛋白质合成显著增加而改善营养状况。慢性肾衰时，体内大多数必需氨基酸血浆浓度下降，而非必需氨基酸血浆浓度正常或升高。本品可使下降的必需氨基酸血浆浓度恢复。如同时供给足够能量，可加强同化作用，使蛋白质无需作为能源被分解，不产生或极少产生氮的终末代谢产物，有利于减轻尿毒症症状。亦有降低血磷，纠正钙磷代谢紊乱的作用。用于急、慢性肾功能不全或衰竭，严重肾功能衰竭患者的肠外营养支持。

【不良反应】输注速度过快时，可出现寒战、恶心、呕吐等，应立即停药。

【注意事项】氨基酸代谢紊乱、严重肝功能损害、心功能不全、水肿、低血钾、低血钠患者禁用；注意检测血糖、血清蛋白、肝肾功能、电解质和酸碱平衡等。

三、复方氨基酸（14AA）Compound Amino Acid（14AA）

【剂型与规格】注射液：21.2g / 250ml（8.48%）。

【用法与用量】静脉滴注，每日250～500ml，严重消耗疾病增至1000ml；新生儿：每日20ml，15滴／分或2小时滴完；婴幼儿：每日50～100ml，10～12滴／分。

【药理与用途】由8种人体必需氨基酸和6种非必需氨基酸组成，含人体合成蛋白质时可利用的各种氨基酸。经静脉给药后可防止氮的丢失，纠正负氮平衡及减少蛋白质的消耗。用于外科临床营养支持及改善其他营养不良。

【不良反应】滴速过快可引起恶心、呕吐、发热、头痛、心悸等反应，尤其是肝病患者。

【注意事项】尿毒症、肝性脑病和氨基酸代谢障碍患者禁用；严重酸中毒和充血性心力衰竭患者慎用；输注前，需纠正患者电解质、体液和酸碱紊乱。为提高氨基酸利用，需同时供给葡萄糖、脂肪乳以补充足够能量。此外，电解质、微量元素和维生素也须考虑补充。

四、复方氨基酸（15AA）Compound Amino Acid（15AA）

【剂型与规格】注射液：20g / 250ml、20g / 250ml。

【用法与用量】静脉滴注：每日250～500ml，用适量5%～10%葡萄糖注射液混合后缓慢滴注，不超过每分钟20滴。

【药理与用途】由15种氨基酸组成，具有促进人体蛋白质代谢正常，纠正负氮平衡，补充蛋白质，加快伤口愈合的作用。改善血浆蛋白水平和促进肝功能恢复，用于肝硬化，各型肝炎及肝性脑病的治疗，并可作为慢性肝炎支持治疗。

【不良反应】滴速过快可引起心悸、恶心、呕吐等反应，尤其是肝病患者。

【注意事项】严重肾功能损害或尿毒症患者、严重肝功能损害或肝性脑病患者、氨基酸代谢障碍者禁用；严重酸中毒和充血性心力衰竭及肾功能衰竭者慎用。

五、复方氨基酸（18AA-Ⅱ）Compound Amino Acid（18AA-Ⅱ）（乐凡命、NOVAMIN）

【剂型与规格】注射液：42.5g / 500ml。

【用法与用量】静脉滴注，成人根据需要每日500～2000ml，滴速缓慢。

【药理与用途】含有合成人体蛋白质所必需的18种必需和非必需氨基酸，能维持营养不良患者的正氮平衡。不含有过量的甘氨酸，可避免发生高氨血症。用于补充体内蛋白质、氨基酸摄入不足、吸收障碍等，满足机体合成蛋白质的需要。

【不良反应】极个别患者可能会出现恶心、面部潮红、多汗。从周围静脉输注时有可能导致血栓性静脉炎。本品输注过快或给肝肾功能不全患者使用时，有可能导致高氨血症和血浆尿素氮的升高。由于含有抗氧化剂焦亚硫酸钠，因此偶有可能会诱发过敏反应（尤其哮喘患者）。

【注意事项】严重肝、肾功能损害，尿毒症，氨基酸代谢障碍及对本品过敏者禁用；肝肾功能不全者慎用。

六、复方氨基酸（19AA-Ⅳ）Compound Amino Acid

【剂型与规格】注射液：8.7g／250ml、17.4g／500ml（总氨基酸）。

【用法与用量】静脉滴注：成人每日500～1000ml。滴速100～200ml／h。

【药理与用途】由18种氨基酸与葡萄糖组成，能维持营养不良患者的正氮平衡。不含有过量的甘氨酸，可避免发生高氨血症。葡萄糖可明显改善氨基酸代谢、提供合成蛋白质的能量、抑制氨基酸异生糖原和充分利用氨基酸。用于补充体内蛋白质、氨基酸摄入不足，吸收障碍等，满足机体合成蛋白质的需要。

【不良反应】滴速过快可引起恶心、呕吐、发热等反应，偶可发生静脉炎。

【注意事项】本品含有7.5%葡萄糖，糖尿病患者慎用；肝性脑病、严重肾衰、尿毒症及对氨基酸代谢障碍患者禁用。

七、小儿用氨基酸（18AA-Ⅰ）Paediatric Compound Amino Acid（18AA-Ⅰ）

【剂型与规格】注射液：1.348 g／20ml（总氨基酸）；6.74g／100ml（总氨基酸）。

【用法与用量】外周静脉缓慢滴注，可用10%葡萄糖注射液稀释；一般用量：开始时每日15ml／kg，以后递增至每日30ml／kg，疗程结束时逐渐减量。

【药理与用途】氨基酸在婴幼儿与成人体内有不同代谢作用，婴幼儿体内苯丙氨酸羟化酶和胱硫醚酶的活性低，易产生高苯丙氨酸血症和高蛋氨酸血症，又因组氨酸合成速度较慢，易产生低组氨酸血症。本品适应婴幼儿代谢特点：降低苯丙、蛋、甘氨酸用量、增加半胱、组氨酸的用量，以满足小儿营养需要。适用于小儿各种原因引起的低蛋白血症、负氮平衡、营养不良的肠外营养支持。

【不良反应】输注过快，易出现心率加速、发热及胃肠道反应等。

【注意事项】肝、肾功能损害及氨基酸代谢障碍患儿禁用。

八、复方氨基酸（20AA）注射液Compound Amino Acid（20AA）

【剂型与规格】50g／500ml（10%）。

【用法与用量】中央静脉输注，成人：平均剂量为每日7～10ml／kg，滴速可达每小时1ml／kg。

【药理与用途】20种左旋结构氨基酸可满足肝功能衰竭状态、尤其是支链氨基酸与芳香氨基酸之间的不平衡的特殊代谢需要。用于预防和治疗肝性脑病、肝病或肝性脑病急性期的静脉营养。

【不良反应】输注过量或输注速度过快会引起恶心、寒战、眩晕以及肾脏氨基酸丢失所致的氨基酸失衡。

【注意事项】休克、水潴留、酸中毒及非肝源性氨基酸代谢紊乱者禁用。

九、中／长链脂肪乳（C6-24） Medium and Long Chain Fat Emulsion In- jection（C6-24）

【剂型与规格】注射液：50g／250ml（20%）。

【用法与用量】静脉滴注，建议剂量：5～10ml／kg，开始滴速应慢，每小时0.05g脂肪／kg，无不良反应后，最大滴速可达每小时0.125g脂肪／kg；在配伍性得到保证下，可将其他药品加入本品内。

【药理与用途】通过肠外营养，长链甘油三酸酯（long chain triglyceride，LCT）和可加速转换的中链甘油三酸酯（medium chain triglyceride，MCT）满足机体能量的需要，其中长链甘油三酸酯（LCT）还可保证必需脂肪酸的需要。脂肪酸是人体的主要能源物质，脂肪酸氧化是人体内能量的重要来源。在氧供给充足的情况下，脂肪酸可在体内分解成CO_2及H_2O并释出大量能量，以ATP形式供机体利用。中链甘油三酸酯（MCT）分子量小，在代谢时进入线粒体不需要肉毒碱携带，氧化快而彻底，能以辅酶A和酮体的形式供能，中长链脂肪酸不易于再酯化，发挥作用完全。用于需要接受胃肠外营养和（或）必需脂肪酸缺乏的患者。

【不良反应】使用本品后可能发生的早期不良反应：体温轻度升高；发热感、寒冷感；寒战；不正常的热感（红晕）或发绀；食欲下降、恶心、呕吐；呼吸困难；头痛、背痛、骨痛、胸痛、腰痛；阴茎异常勃起；血压升高或下降（高血压、低血压）；过敏反应。

如果有严重的超剂量，可能发生过量综合征：肝肿大，可能伴有或不伴有黄疸；脾肿大；肝功能异常；贫血、白细胞减少、血小板减少；出血倾向和出血；凝血指标的改变或下降；体温升高，血脂升高；头痛、胃痛，疲倦等。

【注意事项】休克、严重凝血障碍、伴酸中毒和缺氧的严重脓毒血症、急性心梗和脑卒中、脂肪栓塞和脂肪代谢障碍者禁用。

十、中／长链脂肪乳（C8-24） Medium and Long Chain Fat Emulsion Injection（C8-24）

【剂型与规格】注射液：50g／250ml（20%）、50g／500ml（10%）。

【用法与用量】中央或外周静脉输注，每天1～2g／kg脂肪，开始滴速10滴／分，无不良反应后，滴速可达20滴／分。

【药理与用途】中／长链脂肪乳注射液为需要接受静脉营养的患者提供能量和必

需脂酸。中链甘油三酸酯比长链甘油三酸酯更快地从血中消除和更快的氧化供能，它更适合为机体提供能量，尤其适用于因病理状态引起肉毒碱转运缺乏或活性降低而不能利用长链甘油三酸酯的病者。多不饱和脂肪酸由长链甘油三酸酯提供，可预防因必需脂肪酸缺乏所致的生化紊乱，纠正必需脂肪酸缺乏出现的问题。卵磷脂中含有磷，为生物膜的组成成分，可保证膜的流动性和生物学功能。甘油可参与体内能量代谢，或合成糖原和脂肪。用于肠外营养的能量补充。

【不良反应】直接与脂肪乳有关的不食反应一般分为两类：即发型反应：呼吸困难、发绀、变态反应、高脂血症、凝固性过高、恶心、呕吐、头痛、潮红、发热、出汗、寒战、嗜睡及骨痛等，如果出现这些不良反应，或输入脂肪乳时血清甘油三酯浓度高于3 mmol／L，应停止输注，如果需要，应减低剂量后再输注。迟发型反应：肝脏肿大、中央小叶胆汁淤积性黄疸、脾肿大、血小板减少、白细胞减少、短暂性肝功能改变及脂肪过量综合征。

【注意事项】休克、脂性肾病、严重肝损伤或急性胰腺炎伴高脂血症及脂肪代谢异常者禁用。

十一、脂肪乳（C14-24）Fat Emulsion

【剂型与规格】50g／250ml（20%）、100g／500ml。

【用法与用量】本品可单独输注或在配伍稳定性得到保证下加入"全合一"营养液合用；成人最大推荐剂量每天每千克为3g（甘油三酯）；新生儿、婴儿使用剂量每天为0.5～1g／kg（甘油三酯）。

【药理与用途】大豆油是一种不饱和酸的必需脂肪酸，人体的主要能源物质。磷脂是构成生物膜（细胞膜、核模、线粒体）脂双层的基本骨架，可保证膜的流动性和生物学功能。还是构成各种脂蛋白的主要成分，参与脂肪和胆固醇的运输。甘油可参与体内能量代谢，或合成糖原和脂肪。为机体提供营养所需的热量和必需脂肪酸，用于肠外营养的能量补充。

【不良反应】可引起体温升高，偶见发冷、畏寒以及恶心、呕吐。其他副作用比较罕见，包括：即刻和早期副作用，高过敏反应（过敏反应、皮疹、荨麻疹）、呼吸影响（如呼吸急促）以及循环影响（如高血压／低血压）、溶血、网状红细胞增多、腹痛、头痛、疲倦、阴茎异常勃起等；迟发副作用，长期输注本品，婴儿可能发生血小板减少，另外，长期静脉营养时即使不使用本品也会有短暂的肝功能指标的异常。偶见发生静脉炎、血管痛及出血倾向；患者脂肪廓清能力减退时，尽管输注速度正常仍可能导致脂肪超载综合征，脂肪超载综合征偶尔也可发生于肾功能障碍和感染患者。脂肪超载综合征表现为：高脂血症、发热、脂肪浸润、脏器功能紊乱等，但一般停止输注，上述症状即可消退。

【注意事项】休克及严重代谢紊乱特别是脂肪代谢紊乱者禁用；脂肪代谢功能减

退的患者，如肝、肾功能不全，糖尿病酮中毒、胰腺炎、甲状腺功能低下（伴有高脂血症）以及败血症患者慎用，这些患者输注本品时，应密切观察血清甘油三酯浓度，连续使用一周以上的患者，应检查患者的脂肪廓清能力。对大豆蛋白过敏者慎用，使用前必须做过敏试验。

第二节　肠内营养药

一、肠内营养混悬液（SP）Enteral Nutritional Suspension

【剂型与规格】混悬液：500ml。

【用法与用量】口服或管道喂养，一般患者每日8373.6kJ（2000kcal）；高代谢患者每日可达16747.2kJ（4000kcal）；初次喂养从4186.8U（1000kcal）开始，2~3日内逐渐加至需要量。

【药理与用途】本品为短肽型肠内营养剂。含水、麦芽糊精、乳清蛋白水解物、植物油、维生素、矿物质和微量元素等人体必需的营养要素。可提供人体必需的营养物质和热量。适用于有胃肠功能或部分胃肠功能而不愿吃足够微量的常规食物以满足机体营养需求有肠内营养治疗的患者；代谢性胃肠道功能障碍：胰腺炎、肠道炎性疾病、放射性肠炎和化疗、肠瘤、短肠综合征、艾滋病病毒／艾滋病；危重疾病：大面积烧伤、创伤、脓毒血症、大手术后的恢复期；营养不良的手术前喂养；肠道准备。本品能用于糖尿病患者。

【不良反应】可能会出现腹腹泻、腹痛等胃肠道不适反应。

【注意事项】胃肠道功能衰竭、完全小肠梗阻、严重腹腔感染、顽固性腹泻、对本品任一成分过敏或有先天性代谢障碍者禁用；严重糖代谢异常、严重肝肾功能不全的患者慎用。

二、肠内营养乳剂（TP）Enteral Nutritional Emulsion（TP）

【剂型与规格】乳剂：500ml。

【用法与用量】口服或管饲供给，以本品作唯一营养来源的，推荐剂量为每日30ml／kg；以本品补充营养的，剂量为每日500~1000ml。

【药理与用途】是营养安全的肠内营养制剂，可提供人体必需的营养物质和热量。适用于有胃肠道功能的营养不良或摄入障碍、重症或手术后需要补充营养的患者。

【不良反应】给药速度过快或过量时，可能发生恶心、呕吐或腹泻。

【注意事项】胃肠道张力下降、急腹症、急性胰腺炎、胃肠功能衰竭和严重消化、吸收不良、肝肾功能不全以及对本品中所含成分有先天性代谢障碍者禁用。

三、肠内营养乳剂（IPF-D）Enteral Nutritional Emulsion（TPF-D）（瑞代、FRESUBIN DIABETES）

【剂型与规格】乳剂：500ml。

【用法与用量】口服或管饲供给，以本品作唯一营养来源的，平均剂量为每日2000ml；以本品补充营养的，根据患者营养需要，推荐剂量为每日500ml。

【药理与用途】糖尿病型肠内营养乳，配方符合国际糖尿病协会的推荐和要求，提供的营养物质符合糖尿病患者的代谢特点，处方中主要来源于木薯淀粉和谷物淀粉，能减少糖尿病患者与糖耐受不良患者的葡萄糖负荷。所含膳食纤维有助于维持胃肠道功能。体内消化吸收过程同正常食物。适用于有糖尿病的患者，或耐糖量不正常合并有营养不良，有肠道功能而又不能正常进食的患者。

【不良反应】给药速度过快或过量时，可能发生恶心、呕吐或腹泻。

【注意事项】胃肠道张力下降、急性胰腺炎和严重消化、吸收障碍、肝肾功能不全以及对本品中所含成分有先天性代谢障碍者禁用；对糖尿病患者应适当调节降糖药用量或将每天用量分成几小部分给予；注意本品中所含成分（例如维生素A和K）的药物相互作用。

四、肠内营养乳剂（TP-HE）Enteral Nutritional Emulsion（TP-HE）

【剂型与规格】乳剂：500ml。

【用法与用量】口服或管饲供给，以本品作唯一营养来源的，平均剂量为每日20~30ml/kg；以本品补充营养的，剂量为每日500ml。

【药理与用途】是一种高分子量、易于代谢的肠内营养制剂，用于分解代谢和体液入量受限患者的均衡营养治疗。其中所含小肠易于吸收的中链甘油三酯，为创伤后的代谢提供能量底物。用于需要高蛋白、高能量、易于消化脂肪及液体入量受限的患者。

【不良反应】给药速度过快或过量时，可能发生恶心、呕吐或腹泻。

【注意事项】严重肝、肾功能不全、肠梗阻、小肠无力、急性胰腺炎及对本品成分有先天性代谢障碍者禁用；注意本品中所含成分（例如维生素K）的药物相互作用。

五、肠内营养乳剂（TPF-T）Enteral Nutritional Emulsion（TPF-T）

【剂型与规格】乳剂（纤维型水果口味）：200ml。

【用法与用量】口服或管饲供给，以本品作唯一营养来源的，非恶病质时为每日125.6U/kg（30kcal/kg）；恶病质时为每日167.5~209.3U/kg（40~50kcal/kg）；以本品补充营养的，推荐剂量为每日400~1200ml。

【药理与用途】为肿瘤型肠内营养乳，是一种高脂肪、高能量、低碳水化合物含量的肠内营养制剂，适用于癌症患者的代谢需要。其中所含ω-3脂肪酸以及维生素A、维生素C和维生素E能够改善免疫功能。用于营养不良的肿瘤患者的肠内营养。

【不良反应】给药速度过快或过量时，可能发生恶心、呕吐或腹泻。

【注意事项】消化道出血，急性胰腺炎，胃肠功能衰竭，肠梗阻，严重肝、肾功能不全等禁用；注意本品中所含成分（例如维生素K）的药物相互作用。

六、水解蛋白Protein Hydrolysate

【剂型与规格】注射剂：500ml：25g；口服溶液：30ml。

【用法与用量】静脉注射，常用量静脉注射滴注一日500～1000ml。口服，一般患者每次10～30ml，重症患者每次30～60ml，加等量温开水稀释后服用，每日3次。

【药理与用途】成人每天需要食物蛋白1g／kg以维持体内氮的平衡。当重症感染、胃肠道外科手术、胃肠溃疡、肝胰疾病而致食物蛋白消化或吸收障碍时，或因肾病而致蛋白大量排出体外时，均可出现氮的不平衡，产生低蛋白血症。用于低蛋白血症及各种疾病所致的营养不良、全身衰竭及伤口愈合不良。

【不良反应】如输注速度过快，可出现腹痛、抽搐、注射部位局部肿胀，应立即停药。

【注意事项】禁与磺胺类药物配伍；充血性心衰、肝性脑病、氨基酸代谢障碍及酸血症患者禁用。

第三节　其他营养药

一、谷氨酰胺Glutamine

【剂型与规格】颗粒剂：2.5g。

【用法与用量】每日3次，每次10～30g，温开水溶解后服，疗程1周。

【药理与用途】为一种非必需氨基酸。在骨骼肌中由谷氨酸和谷氨酰胺合成酶催化生成，参与蛋白、核苷酸和氨基糖的合成。可促进蛋白质的合成，抑制蛋白质的分解，还可调节胃肠细胞的生长、功能和再生。用于烧伤，创伤，大手术后分解代谢及高代谢的补充。

【不良反应】可出现肝功能异常、腹痛、呕吐、恶心、皮疹和瘙痒等。

【注意事项】对本药过敏者禁用，定期监测肝功和酸碱平衡。

二、复合辅酶 Coenzyme Complex

【剂型与规格】冻干粉针：辅酶A 100单位／辅酶Ⅰ 0.1mg、辅酶A 200单位／辅酶Ⅰ 0.2mg。

【用法与用量】肌内注射：每次1～2支，用1～2ml 0.9%氯化钠注射液稀释；静脉滴注：每次1~2支，用5%葡萄糖注射液稀释，每日1~2次或隔日1次。

【药理与用途】本品系以新鲜食用酵母为原料提取精制所得的多种辅酶和生物活性物质的复合物。其中辅酶A、辅酶Ⅰ、还原型谷胱甘肽等成分大都是人体内乙酰化反应、氧化还原反应、转甲基反应和能量代谢的重要酶的辅酶，对体内糖、蛋白质、脂肪及能量代谢起重要作用，在糖酵解、三羧酸循环、脂肪酸B氧化、肝糖原的合成和分解、乙酰胆碱的合成、组织呼吸、能量转运、保肝解毒、抗放射（辐射）作用等方面均密切相关。由于细胞内大多数生化反应都是连续的多步骤的反应或链式反应环，反应的完成需要多种辅酶和相关活性物质的参与，因此这些辅酶的同时存在，可相互补充和协调，共同调控和保证机体代谢全过程的顺利进行，维持或恢复细胞的正常功能。用于急、慢性肝炎，原发性血小板减少性紫癜，化、放疗引起白细胞和血小板降低等。

【不良反应】静脉注射速度过快可引起短时低血压、眩晕、颜面潮红、胸闷、气促。

【注意事项】严禁静脉推注；对本品过敏、孕妇、脑出血初期及房室传导阻滞者禁用。

三、卵磷脂Egg Lecithin

【剂型与规格】片剂：0.1g（按卵磷脂计）。

【用法与用量】口服。每次0.3~0.5g，每日3次，儿童递减。

【药理与用途】参与机体的脂肪代谢，降低胆固醇，兴奋胆碱能神经元。磷脂酰胆碱是合成脂蛋白的原料，脂蛋白是脂肪的运转形式，可使肝内脂肪运到肝外，参与机体的脂肪代谢，对脂肪肝防治产生作用。磷脂酰胆碱还能降低血清胆固醇、三酰甘油，使高密度脂蛋白升高，低密度脂蛋白降低，对动脉粥样硬化的防治产生作用。同时，磷脂酰胆碱作为乙酰胆碱的前体，可以提高脑内乙酰胆碱的生成，兴奋胆碱能神经元，对脑细胞功能恢复产生作用。用于脂肪肝、动脉粥样硬化等疾病的辅助治疗。

【不良反应】尚未发现有关不良反应的报道。

【注意事项】对本品有过敏者禁用。

第十二章　常见心电图

第一节　正常心电图

正常人的心脏起搏点位于窦房结，并按正常传导顺序激动心房和心室。凡起源于窦房结的心律，称为窦性心律。窦性心律属于正常节律。心电图是利用心电图机从体表记录心脏每一个心动周期所产生的电活动变化的曲线图形。正常心电波形如图12-1所示。

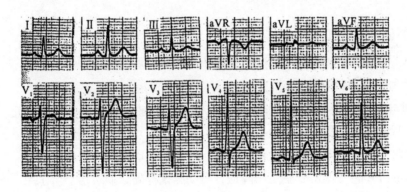

图12-1　正常心电图

一、P波

代表心房肌除极的电位变化。

1. 时间　正常人P波时间一般小于0.12秒。

2. 形态　P波一般呈钝圆形，有时可出现小切迹。P波方向在 I 、 II 、aVF、$V_4 \sim V_6$ 导联向上，在aVR导联向下，在其他导联呈双向、倒置或低平均可。

3. 振幅　P波的振幅在肢体导联一般小于0.25mV，在胸导联小于0.2mV。

二、PR间期

从P波的起点至QRS波群的起点，代表心房开始除极至心室开始除极的时间。

1. 时间　心率在正常范围时，PR间期为0.12～0.20秒。在幼儿及心动过速的情况下，PR间期相应缩短。在老年人及心动过缓的情况下，PR间期可略延长，但一般不超过0.22秒。

2. PR段　通常为一等电位线，可出现与P波方向相反的移位，通常抬高小于0.05mV，下移小于0.08mV。

三、QRS波群

代表心室肌除极的电位变化。

1. 时间　正常成年人QRS时间小于0.12秒，多数在0.06~0.10秒。

2. 形态和振幅　在胸导联，正常人V₁、V₂导联多呈rS型，V₁导联的R波一般不超过1.0mV。V₅、V₆导联QRS波群可呈qR、qRs、Rs或R型，且R波一般不超过2.5mV。正常人胸导联的R波自V₁~V₆逐渐增高，S波逐渐变小，V₁的R／S小于1，V₅的R／S大于1。在V₃或V₄导联，R波和S波的振幅大体相等。在肢体导联，Ⅰ、Ⅱ导联的QRS波群主波一般向上，Ⅲ导联的QRS波群主波方向多变。aVR导联的QRS波群主波向下，可呈QS、rS、rSr或Qr型。aVL与aVF导联的QRS波群可呈qR、Rs或R型，也可呈rS型。正常人aVF导联的R波一般小于0.5mV，I导联的R波小于1.SmV，aVL导联的R波小于1.2mV，aVF导联的R波小于2.0mV。

3. 电轴　-30°~105°。

四、Q波

正常人的Q波时限小于0.04s（除aVR导联外）。aVR导联出现较宽的Q波或QS波均属正常。有时Ⅲ导联Q波的宽度可达0.04s，但极少超过0.05秒。正常情况下，Q波深度不超过同导联R波振幅的1／4。正常人V₁、V₂导联不应出现Q波，但偶尔可呈QS波。

五、过渡区

V₂~V₄导联，胸导联正、负向波相等。振幅：RI<1.5mV，RaVR<0.5mV，RaVL<1.2mV，RaVF<2.0mV，RV1<1.0mV，RV5、RV6均<2.SmV。

六、ST段

自QRS波群的终点至T波起点间的线段，代表心室缓慢复极过程。正常的ST段常为一等电位线，有时亦可有轻微的偏移，但在任一导联，ST段下移一般不超过0.05mV；ST段上抬在V₁~V2导联一般不超过0.3mV，在V₀导联不超过0.5mV，在V₄~V₅导联及肢体导联不超过0.ImV。

七、T波

代表心室快速复极时的电位变化。

1. 形态　在正常情况下，T波形态两肢不对称，前半部斜度较平缓，
后半部斜度较陡。大多与QRS波群主波方向相同，在Ⅰ、Ⅱ、V₄~V₆导联直立，在aVR导联向下。若V₁导联主波向上，则V₂~V₆导联T波均应向上。

2. 振幅　在肢体导联通常小于0.6mV，在胸导联小于1.0mV。

八、QT间期

指QRS波群的起点至T波终点的间距，代表心室肌除极和复极全过程需要的时间。QT间期长短与心率的快慢密切相关，心率越快，QT间期越短；反之，则越长。心率在60~100次／分钟时，QT间期的正常范围为0.32~0.44秒。

第二节　窦性心律失常心电图

一、窦性心律不齐

是指窦性心律的起源未变，但节律不整，在同一导联上PP间期差异>0.12秒。窦性心律不齐常与窦性心动过缓同时存在。较常见的一类心律不齐PP间期周期性变化（有时可突然变化）与呼吸周期有关；最长的PP间期与最短的PP间期之差大于0.16秒或大于10%（图12-2）。

二、窦性心动过缓

P波形态和电轴正常；传统上成人窦性心律的频率< 60次／分钟（图12-2）。

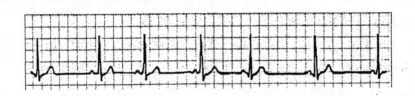

图12-2　窦性心律不齐和窦性心动过缓

三、窦性心动过速

P波形态和电轴正常；传统上成人窦性心律的频率> 100次／分钟（图12-3）。

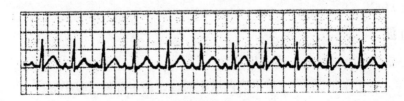

图12-3　窦性心动过速

第三节　期前收缩心电图

一、房性期前收缩

心电图表现：

1．期前出现的异位P波，其形态与窦性P波不同；

2．PR间期>0.12秒；

3．大多为不完全代偿间歇，即期前收缩前后两个窦性P波的间距小于正常PP间距的两倍。如图12－4所示。

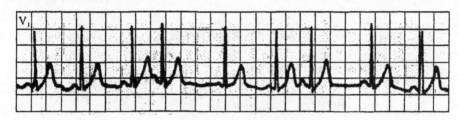

图12-4　房性期前收缩

二、交界性期前收缩

心电图表现：

1．期前出现的QRS－T波，其前无窦性P波，QRS－T形态与窦性下传者基本相同。

2．出现逆行P'波，可发生于QRS波群之前或QRS波群之后，或者与QRS波群重叠。

3．大多为完全代偿间歇。如图12－5所示。

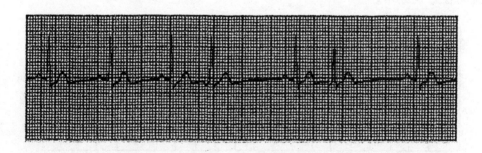

图12-5　交界性期前收缩

三、室性期前收缩

心电图表现：

1. 期前出现的QRS -T波前无相关P波；

2. 期前出现的QRS波群形态宽大畸形，时限通常>0.12秒，T波方向多与QRS波群的主波方向相反；

3. 往往为完全代偿间歇。如图12 -6所示。

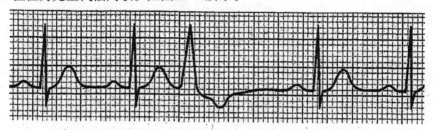

图12-6　室性期前收缩

第四节　异位心动过速心电图

一、室上性心动过速

心电图表现：

1. 节律快而规则，频率一般在160～250次／分钟。

2. P波不易辨认。

3. QRS波群一般正常。有突发、突止的特点；常为间歇性发作；可出现逆行心房激动。如图12 -7所示。

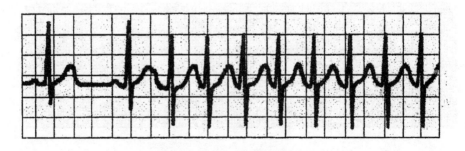

图12-7　室上性心动过速

二、室性心动过速

心电图表现：

1. 频率多在140～200次／分钟，节律稍不齐。

2. QRS波群形态宽大畸形，时限通常大于0.12秒。

3. 如能发现P波，并且P波频率慢于QRS波群频率，则PR无固定关系。

4. 偶尔心房激动夺获心室或产生室性融合波。如图12-8所示。

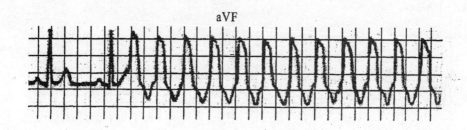

图12-8　室性心动过速

第五节　扑动和颤动心电图

一、心房扑动

大多是短阵发作，常可转为心房颤动或窦性心律。心电图表现：

1. 正常P波消失，代之以连续的大锯齿状扑动波（F波）。

2. F波间无等电位线，波幅大小一致，间隔规则，频率为240～350次／分钟，大小不能全部下传。典型的心房扑动波形为：Ⅱ、Ⅲ、aVF导联F波倒置，无等电位线；V₁导联有小的正向波，通常有明确的等电位线；非典型的心房扑动波在下壁导联上显示直立的F波。

3. QRS波群可正常或变宽（存在束支阻滞或室内差异传导），QRS波群的频率及规整性取决于房室传导的情况。如图12-9所示。

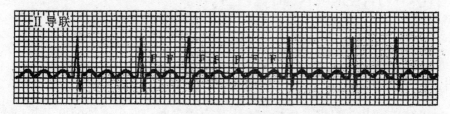

图12-9　心房扑动

二、心房颤动

心电图表现：

1. 正常P波消失，心房激动完全不规则，代之以大小不等、形态各异的颤动波（f波），导致基线随机波动，心室节律绝对不规则，未经药物治疗，心室率通常为100ˉ180次／分钟。

2. 心房颤动波的频率为350～600次／分钟，RR绝对不齐，QRS波群一般不增宽。如图12－10所示。

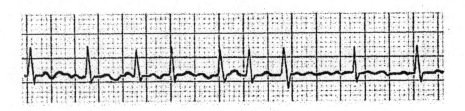

图12-10　心房颤动

三、心室扑动

心室扑动一般具备以下两个条件：

1. 心肌明显受损、缺氧或代谢失常。

2. 异位激动落在易颤期。心电图无正常QRS－T波，代之以连续、快速而相对规则的大振幅波动，频率达200～250次／分钟；心室扑动常不能持久，若没快速恢复，就很快转为心室颤动。如图12－11所示。

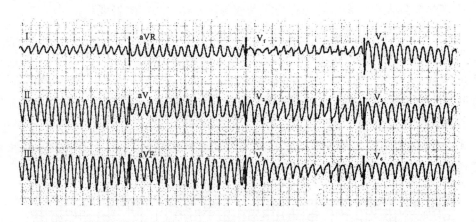

图12-11　心室扑动

四、心室颤动

心电图表现：QRS－T波完全消失，出现大小不等、极不匀称的低小波，频率为

200～500次／分钟。如图12-12所示。

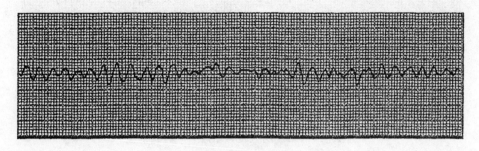

图12-12　心室颤动

第六节　传导异常心电图

一、一度房室传导阻滞

心电图主要表现为：PR间期延长。成人PR间期>0.20秒（通常为0.21～0.40秒，但也可长达0.80秒），或两次结果进行比较，心率没有明显改变而PR间期延长超过0.04秒。如图12-13所示。

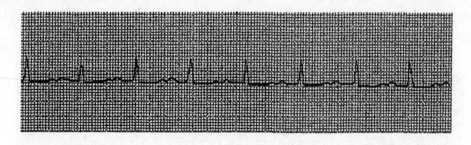

图12-13　一度房室传导阻滞

二、二度房室传导阻滞——莫氏Ⅰ型（MorbizⅠ型）

心电图表现为：P波规律出现，PR间期逐渐延长，RR间期逐渐缩短，直到一个P波被阻滞，包含受阻P波在内的RR间期小于正常窦性PP间期的两倍。如图12-14所示。

三、二度房室传导阻滞——莫氏Ⅱ型（MorbizⅡ型）

规则的窦性或房性心律伴间断性P波下传受阻，并排除房性期前收缩；下传的PR间期恒定；包含未下传P波的RR间期是PP间期的2倍。如图12-15所示。

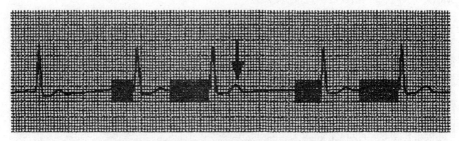

图12-14　二度房室传导阻滞——莫氏Ⅰ型

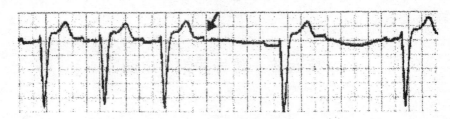

图12-15　二度房室传导阻滞——莫氏Ⅱ型

四、三度房室传导阻滞

心房激动持续不能达到心室，导致心房节律和心室节律相互无关联，PR间期不等，PP间期和RR间期恒定，心房率通常大于心室率，心室节律可以是交界性或室性逸搏心律，或心室起搏器节律。如图12－16所示。

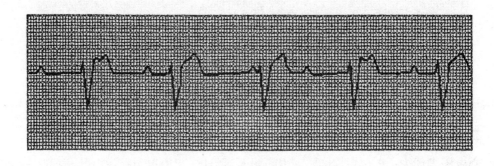

图12-16　三度房室传导阻滞

第七节　急性心肌梗死心电图

急性心肌梗死发生后，心电图随着心肌缺血、损伤、坏死的发展和恢复而呈现一定规律变化。急性心肌梗死根据心电图图形的演变时间可分为超急性期、急性期、近期（亚急性期）和陈旧期。如图12 – 17所示。

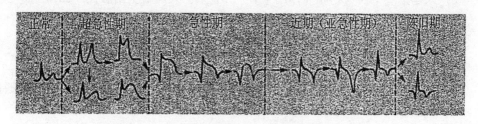

图12-17　急性心肌梗死演变过程的心电图图形

一、超急性损伤期

急性心肌梗死发生数分钟后。心电图上产生高大的T波，之后迅速出现ST段上斜型抬高或弓背向上型抬高，与高耸的T波相连。由于急性损伤性阻滞，可见QRS波群振幅增大，并轻度增宽，但未出现异常Q波。

二、充分发展期（急性期）

急性心肌梗死后数小时或数日。ST段呈弓背向上型抬高，抬高显著者可形成单向曲线，继而逐渐下降；R波振幅逐渐减小或丢失，出现异常Q波或QS波，T波倒置，并逐渐加深。

三、近期（亚急性期）

急性心肌梗死后数周至数月。抬高的ST段恢复至基线，缺血型T波由倒置较深逐渐变浅，坏死型Q波持续存在。

四、陈旧期（愈合期）

急性心肌梗死3～6个月或更久。ST段和T波恢复正常，或T波持续倒置、低平，趋于恒定不变，残留下坏死型Q波（梗死范围小或被代偿时，Q波可消失或不明显）。

参考文献

［1］苗明三. 中西药配伍宜忌表［M］. 北京：人民卫生出版社. 2014.

［2］朱建华. 中西药物相互作用［M］. 北京：人民卫生出版社. 2014.

［3］张冰. 临床中药学［M］. 北京：中国中医药出版社. 2014.

［4］张延模. 临床中药学［M］. 北京：中国中医药出版社. 2044.

［5］陈仁寿. 新编临床中药学［M］. 北京：科学出版社. 2015.

［6］李学林，崔瑛，曹俊岭. 实用临床中药学［M］. 北京：人民卫生出版社. 2015.

［7］李学林. 实用临床中药学［M］. 北京：人民卫生出版社. 2015.

［8］万学红，卢雪峰. 诊断学［M］. 北京：人民卫生出版社，2015.

［9］张伯礼. 中成药临床合理使用［M］. 北京：中国古籍出版社，2016.

［10］贾公孚，谢惠民. 药物联用禁忌手册［M］. 北京：中国协和医科大学出版社，2016.

［11］葛建国. 临床不合理用药实例评析［M］. 北京：人民军医出版社，2017.

［12］朱建华. 医用药理学［M］. 北京：人民卫生出版社，2017.

［13］刘俊田. 中西药相互作用与配伍禁忌［M］. 陕西：陕西科学技术出版社. 2017.

［14］玉文惠. 药物配合变化［M］. 北京：人民卫生出版社，2017.

［15］宋民宪，郭维加. 新编国家中成药［M］. 北京：人民卫生出版社. 2018.